U0285273

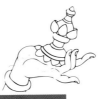

国家名老中医药专家学术经验传承丛书

蒋益兰肿瘤治疗临床经验集

蒋益兰　赵晔　主编

清华大学出版社

北京

内 容 简 介

本书分为四章：第一章为医家小传，从宏观上总结蒋益兰教授的学术观点、学术思想脉络；第二章为学术思想及传承，从预防、治疗、情志、人文等多个方面总结了蒋益兰教授中医治疗肿瘤的特色及优势；第三章为医案精选，收集整理了蒋益兰教授对各癌种的看法、诊疗思路、临证体会及典型病案遣方用药；第四章为肿瘤并发症的诊治，阐述了蒋益兰教授对肿瘤常见并发症的治疗经验。本书系统阐述了蒋益兰教授的临证思辨特点和组方用药经验。

本书是对中医名家蒋益兰教授临床经验的首次总结，以临证验案为基础，阐述其病证结合的辨治思路，反映其"重后天之本，健脾胃为要""整体调理，辨证论治"的诊疗理念，其立法、遣方、用药体现"以人为本、以和为贵、攻补适度"的原则。

本书内容丰富，论理清晰，对中医肿瘤临床工作具有较高的指导作用和参考价值，可供肿瘤科临床医师、医学生参考使用。

图书在版编目（CIP）数据

蒋益兰肿瘤治疗临床经验集 / 蒋益兰，赵晔主编. — 北京：清华大学出版社，2021.11
（国家名老中医药专家学术经验传承丛书）
ISBN 978-7-302-58785-9

Ⅰ.①蒋… Ⅱ.①蒋… ②赵 Ⅲ.①肿瘤—中医临床—经验—中国—现代 Ⅳ.① R273

中国版本图书馆 CIP 数据核字（2021）第 156801 号

责任编辑：罗　健
封面设计：常雪影
责任校对：李建庄
责任印制：丛怀宇

出版发行：清华大学出版社
　　　　　网　　址：http://www.tup.com.cn, http://www.wqbook.com
　　　　　地　　址：北京清华大学学研大厦A座　　　　邮　　编：100084
　　　　　社 总 机：010-62770175　　　　　　　　　邮　　购：010-62786544
　　　　　投稿与读者服务：010-62776969, c-service@tup.tsinghua.edu.cn
　　　　　质量反馈：010-62772015, zhiliang@tup.tsinghua.edu.cn
印 刷 者：三河市铭诚印务有限公司
装 订 者：三河市启晨纸制品加工有限公司
经　　销：全国新华书店
开　　本：185mm×260mm　　　印　张：15.5　　　插　页：5　　　字　数：343千字
版　　次：2021年12月第1版　　　　　　　　印　次：2021年12月第1次印刷
定　　价：198.00元

产品编号：088479-01

众所周知，恶性肿瘤极大地危害人类健康，目前已成为人类生命的主要杀手之一。从世界范围来看，发展中国家面临着更大的疾病负担，我国作为一个发展中大国，面临的恶性肿瘤患者增多的形势也愈发严峻。

中医药文化作为中国传统文化的一个重要组成部分，经历了数千年的历史，具有独特的、丰富的、系统的理论体系和临证经验，中医学理论源于临床，又用于指导临床。《内经》云："善言天者，必有验于人；善言古者，必有合于今；善言人者，必有厌于己"。中医学的根本是临证实践的总结和升华。《黄帝内经》等不朽的著作都是源于临证经验的积累，而后又从临证经验中总结归纳，上升到理论，形成科学理论再指导后人临床。在不断的临证、总结、再验证中，目前中医防治肿瘤取得了很大的进展，其疗效确切，也逐渐被国内外学者和患者所认可，在肿瘤综合治疗中具有重要地位，这些进展成果饱含了我国肿瘤医学同道的努力和付出。

蒋益兰教授是著名的中医肿瘤学专家，为人谦逊，治学严谨，医术精湛，医德高尚。她在继承前人的基础上，经过近40年中医肿瘤治疗临床实践的积累，逐渐形成了自己的治疗特色，提出正气亏虚、阴阳气血失调是恶性肿瘤发生发展的本质，认为肿瘤治疗的核心是"调和"，尤其注重调和阴阳气血，固护后天之本，始终健脾和胃，扶正培本，注重从本而治，调整机体状态，改善内环境，使肿瘤无生存之壤，从而达到阴平阳秘，养正消积，人瘤共存的目的。

《蒋益兰肿瘤治疗临床经验集》是蒋益兰教授近40年中医治疗肿瘤心得的荟萃，从临床的辨证论治，到理论的分析总结，反映了其学术思想和临证经验。其内容丰富，论理清晰，医案详尽，让读者读一方而知一理，学一剂而反其三，发散思维，开拓视野。本书具有较高的文献价值和临床指导意义。我深信此书的问世，对广大中医及中西医结合肿瘤学者大有裨益，遂乐为之序。

湖南省中医药研究院附属医院名誉院长
全国名中医

潘敏求

2021年1月于湖南长沙

俗话说："熟读王叔和，不如临证多。"中医是一门实践性很强的科学，整理研究老中医的学术经验非常重要。亦如章太炎所谓："中医之成绩，医案最著。欲求前人之经验心得，医案最有线索可寻，循此钻研，事半功倍。"中医医案是中医临床实践最真实的记录，是医师在临证实践中学术思想的体现，是中医学术传承的重要载体。目前，中医药发展正处在天时、地利、人和的历史最好时期，传承精华、守正创新是中医药发展的主旋律。收集、整理、研究名老中医专家的临证医案，对于提高中医临床疗效和促进中医学术的发展，具有重要的现实和历史意义。

蒋益兰主任医师，为全国老中医药专家学术经验传承工作室指导老师，博士研究生导师，湖南省名中医，从事中医肿瘤临床及学术研究工作近40年，具有颇深的中医学术造诣和丰富的临床经验，深受患者及家属的信赖和好评，得到同行专家学者的普遍认可，成为中医肿瘤学科带头人。本书是中医名家蒋益兰教授的精华之作，以中医学基本理论为依据，总结治疗恶性肿瘤的原则，辨病与辨证相结合，局部与整体相结合，宏观与微观相结合，短期治疗和长期防治相结合，主次分明，临证收效颇丰。本书从医家小传、学术思想，到临床医案，层层剖析，开拓视野，指导实践，使读者循其思路，掌握精髓，从而化为己用。也让我们探寻中华医术的瑰宝，领略医学的精妙入微，感受中医文化的博大精深。

本书以临床为本，具有较强的临床指导性，供临床医生参考，相信本书的出版能为中青年临床医师提供帮助和启迪。

编　者
2021年1月

CONTENTS 目录

第一章 医家小传

蒋益兰教授，女，1961年6月出生，湖南永州人，中共党员。

蒋益兰教授出生于湖南省邵阳市，并在此上完小学、初中、高中，她聪颖好学，勤奋上进，历任学习委员、班长、团支书等。1977年，她中学毕业后响应党的号召上山下乡，同年国家恢复高考，她成功抓住机会，于1978年3月考入湖南中医学院中医系中医专业，从农村广阔天地来到大学课堂，踏上追求自己理想的征程。在大学学习的五年间，她立志掌握过硬本领，全心全意为人民服务，做一名人民的好大夫。她从不放弃任何学习和实践的机会，孜孜不倦，刻苦求学，成绩优异，为之后医学生涯打下了坚实的理论基础。

1982年12月，她从湖南中医学院毕业，被分配到邵阳地区中医院工作。她在邵阳地区中医院中医内科工作了7年，兢兢业业，勤学好问，将所学医学理论知识运用到临床实践当中，不断积累内科疾病临床经验，为此后30余年的中医肿瘤科专业工作奠定了基础。也正是这个时期，蒋益兰教授开始对中西医治疗恶性肿瘤产生了浓厚的兴趣。

1989年2月，蒋益兰教授调入湖南省中医药研究院附属医院工作，正式开始了肿瘤专业的临床、科研、教学工作，并一直坚持至今。本着解除患者疾苦的迫切愿望和对肿瘤治疗的浓厚兴趣，她虚心地向前辈潘敏求教授请教，对潘老的经验和心得仔细琢磨，一步一个脚印地实践，反复验证，一点点地积累，一次次地进步，她精益求精，深刻体会潘敏求教授中医治疗恶性肿瘤的精髓：中医肿瘤病机以虚、瘀、毒为主，治疗肿瘤不是单纯一味地祛邪，而应根据患者整体状况，积极地维持机体平衡，扶正祛邪，攻补兼施，病证结合。

1991年1月，蒋益兰教授前往中国医学科学院肿瘤医院内科进修。进修期间，她勤奋刻苦，全面系统地掌握了肿瘤学的相关知识，广泛吸收肿瘤诊治的先进理念和技术。在随后的临床工作中，她逐渐感悟到中西医结合治疗肿瘤的妙处，在临床实践中不断融会贯通，领悟提高，探索中医、西医在肿瘤治疗中的作用和优势，发挥中医药独有的特色，扬长避短，有机结合，提高疗效。同时她体会到预防治疗并重、中医药全程干预、患者身心合治以及人文关怀等在肿瘤治疗中的重要作用。不断的努力，使她治疗肿瘤的专业技术水平日益精进，并逐步获得中医肿瘤治疗的经验。

1992年，蒋益兰教授担任湖南省中医药研究院附属医院肿瘤科主任。在医院党委、行政部门和潘敏求教授的大力支持下，肿瘤科蓬勃发展，由两个科发展成七个科，成立了肿瘤微创介入中心、放疗中心、肿瘤研究室、肿瘤实验室，常年开放病床有300多张。湖南省中医药研究院附属医院肿瘤科已成为国家临床重点专科，国家中医药管理局重点学科和重点专科，国家中医药管理局中医标准化研究推广基地和继续教育基地，国家药品监督管理局药品临床试验机构，国家区域中医肿瘤诊疗中心，国家重大疑难疾病（原发性肝癌）中西医临床协作攻关项目牵头单位，湖南省中医肿瘤诊疗中心，湖南省中医肿瘤专科联盟牵头单位，湖南省中医肿瘤质量控制中心，湖南省中医肿瘤重点实验室等，成为湖南省中医和中西医结合治疗肿瘤的龙头，成为广大肿瘤患者治疗的首选。

肿瘤专科学科发展迅速，目前已拥有一支140余人的集医疗、科研、教学、护理于一体的中医肿瘤学科队伍，形成了以肝癌、肺癌、结直肠癌为主要研究方向的研究团队。蒋益兰教授近年来牵头或参与了多项国家中医标准化研究，2013、2015年分别牵头了膀胱癌中医标准化研究和肺癌、宫颈癌中医药诊疗方案推广应用项目，2013、2014年分别参与并完成了肠癌、肝癌的中医标准化研究项目。肿瘤科作为湖南省中医药肿瘤联盟牵头单位，与省内40余家中医院形成联盟，实现医疗资源共享，推广应用诊疗规范、中医适宜技术，培养县市级中医肿瘤人才，提高中医肿瘤诊疗水平，促进湖南省中医肿瘤事业的发展。

同时，蒋益兰教授也不断进行自我提升，临床、科研、教学等方面齐头并进。鉴于蒋益兰教授做出的突出贡献，其2002年晋升为主任医师，2004年被评为湖南中医药大学教授，2013年被评为二级教授。2008年入选湖南省新世纪121人才工程二层次人选，2010年享受国务院政府特殊津贴。2012年成为博士研究生导师，2015年成为博士后导师。2014年被评为湖南省名中医。2016年被评为首届"湖南省优秀科技工作者"。2017年成为全国老中医药专家学术经验继承工作指导老师，2018年成为湖南省名老中医药专家传承工作室指导老师。2018年担任首届中国中医肿瘤防治联盟副主席等。

蒋益兰教授任湖南省中医药和中西医结合学会肿瘤专业委员会主任委员，中华中医药学会肿瘤分会副主任委员，中国中西医结合学会肿瘤专业委员会常务委员，中国抗癌协会肿瘤传统医学专业委员会副主任委员，世界中医药学会联合会癌症姑息治疗研究专业委员会副会长，中国中医药研究促进会肿瘤专业委员会副主任委员，中国民族医药学会肿瘤分会副会长，世界中医药学会联合会肿瘤经方治疗研究专业委员会副会长，中国临床肿瘤学会理事等。她重视学会工作，积极开展继续教育和学术交流，每年召开湖南省中医药和中西医结合学会肿瘤专业委员会学术年会，每年完成国家级、省级继续教育项目，开展全国、全省中医药治疗恶性肿瘤新技术、新方法培训班，举办各级各类中医特色疗法治疗恶性肿瘤学术交流会、研讨会等，营造良好学术氛围，活跃学术思维，扩大学术影响，提升学术地位。还定期参加全国、国际中医或中西医结合治疗恶性肿瘤学术会议，进行专题学术讲座或学术交流，传播新技术、新方法，宣讲学术动态、学术进展，与国内外专家、学者交流，弘扬中医药传统医学，传播优秀中医药文化。

蒋益兰教授一直非常强调科研工作的重要性。作为肿瘤科学科带头人，在潘敏求教授指导下，在湖南省内较早进行肝、肺、结直肠癌的中医诊疗规范化研究及中医适宜技术研究，并在湖南省内20余家中医肿瘤联盟单位推广运用，产生了良好的社会效益。在肺癌的治疗方面，其继承国家级名老中医潘敏求教授的学术思想，以"益气养阴、化瘀解毒、化痰散结"为治法，运用肺复方，进行多中心临床研究，其中"中药肺复方治疗老年性非小细胞肺癌的临床研究"获湖南省中医药科技二等奖。在结直肠癌的治疗方面，她总结临床经验，提出"健脾益气、化瘀解毒"的主要治法，拟定健脾消癌方，进行多中心临床研究和机制探讨，主持课题"健脾消癌方拮抗大肠癌术后复发转移的临床和实验研究"，获湖南省科学技术进步三等奖、湖南省中医药科技二等奖。她还进行中医药防治结直肠癌复发与转移的机制研究，主持国家自然科学基金、湖南省科技厅科研项目多项，"基于虚瘀毒理论研究中药拮抗结直肠癌复发转移效应机制及推广应用"（蒋益兰教授为第一完成人），获湖南省科学技术进步二等奖，湖南省中医药科技奖一等奖。她积极开展名老中医学术经验传承与创新研究，团队的"国家级名老中医潘敏求防治肿瘤学术思想及临床经验的传承与创新系列研究"获湖南省科学技术进步奖二等奖、湖南省中医药科技一等奖。蒋益兰教授先后主持国家级、省厅级科研课题20余项，如国家自然科学基金"结直肠癌转移状态与TGF-β调控网络的相关性及益气化瘀解毒方干预作用研究""外泌体携带整合素引导结直肠癌转移的机制及健脾消癌方干预作用研究"，中央引导地方科技发展专项"中医药防治肿瘤传承创新研究与临床转化平台"，国家中医药管理局中医药标准化项目"中医肿瘤科临床诊疗指南·膀胱癌"，湖南省科学技术厅重点项目"SW620型裸鼠结肠癌肝转移模型及血管生成因子调控的研究"等。获湖南省科学技术进步奖6项，湖南省中医药科技奖10项。主编、参编医学专著10余部，发表医学论文60余篇，学术论文多次在全国学术会议上获奖。蒋益兰教授现任国家自然科学基金评审专家，湖南省科技评审专家和湖南省中医药科技评审专家，《湖南中医药大学学报》和《湖南中医杂志》等杂志编委。蒋益兰教授已带教博士后、博士、硕士研究生50多人，他们毕业后遍及长沙、上海、南京、广州、南昌、武汉、海口、泸州、秦皇岛、南宁等全国各地，现多已成为医院科主任或业务骨干，可谓"桃李满天下"。

德艺双馨的蒋益兰教授，自始至终不忘初心，以为患者解决病痛为唯一追求，2017年她主动辞去湖南省中医药研究院附属医院副院长和肿瘤研究所副所长职务，潜心钻研医学，始终服务临床一线，一心一意解除患者疾苦。她从医近40年，孜孜不倦，不论求诊者贫富亲疏，均悉心诊治，药廉效宏；时刻为患者着想，千方百计为患者解除病痛，让患者"活得好，活得长"。省内外慕名而来的患者比肩接踵，门诊一号难求。为了诊治更多的患者，蒋益兰教授每每提早上班，推迟下班，常常从早上七点一直坚持到下午三四点，筋疲力尽，却从不抱怨。多次不计回报远赴外地为疑难患者会诊，这已经成了她的工作常态。多年伏案工作导致其视力明显下降，常年加班加点导致其免疫力下降，我们常常问她，"您这么拼命地一心为患者，累垮了自己，值得吗？"而她却笑着和我们说："医疗工作是我的职责，解除患者疾苦是我的愿望，患者的笑容是我的动力，能为患者服务，我就觉得非常满足。"正是她几十年如一日的热情与执着，正是她不计利益不求回报的奉献之心，才成就了她优良的医德与精湛的医术，赢得了患者及家属的信赖和好评，赢得了同行专家学者的认可与尊重。蒋益兰教授在"医生"这个平凡而又伟大的岗位上默默耕耘，无私奉献，体现了"大医精诚"的高尚职业道德，在弘扬中医药传统医学、传播优秀中医药文化方面留下了她精彩的篇章。

多年来，蒋益兰教授先后获得"全国首届杰出女中医师""全国卫生计生系统先进工作者""全国中医药系统创先争优活动先进个人"等荣誉称号，湖南省卫生厅授予其"优秀中医工作者"称号，中共湖南省直属机关工作委员会将其评为"省直机关优秀共产党员"，中共湖南中医药大学和湖南省中医药研究院委员会将其评为优秀共产党员，她还获得湖南省中医药研究院嘉奖等荣誉。

第二章 学术思想与传承

第一节 中医特色

恶性肿瘤严重危害人类健康，其发病率和死亡率均居我国所有疾病的前列，并呈上升趋势。在我国恶性肿瘤的综合治疗中，中医药治疗应用广泛，疗效确切，已成为不可忽视的重要治疗手段之一。蒋益兰教授长期从事医疗临床工作，对中医药治疗肿瘤的优势、特色颇有心得体会。

一、主张以和为贵

西医治疗恶性肿瘤方法和手段多属"对抗""攻击""杀戮"，用手术切除、放射线及化学药物等直接杀伤肿瘤细胞，而中医治疗肿瘤则多主张"和"，以和为贵。中医治疗的"和"，意为"调和、协调、调整、平衡"，更多强调"和谐平衡"状态，平调阴阳气血，调整脏腑功能，所谓"法于阴阳，和于术数"，"阴平阳秘，精神乃治；阴阳离绝，精气乃绝"。蒋益兰教授认为，肿瘤早已定义为可控的慢性疾病，中医治疗肿瘤，强调调节和平衡，调节机体整体状况，处理好扶正与祛邪的关系，平衡好肿瘤与宿主的关系，改善机体内环境，恢复免疫监视，消除免疫逃逸，调整机体免疫功能，使肿瘤细胞和微环境达到平衡状态，从而达到治疗肿瘤、防止其复发转移的目的。

二、注重整体观念

中医治病强调天人合一、整体观念、辨证论治。人与天地相应，治疗时讲究因时、因地、因人制宜，人体五脏六腑相生相克，阴、阳、气、血、津、液相依相存，外感六淫与内生"五邪"、邪与正、气血与津液、经与络、脏与腑、阴与阳相互作用，密切联系。

蒋益兰教授认为，西医注重微观、局部，中医重视宏观、整体。肿瘤本质上是全身疾病的局部表现。人为本，瘤为标，整体为本，局部为标。治疗以调整全身机体状态为主，"人瘤共存""带瘤生存"是中医治疗肿瘤的特色。

中医讲究天人合一、心身统一，强调扶正祛邪、正本清源。中医治癌，以人为本，是治人之道。中医对疾病的治疗是在养生思想指导下，以维护和强化生命为最终目的的医学实践过程，在此过程中，中医药重视调整失和，促使病变朝自我健康的状态转归，从而达到"治于人"而"病自治"的目的。

俗话说"西医治瘤，中医治人"。西医较多考虑瘤体的缩小消失，中医较多关注患者的症状及身体状态。中医学认为肿瘤发病不是一朝一夕形成的，而是人体因多种因素导致机体阴阳失调、气血津液失和、脏腑功能紊乱而产生的，肿瘤治疗重在调和阴阳，"阴平阳秘，精神乃治"。犹如土壤与种子，河水与鱼。种子变坏的处理不仅仅是去掉变坏的种子，还要改良土壤；鱼儿生病的处理不只是拿掉病鱼，还要治理河水。中医治疗肿瘤，建立起整体思维是关键，通过中医药整体调治，扶正祛邪，阴阳气血平和，脏腑功能正常，使机体内环境不利于肿瘤细胞生长，以此防治肿瘤，达到"养正积自除"的目的。

三、重视生活质量

中医治疗肿瘤重在提高患者生活质量，缓解其临床症状，延长其生存时间，以"带瘤生存"为特点。尤其在恶性肿瘤中晚期，因丧失手术治疗机会，又不宜或不愿行放、化疗的患者，长期的"带瘤生存"比追求短期的"无瘤生存"更符合患者的利益和要求。蒋益兰教授认为，对于痛苦中的晚期肿瘤患者，生活质量重于生存时间。

晚期癌症患者生存质量会急剧地降低。晚期癌症治疗所带来的生理副作用，诸如生育能力丧失、性功能障碍、脱发等会使患者感到羞耻并受到歧视，甚至导致家庭破裂。因无法有效地通过药物控制癌性疼痛，它给很多癌痛患者生存质量带来极大的影响及心理压力，包括焦虑、恐惧及绝望。因此理解和应对癌症对人类情感、精神以及身体的创伤，将会最大限度提高癌症患者的生存质量。通过辨证施治、对症治疗、情志疏导、特色外治、饮食调养、导引运动等中医药治疗，调治心身，提高生活质量，让肿瘤患者活得好，活得长，活得有尊严。

四、疗效判定标准

实体瘤疗效判定标准，中医与西医侧重点不一样：西医看重瘤体的缩小与消失，以局部疗效为主；中医注重患者感受和机体状态，以生活质量为要。但随着靶向药物的应用，中医与西医对肿瘤疗效的评定越来越接近。对于瘤体评定，除了总有效率（CR＋PR），还有瘤体稳定率、临床获益率，同样有生活质量的评分，有生存期的观察，包括总生存期、中位生存期、无进展生存期、无病生存期等，并观察药物毒副作用。蒋益兰教授认为在此基础上，中医疗效评定除生活质量外，还有中医证候和临床症状疗效评定，中医证候要尽可能标准化，症状体征评分要量化，其中对疾病的主症要加权重分，还应关注体重变化。要形成有中医特色、符合临床实际、适合中医发展、为西医同道所接受的客观化、规范化、标准化的肿瘤临床疗效评定标准。

五、中医治法特点

蒋益兰教授分析认为中医治疗肿瘤的方法与西医治疗有相似之处，但更有其自身特点。

精准治疗：西医精准治疗，目前主要是针对患者肿瘤基因的突变、缺失、重排或融合等，寻找特殊靶点，采用相应靶向药物治疗；而中医精准治疗，则是每个患者，每一次的四诊合参、辨证论治，严格按照中医理法方药进行个体化精准治疗，不能一方治一病，而是一人一时一方。

免疫治疗：西医免疫治疗，包括主动免疫和被动免疫，特异性免疫和非特异性免疫，目前临床常用的肿瘤免疫制剂主要是针对 PD-1 和 PD-L1 的抑制剂，又称免疫检测点抑制剂，通过抑制 PD-1 或 PD-L1 与肿瘤细胞的结合，激活 T 淋巴细胞，达到杀伤癌细胞的目的。中医免疫治疗，是传统意义上的扶正固本，平衡阴阳，调和气血，扶正祛邪。蒋益兰教授认为，西医免疫治疗的出现，使我们对中医传统免疫治疗有了新的认识，一方面中医药扶正固本、增强免疫，确能抗癌抑瘤，另一方面中医药的清热解毒、活血化瘀、化痰散结等，均可能通过调节免疫机能达到治疗肿瘤的目的。

同病异治、异病同治：根据中医学理论，同一疾病出现不同证候，则治疗方法不同；而不同疾病出现相同证候，可采用相同的治疗方法，也就是我们的辨证论治。西医靶向药物治疗，2014 年美国癌症研究学会就提出了"篮氏研究（basket trial）"和"伞氏研究（umbrelle trial）"的概念，目前临床已常规进行，即同一肿瘤如肺癌，如果基因突变靶点不同，如 EGFR、ALK、MET、KRAS 等，则采用不同的靶向药物治疗，而不同肿瘤，如果基因突变靶点相同，则运用同一种靶向药物治疗，这与中医同病异治、异病同治理论不谋而合。

综合治疗：西医综合治疗，是指根据患者机体状况、肿瘤的部位、病理类型、侵犯范围和发展趋向，结合细胞分子生物学改变，有计划地、合理地运用现有的治疗手段，以提高治愈率、延长生存期。中医治疗肿瘤也强调"杂合以治"，即"综合治疗"，为肿瘤临床治疗提供更广阔的空间。中医综合治疗，即依据患者的身心状况、肿瘤所处阶段、病症证候等，综合选用辨证汤剂，口服中成药，静脉中成药，药物外治（包括灌肠、贴敷、熏蒸、擦洗、浸泡、沐浴、足浴、穴位注射、离子导入、封包等），针刺，艾灸，脐疗，药膳，音乐，导引（八段锦、五禽戏、太极拳等），情志疏导法等，中医综合疗法顺应了肿瘤多学科综合治疗的发展趋势，符合生存期和生活质量并重的原则，颇具特色，运用得当，疗效确切。

中医治疗肿瘤的方法丰富，并不断发展，各种治疗方法和中医理论特有的辨证论治体系相互促进，凸显中医治疗肿瘤的特色和优势。

六、全程管理优势

肿瘤是可控的慢性疾病，中医药治疗具有其独特优势。中医药全程干预，从肿瘤预防、治疗到康复，均起着不可替代的重要作用。

中医天人合一、形神兼备的养生观，九种体质辨识调治，顺应四时、饮食调养、恬淡虚无、调畅情志、适当运动等理念，可积极预防肿瘤的发生。在肿瘤治疗过程中，配合手术，中医药可防治手术并发症、防止术后复发转移；配合化放疗、靶向药物治疗、免疫治疗等可减毒增效；晚期肿瘤的扶正固本，可提高生活质量，延长生存期。中医学的"未病先防，既病防变，瘥后防复"思想贯穿肿瘤治疗全过程。

第二节　中医地位

中医、中药在我国被广泛运用于肿瘤治疗。在疾病的不同时期，或多或少使用中医药治疗的恶性肿瘤患者，占90%以上。而关于中医药在肿瘤治疗中的地位，医家学者多有争议，大多认为肿瘤治疗以西医手段为主，中医调理机体，起辅助作用，但也有众多专家认为，中医药早期干预治疗可以起主导地位，疗效不亚于西医。蒋益兰教授对此有自己的观点，她认为中医药治疗肿瘤有其特色和优势，其地位取决于肿瘤类型、疾病分期、体质、年龄、合并症等。习近平总书记指出"坚持中西医并重，传承发展中医药事业"，中西医应各自扬长避短，优势互补，有机结合，最终达到提高疗效，服务患者的目的。

肿瘤的西医治疗日新月异，靶向药物治疗、免疫治疗等层出不穷，但受益人群有限，手术、化疗、放疗仍然是大多数肿瘤治疗的基础。然而患者生存期短、治疗毒副反应大仍然是困扰西医肿瘤学者的两大难题，因此，临床需要中西医结合，协同增效。

一、中医理论和思维

中医学是具有完整诊断与治疗体系的医学系统，有其明确的优势病种，能够解决临床问题，从2020年抗击新型冠状病毒肺炎的战役中可见中医疗效一斑。中医学与西医学两大医学体系有着截然不同的诊断方法与治疗理念，用其中一种医学很难解释另一种医学，用其中一种医学的诊断方法也很难指导另一种医学的治疗。

西医思维理念是直观思维和线性思维，其理论基础立足于解剖、生理、病理，注重的是人的器官组织、分子基因，诊断上依赖客观的检查，治疗上强调根除肿块，运用手术、放射线、化学药物等直接杀伤肿瘤。

中医强调象数思维、整体思维，理论基础是脏腑、经络、阴阳、气血，注重人的自我感受，临床上主要运用"望、闻、问、切"，从外度内，治疗上强调人体阴平阳秘的整体观，强调因时、因地、因人的个体化治疗，讲究综合治疗包括内服汤剂、外治法、针灸、按摩、食疗、药膳、导引术等。

屠呦呦对青蒿素的研究是对中医药伟大宝库的一大开发。她筛选有效中药，提取中药有效成分，西医诊断明确即可应用，这也是中西医结合药学研究的一种思路。张亭栋、陈竺等对三氧化二砷治疗白血病的研究也是基于这一思路做出的傲人成果。

蒋益兰教授认为，运用中医药治疗肿瘤，中医理论、中医思维不可或缺，决不能中药西用。不要看到CT、MRI上有肿块，就只是软坚散结攻积；发现肿瘤则一味扶正补虚，增强免疫，堆积滋补药品；或罗列现代研究有抗癌作用的中药，用几十味药组成抗癌方等。一定要运用中医基本理论，四诊合参，辨证论治。辨证辨病精准，理法方药得当，疗效自然显现。中药新药研发，除研究有效成分外，亦要在中医理论指导下，积极研究开发中药复方，更好地发展中医药事业。

二、发挥优势，全程参与

治疗肿瘤，不能只在西医治疗手段无效时才考虑应用中医药治疗，甚至只是作为"临终关怀"手段，而是要发挥其在预防、治疗、康复中的优势、特点，重心前移，参与肿瘤治疗的全过程。国内很多大的西医医疗机构中，已经将中医科纳入多学科会诊中，有的省已经出台相关政策，以多学科会诊（multi-disciplinary treatment，MDT）模式将中医整合到肿瘤治疗的全过程中，这已是大势所趋。

中医学自古重视未病先防、既病防变。中医天人合一的整体观，形与神俱、阴阳平衡的哲学理论，在肿瘤的预防保健、协同治疗、疾病康复中起着不可替代的重要作用。

临床上很多肿瘤患者状况更适合中医药治疗，如不能手术治疗的肝癌、胆管癌、胰腺癌患者，年老体弱、合并症多的肿瘤患者，手术、放化疗后复发转移的患者，病情进展的患者，或是基因检测阴性的非小细胞肺癌晚期患者等，单纯运用中医药扶正固本、化瘀解毒、化痰散结、抗癌抑瘤，常能稳定瘤体、缓解病症、延长生存期，中医药治疗也能处于主导地位。

三、协同治疗，增效减毒

蒋益兰教授认为西医的手术、化疗、放疗等可以归纳到中医的攻邪范围，直接攻祛肿瘤毒邪，治疗过程中导致人体阴阳气血不同程度失衡，而针对正气的损伤，人体阴阳气血的不和，中医可充分发挥优势，观其脉证，知犯何逆，随证治之，根据肿瘤治疗所处的阶段进行辨证治疗，使阴平阳秘、气血平和，达到减轻西医治疗毒副作用且增强疗效的目的。

1. 配合手术

手术是大部分实体肿瘤的首选治疗手段，但同时也致机体创伤，耗气伤血，故在围术期应用中医药治疗，常用四君子汤、当归补血汤、八珍汤、十全大补汤等益气养血，增强机体耐受力，防治手术并发症，加速术后恢复，为顺利进行后续治疗提供条件。

蒋益兰教授认为，术后要注重调护脾胃功能，术后患者多有胃肠功能紊乱，尤其是胃肠道肿瘤患者，术后治以益气健脾、理气和中、行气导滞、润肠通便等，随证施药。肿瘤术后患者，正气亏损而瘀毒未尽，瘀痰内积，邪毒流窜，导致肿瘤复发转移，运用中医药扶正固本，化瘀解毒，防止术后复发转移。

2. 配合放疗

蒋益兰教授认为放疗是火热毒邪，治疗中患者常表现一派火热伤阴之象，后期可见阴虚血瘀，临床表现皮肤黏膜烧灼疼痛、口干舌燥、干咳少痰，或见低热、五心烦热、局部僵硬等表现，配合中医药清热解毒、养阴生津，后期兼用活血化瘀之汤药，因放疗局部不同，可酌情使用外用药、灌肠、外洗等，常能有效减轻、缓解症状，减轻放疗的毒副反应，保证放疗正常进行，改善患者生活质量。同时，合理运用中医药可起到放射增敏的作用，提高放疗近期疗效及远期疗效。如有人报道，在肝癌放疗过程中辨证使用健脾疏肝、理气活血等中药，可以提高局部控制率，延长患者生存时间；在鼻咽癌放疗过程中，辨证应用活血化瘀、清热解毒等中药，可增加放射敏感性，加快肿瘤退缩，延长生存期。

3. 配合化疗

化疗药物不同，其所造成的阴阳气血及脏腑功能损伤也不同，运用中医药辨证施治，在化疗过程中，配合补气养血、健脾益肾等，可在一定程度上防治化疗药物引起的白细胞减少、贫血和血小板减少等血液毒性反应；应用健脾益气、和中降逆等治疗可减轻恶心、呕吐和腹泻等消化道反应；运用补益气血、滋补肝肾、活血通络等治疗则可以减轻神经系统毒性、肝肾毒性等；局部外用活血化瘀、清热解毒等中药，则可减轻化疗所致静脉炎等毒性。中医药治疗可以减轻化疗毒副作用，改善患者对化疗的耐受性，提高化疗完成率。同时还可以在一定程度上提高化疗疗效，延长患者的生存期。据报道，在非小细胞肺癌、胃癌、食管癌等肿瘤化疗期间，中医药均起到协同增敏功效。

4. 维持治疗

放疗、化疗达到有效或稳定疗效后，维持治疗有一定的循证医学依据，但放疗、化疗均为损伤性治疗，化疗维持治疗，甚至"生命不息，化疗不止"，常使患者痛苦不堪，不能耐受。运用中医药维持治疗，扶助正气，抗癌抑瘤，安全、有效、廉价，患者依从性好。

5. 配合靶向免疫治疗

随着科学技术的发展，新型靶向治疗药物、免疫治疗药物层出不穷，这类药物的毒副反应较为独特，西医处理方法单一且疗效不尽人意，故配合中医治疗显得尤为重要。大多靶向治疗药物可引起皮疹、腹泻、手足反应、高血压、蛋白尿等，临床根据辨证，多选择应用清热解毒、凉血祛风、健脾渗湿、清热化湿、活血通络、平肝潜阳、温肾固脱等中医药调治，辨证准确，可收良效。

6. 晚期治疗

肿瘤患者病至晚期，或高龄患者，或体质虚弱者，西医常以姑息治疗为主，或予以营养支持、对症处理。此时中医药治疗至关重要，辨证论治、辨病治疗、对症治疗、综合治疗、身心调治、饮食调养、情志疏导、运动导引等，扶正为主，兼以祛邪，所谓"养正积自除"，以人为本，带瘤生存，可延长生存期，提高患者生活质量。

第三节　治　疗　策　略

中医、中药广泛参与肿瘤疾病的治疗，是我国肿瘤治疗的特色与优势。经过几十年的发展，中医对肿瘤疾病病因、病机、治则、治法的认识形成了系统的理论。在配合放化疗、内分泌治疗、靶向治疗、免疫治疗减毒增效，防治术后复发与转移，晚期肿瘤患者改善症状，提高生活质量，延长生存期等方面积累了丰富的经验。肿瘤治疗的中医策略是什么呢？中医药如何介入肿瘤疾病的治疗，怎样才能发挥最大效应呢？蒋益兰教授对此有深入的思考，她认为，要想了解中医治疗肿瘤的策略，首先得清楚肿瘤疾病的发病特征、中医治疗肿瘤的特点，然后才能得出中医肿瘤的治疗方式和策略。

一、肿瘤疾病的发病特征

就肿瘤疾病的发病因素而言，"种子与土壤"学说认为，肿瘤细胞与肿瘤微环境在肿瘤的发生及转移过程中起着同等重要的作用。肿瘤细胞是"种子"，而肿瘤微环境是"土壤"，它是指由肿瘤细胞及肿瘤周围浸润的免疫细胞、新生血管及内皮细胞、肿瘤相关成纤维细胞和细胞外基质共同构成的，适合肿瘤细胞生长的特殊环境，能为肿瘤细胞的发生及转移提供适宜的条件，即"土壤"的变化，可产生"种子"的变性，机体内环境的改变，导致了肿瘤的发生、发展。

就肿瘤疾病的发病过程而言，有肿瘤专家认为：癌症是内外环境失衡导致的机体功能紊乱，以部分细胞遗传特性明显改变为特征，是多基因参与、多阶段形成的全身性、慢性和动态变化的疾病。同时还有专家认为：肿瘤的发生、发展与转移是由诸多的失衡导致的，如癌基因与抑癌基因失衡、细胞增殖与分化失衡、细胞增殖与凋亡失衡、促转移因子与抗转移因子失衡、宿主机体免疫力与肿瘤侵袭力失衡等。蒋益兰教授认为癌细胞出于人体中，由正常细胞演变而成，它必然受到其周围环境（微环境）的影响，而微环境在人体内，所以必然受到机体的调控。肿瘤疾病的发生过程就是机体内外环境失衡的过程，机体内外环境的失衡导致肿瘤疾病的发生、发展及转移。

这类似于中医的体质学说。体质学说认为人群间的体质差异是由个体的脏腑、组织乃至系统的阴阳气血寒热虚实的不同所形成的，所以这种差异既是个体状况的综合反映，又是产生疾病后各种差异的内在基础。《黄帝内经》最早对人体体质的差异现象进行了归纳和分类，《灵枢·寿夭刚柔》云："……人之生也有刚有柔，有强有弱，有短有长，有阴有阳……"。后世不少医家在《黄帝内经》的基础上，又分别从不同的角度，应用不同的方法，对临床常见的体质进行了分类。如张仲景在《伤寒杂病论》中根据病家的体质差异，将人分为强人、羸人、盛人、虚家、阳气重、其人本虚等不同类型。叶天士在《临证指南医案》中根据体质差异，将人分为"瘦人阴不足""阳气素虚之人""其人素有瘀伤宿血""质体气弱"等。吴德汉在《医理辑要·锦囊觉后篇》中说："要知易风为病者，表气素虚；易寒为病者，阳气素弱；易热为病者，阴气素衰；易伤食者，脾胃必亏；易劳伤者，中气必损。"就是说你是什么体质的人，就容易生什么病；你容易生的病，就说明你体内已经有了生此病的条件。体质因素决定着个体对某些病邪的易感性、耐受性，决定着发病的倾向性。

二、中医治疗肿瘤的特点

　　蒋益兰教授认为，不同于现代医学主要着眼于肿瘤或肿瘤细胞，采用各种治疗手段快速地"消灭"肿瘤的治疗方式，中医治疗肿瘤的特点主要是以"调""和"为主，即调整机体失衡的病理状态，以恢复均衡的生理状态。通过调整体质结构、改善体质类型、增强机体免疫，调控人体微环境，以"扶正祛邪"为中医治疗肿瘤的主要指导思想，辨证地应用益气养血、滋阴补阳、健脾补肾、行气、活血、解毒、化痰、散结等治疗方法，最终调整机体失衡的内环境，恢复体内气血、阴阳、脏腑、经络的正常稳态，使机体达到气血调和、阴平阳秘的状态，可在源头上控制恶性肿瘤的发生、发展，以达到防治肿瘤的目的。同时还能使医者达到"消未起之患，治未病之疾，医之于无事之前"的"治未病"高度。中医治疗肿瘤的优势不在于消灭肿瘤，其优势在于调整导致肿瘤发生、发展的机体失衡的状态，通过调节人体免疫功能，从整体上改善肿瘤患者机体内环境，即肿瘤-宿主微环境，使肿瘤细胞难以在微环境中生存，从而达到治疗肿瘤、预防肿瘤复发及转移的目的。如在临床运用中，蒋益兰教授常用茯苓、泽泻、薏苡仁、猪苓、白术等化痰利湿、健脾泄浊类药物改善痰湿质体质；用清热、泻火、除湿之泻心汤、泻黄散等经方调理湿热质体质；气郁质患者，临床多用开郁疏肝之玫瑰花、郁金、合欢皮、佛手、香附等药物改善患者，气郁状态；气虚质患者，可用党参、黄芪、太子参等补气健脾中药固本培元；阳虚质患者可用附子、肉桂、枸杞、淫羊藿等温补肾阳药物改善体质。

三、肿瘤治疗的方式策略

　　20世纪对恶性肿瘤"严防死守"的"阵地战"代价巨大，越打越艰苦，医生和患者都是且战且退，屡屡受挫，渐露颓势。这使我们认识到目前治疗肿瘤的方式及策略应予以调整。而中医在肿瘤治疗的发展趋势中占有重要的地位，蒋益兰教授运用中医治疗肿瘤经验丰富，其基本策略主要有三点。

（一）明肿瘤之则，重调和大法

西医对于肿瘤疾病的治疗，最主要的方向还是以快速地消灭肿瘤为主，采取"对抗""攻伐""杀戮"的手段，如手术、放疗、化疗等。虽然肿瘤可能缩小消失，但一味的杀戮，常常严重影响患者的生存质量，出现"瘤小人伤""瘤去人亡"的现象。现代专家学者认为：肿瘤治疗不能一蹴而就，应从原来的"抗癌""消灭肿瘤""杀戮"的观念向"控癌""消灭与改造并举""调和"的观念进行转变，预期不久的将来，"消灭肿瘤＋改造肿瘤/改造机体"将成为趋势。长期的临床实践证实中医药治疗通过对机体气血阴阳、脏腑功能、免疫、血液、内分泌等系统发挥整体综合调节作用，达到机体内环境的动态平衡，从而达到治疗肿瘤的目的。人和自然是有机统一的整体，维持自然与人体的统一，必然需要一个稳定、调和的机体。中医整体观念是指导机体调和的行动准则，机体调和是中医整体观念的具体内容。

蒋益兰教授在治疗肿瘤中非常注重"调和"法则的运用。"所谓调者，调其不调之谓也"，"和方之制，和其不和者也"。所谓调和，即通过各种不同的手段，调理人体阴阳、表里、寒热、虚实，使其恢复正常和谐的健康状态。《黄帝内经》云"和于阴阳，调于四时"，"血气不和，百病乃变化而生"，"因而和之，是谓圣度"。张景岳亦认为"……和之义广矣，亦犹土兼四气，其于补泻温凉之无所不及，务在调平元气，不失中和之为贵也"。

基于"和"的基本思想，调和法广泛运用于疾病诊治的过程中。蒋益兰教授认为，肿瘤病因病机及临床表现复杂多变，然而万变不离其宗，"调和"机体，则诸病可愈。正如《景岳全书·古方八阵》谓："凡病兼虚者，补而和之；兼滞者，行而和之；兼寒者，温而和之；兼热者，凉而和之。"根据患者的病情，运用调和阴阳、调和脏腑、调和虚实、调和经络、调和气血、调和寒热等各种手段，最终使患者达到"调和"的状态，则机体环境得以改善，"土壤"得以改良，"癌种"不能生长，达到"正气存内，邪不可干"，或"带瘤生存"的目的。因此，"和法"将成为治疗肿瘤有效可行的法则。

（二）辨肿瘤阴阳，重阳虚为要

在中医学理论体系中，阴阳学说的思想是最重要的核心之一。阴阳学说被用以说明人体的组织结构、生理功能、疾病的发生、发展规律，并指导着临床的诊治用药。人体是一个有机的整体，人体结构充满着阴阳对立统一的关系，阴阳失衡则是疾病发生的基本病机，肿瘤病亦具备其独特的阴阳属性及变化规律。

《素问·生气通天论篇》云"凡阴阳之要，阳密乃固"，蒋益兰教授认为，肿瘤的本质就是人体的精微物质得不到阳气的温煦，脏腑经络等组织器官的功能活动因之减退，气血津液的运行迟缓，水液不化而致瘀血、痰滞、浊气停留于机体组织间而产生的结块，本质上肿瘤是全身性疾病的局部表现。《素问·阴阳应象大论篇》："阳化气，阴成形。"张介宾《类经》注曰："阳动而散，故化气。阴静而凝，故成形。""阳化气"，阳气作为生命的根本，主一身气化、温煦，推动气血津液的运行，阳气通过其动散的特性，通过蒸腾气化运动将有形化为无形；"阴成形"，阴气具有凝敛的特点，病理状况下，阳气亏虚或阴邪亢盛，阳化气功能异常，人体精血津液得不到正常气化，会停聚体内，日久成痰、成瘀，则将无形积为有形。

众所周知，肿瘤具有快速增长、易于扩散、损伤阴精、耗伤正气等特点，为何这种特点又具有"阳毒"的表现呢？蒋益兰教授认为，肿瘤虽然"其体为阴"，但"其用属阳"。肿瘤"体阴用阳"的病理特性正是阳虚阴盛的核心病机的具体体现。由于阴阳的消长，疾病过程中常出现寒热属性的变化。肿瘤在阳虚阴盛的基础上，感受寒邪，形成痰饮、瘀血等有形实邪，久郁于里，常出现由寒转热的病理现象。寒为本，热为标，实为寒热错杂之症。正如《景岳全书》云："然积以寒留，留久则寒多为热。"总体上肿瘤为全身属寒、局部属热的本虚标实之证。癌瘤"阳毒"具有时限性，常出现在肿瘤的初、中期，而后期因药物治疗，疾病本身对正气的耗损，又表现为乏力、畏寒、舌淡苔薄或光净等正虚之象。

《素问·至真要大论篇》曰"谨察阴阳所在而调之，以平为期"。蒋益兰教授认为调整阴阳是治疗疾病的基本大法，基于肿瘤阳虚阴盛的基本病机，温阳法应贯穿肿瘤治疗始终。《素问·调经论篇》："血气者，喜温而恶寒，寒则涩而不能流，温则消而去之。"肿瘤患者痰凝、瘀血、气滞等病理产物的治疗均有赖于人体正气特别是阳气的充足。因此，温阳在肿瘤的治疗中当为重中之重。蒋益兰教授在临证中常用到阳和汤、理中丸、小建中汤等，以温阳散寒。当然，在温阳基础上，还应根据痰浊、瘀血、寒凝等阴盛之不同，灵活选用化痰、活血、散寒的方法。此外，根据患者是否存在病邪化热征象，合理选择清热解毒之品。

总之，蒋益兰教授认为阳虚阴盛是肿瘤的核心病机，顺从四时阴阳，顾护阳气，防治外邪特别是寒邪侵害，对于肿瘤的防治均具有重要的意义。

（三）立肿瘤之治，重脾胃为要

《灵枢·百病始生》曰："虚邪之中人也，始于皮肤……留而不去，则传舍于络脉，在络之时……留而不去，传舍于经……留而不去，传舍于输……传舍于胃肠……传舍于胃肠之外，募原之间，留着于脉，稽留而不去，息而成积。"尽管肿瘤的病因病机繁杂，但脾胃受损与其发生、发展密不可分。蒋益兰教授认为，人身是一个小天地，五脏六腑是一个有机整体。五脏虽然生理功能各异，但彼此密切联系，相互协作、相互配合、相互制约，共同维持生理活动的正常进行。而五脏中尤以脾胃与恶性肿瘤关系最为密切，脾主肌肉，主运化，既为气血生化之源，后天之本，又为生痰之源，脾的功能失调，易致气血生化亏乏，正气亏虚，机体得不到气血滋养，导致脏腑功能失常，大肉下陷，或痰湿内生，与瘀毒互结，变生肿块，发为瘿瘤瘰疬、癥瘕积聚。

脾胃居人体中焦，上连心肺，下及肝肾，是五脏气机升降之枢纽，为五脏活动提供能源。肝的升发，肺的宣降，肾的蒸化、摄纳，心火下降，肾水上升等，无不依赖脾胃。脾胃为五脏之轴，余脏为轮，轴运轮行，则循行不息；轴坏轮停，则诸病生。正如《脾胃论》云，"治脾胃即以安五脏""善治者，唯在调和脾胃""人以脾胃中元气为本""诸病以脾胃而生"等。治疗恶性肿瘤时，应从顾护脾胃入手，重视肿瘤患者脾胃阳气的作用，则既可提高人体免疫力，增强机体抗病能力，又可协调机体内环境，达到阴平阳秘的状态。

心主血而脾生血，心主行血而脾主统血。心主一身之血，心血供养于脾以维持其正常的运化功能，水谷精微通过脾的转输升清作用，上输于心肺，贯注于心脉而化赤为血。血液在脉中运行，有赖于心气的推动以维持通畅而不迟缓，又依靠脾气的统摄以使血行脉中而不逸出。恶性肿瘤常出现乏力、面色苍白、贫血、出血等表现，即与脾不化水谷精微而生血，及脾不统血有关。脾胃健运则能化生气血，濡养机体，灌溉四旁，营养五脏六腑、四肢百骸、九窍，维持生存所需，并为肿瘤患者的治疗提供基础保障，增强患者的耐受性和依从性。

肺吸入自然界之清气与脾运化的水谷精微之谷气共同在胸中结合，汇成宗气，肺与脾共同维持津液的输布代谢。肺癌症见咳嗽、咳痰，气短、乏力、神疲，即与脾失健运，不能运化水液、生成宗气有关，治当健脾化湿，培土生金。

肝藏血主疏泄，协调脾胃之气的升降，并疏利胆汁以利消化。而脾生血主运化，散精于肝，使得肝气冲和调达，肝脾共同维持血液在脉管内正常运行。多种癌症（如甲状腺癌、乳腺癌、肝癌、胆囊癌等）多有肝郁气滞，治疗上需调达肝气。而肝气的条畅亦赖于脾生精血的濡养和脾胃气机升降的正常。

脾与肾，先后天互资互生，并共同维持水液代谢。肾主骨生髓，亦主生殖发育；治疗多发性骨髓瘤、卵巢癌、肾癌、脑瘤等，要补肾以生髓，健脾以养肾。

脾对女子胞宫的影响表现在经血的化生与固摄上，宫颈癌、子宫内膜癌的患者多有月经紊乱、阴道不规则出血等临床表现，治疗上须健脾以化生经血，并固摄离经之血。

脾与胃，经脉络属上互为表里，饮食消化上纳运协调，气机运行上升降相因。脾喜燥恶湿，太阴湿土得阳始运；胃喜润恶燥，阳明燥土得阴自安。脾胃居于中焦，为气机升降之轴，脾主升清，胃主降浊，脾升胃降，浊降清升，升已而降，降已而升，如环无端，从而达到疏调人体气机之功；若升降反作，浊阴上逆，清阳下陷，气机逆乱则百病自生，故脾胃健则五脏安。在食管癌、胃癌、大肠癌等消化系统癌症的治疗上，尤以从脾胃论治为核心，健脾和胃，升清降浊。

综上所述，重脾胃在肿瘤的治疗中尤其重要。蒋益兰教授在临证中常用四君子汤、香砂六君子汤、参苓白术散、补中益气汤等，调理患者脾胃，增进患者食欲，改善患者临床症状，提高患者生活质量，亦利于后续治疗。

第四节 发 展 方 向

自20世纪90年代以来，恶性肿瘤逐渐成为全球范围内最常见的且严重威胁人类健康的疾病之一。为了研究、治疗这一大类疾病，人类社会长期持续投入巨大的资源，因此对它们有了更深的了解，治疗方面也取得了一定的进步。中医学对肿瘤的认识早在成书于2000多年前的《黄帝内经》中便有明确记载，虽然当时并没有"肿瘤"的病名，但是根据医者对噎膈、积聚、肠覃等疾病的描述可知其可归类为肿瘤病。在此后漫长的岁月里，历代医家从理论到临床实践逐渐补充、丰富了中医肿瘤学的内容。中华人民共和国成立后，随着综合国力的逐步提升，科技实力日益增强，在现代技术的推动下，中医药学的创新和发展迈上新的台阶，中医肿瘤的临床和科研也取得了诸多喜人的成就。党的十八大以来，以习近平同志为核心的党中央始终重视中医药事业的发展，将中医药发展上升为国家战略，中医药事业迎来天时、地利、人和的大好发展局面。在此背景下，蒋益兰教授认为中医肿瘤学未来的发展方向主要体现在以下方面。

一、全程参与，重心前移

目前很多患者对中医肿瘤临床治疗认识存在误区，认为中医药只能起到调理作用，不能直接对抗或者控制肿瘤，因而往往在西医治疗失败或西医没有治疗手段的情况下才会选择中医。同样很多西医医生因为不了解中医治疗肿瘤的理论和方法，不知如何选择或何时选择中医而武断拒绝患者寻求中医药的治疗。因此，大力宣传、传播中医药治疗肿瘤的基本理论和方法药物，让更多人了解中医药治疗肿瘤在预防、保健、治疗、康复等方面的特色显得尤为重要。充分发挥中医中药在肿瘤不同时期、不同治疗阶段的独特优势，而不仅仅是"临终关怀"。另外，蒋益兰教授特别强调：肿瘤防治，重在预防，防重于治，中医肿瘤临床工作要重心前移，发挥中医天人合一、体质辨识、形与神俱等特色，防止肿瘤发生。

二、慢病管理

随着对肿瘤研究的深入和肿瘤临床治疗手段的丰富，临床疗效不断提高，肿瘤逐渐被认为是一种可控的疾病，世界卫生组织2006年明确将恶性肿瘤定义为慢性病。中国工程院院士、中国抗癌协会副理事长程书钧在"肿瘤是什么病"的报告中指出，肿瘤不是一种局部病变，是一类与衰老过程密切相关的全身性疾病，晚期转移肿瘤不可能被治愈，因此肿瘤治疗需要采取慢性病的长期治疗模式。蒋益兰教授也认为，恶性肿瘤是全身疾病的局部表现，因此中医肿瘤的治疗在着眼局部病变的同时，也应该注重且必须注重全身状况的调理。肿瘤患者在手术、放化疗、靶向、免疫及其他姑息治疗后均需长期康复，而中医中药的治疗在肿瘤慢性病管理方面有着先天优势，在改善患者临床症状的同时，调理机体虚实、阴阳失衡、气血失调、脏腑功能紊乱，从而达到延长肿瘤生存期、提高生活质量的目的。

三、理论创新

创新是发展的源头，是引领中医肿瘤学科发展迈上更高台阶的第一动力。当前很多肿瘤疾病中医病症分类缺失或并不符合这类疾病的临床特点，无法充分反映疾病发生、发展、变化过程和辨证论治的规律。传统中医病因分类模式不能完全概括现代肿瘤疾病的发病特点。因此首先应补充、规范肿瘤疾病的中医病证名称。其次，要吸收现代科学技术与医学发展成果，结合临床实践，创新肿瘤疾病的病因病机理论。通过病因病机理论的创新来推动中医肿瘤疾病的诊断、治疗及疗效判定标准的创新，创立完善独特的中医理、法、方、药理论体系，产生临床所需的新方法、新技术，提高临床疗效。

四、经验挖掘

名老中医作为将中医药学基本理论、前人经验与当今实践相结合，解决临床疑难问题的典范，他们治疗肿瘤疾病的经验是临床研究的宝贵财富。民间绝技和验方也是中医肿瘤临床研究的宝贵资源。继承和发扬名老中医的学术思想以及临床经验，广泛收集和整理民间绝技和验方，挖掘和发挥其潜力，使之更好地在临床中运用，具有十分重要的意义。

五、新药开发与中药现代化

经过数十年的研究和开发，市面上已有多种中成药制剂被应用于肿瘤临床的治疗，并产生了良好的临床疗效。但是中药抗肿瘤制剂研究过分强调中药单体化合物的研究而忽视了中药复方的研究也是不争的事实。蒋益兰教授认为，单体化合物是现代药理学的产物，它已脱离了中医药理论。中药复方中蕴含的君臣佐使配伍原则、四气五味、归经等思想才是中医药理论指导临床治疗的精髓所在。另外，现有的抗肿瘤中成药制剂大多为辅助性药物，缺乏中医药治疗肿瘤的药物，剂型也主要是口服和注射剂，缺乏外用制剂、缓释制剂等。针对这些现状，我们应该坚持以中医药学理论为指导，结合现代药理发展成果，在注重抗肿瘤中药单体化合物研究的同时，积极开展中药复方的研究开发；在研究辅助性抗肿瘤中药的同时，应特别注重研究和开发具有直接治疗肿瘤作用的中药新药；发挥中医药剂型多样、灵活的优势，创新工艺，开发外用、缓释剂型等抗肿瘤中药新剂型。

2015年，中国科学家屠呦呦因在青蒿素研制工作的杰出贡献而获得诺贝尔生理学或医学奖。青蒿素是具有化学药特点的现代中药，是中药现代化发展的重要成果。蒋益兰教授认为青蒿素的发现表明，中药现代化是可行的，也是必然趋势。中医古籍中记载了许多治疗肿瘤的名方验方，近现代中医肿瘤大家也创立了很多具有确切临床疗效的经验方。运用现代科学理论、方法、手段研究这些经典名方和经验方，发现、研制现代中药，不失为传统肿瘤中药方剂现代化的有效方法。

六、疗效机制研究

大量临床研究表明，中医药治疗在肿瘤改善患者临床症状，维持良好生活质量，降低放化疗引起的骨髓抑制、消化道反应、周围神经毒性以及放射性炎症等相关副作用，促进术后康复，提高免疫功能，防止肿瘤复发转移，抑制或稳定瘤体，实现长时间、高质量的"带瘤生存"等方面具有良好的临床疗效，但是这些疗效产生的机制尚未得到很好的阐明，因此我们要在中医药理论指导下，采用基因组学、蛋白组学、代谢组学、分子生物学等现代科技手段和方法，深入研究中医药在抗肿瘤治疗中的作用机制和疗效机制。

七、人工智能的应用

中医治疗肿瘤的历史悠久，留下了浩如烟海的医学典籍和医案，身处"互联网＋"时代，人工智能可以为中医肿瘤文献整理、人机结合精准诊疗插上智能的翅膀。通过对海量的中医肿瘤文献和临床医案进行归纳和整理，可以更好地实现中医肿瘤临床经验的传承，再采用人工智能对这些知识进行自我学习消化，对中医肿瘤临床诊疗提供智能信息支持，助力我们传承创新。应用人工智能技术智能化处理中医肿瘤临床处方的理、法、方、药数据，为中医药治疗肿瘤处方用药提供决策支持。通过现代信息技术促进中医诊断技术的现代化，如开发现代脉诊仪、舌诊仪、色诊仪、闻诊仪等现代中医诊断技术，使中医"望、闻、问、切"四诊信息实现信息化、数字化、标准化，逐步突破中医诊断方法主观性强、缺乏客观依据的瓶颈。通过现代中医诊断技术收集四诊数据，开展以辨证论治为核心的人工智能中医肿瘤病症诊疗研究。人工智能可以渗透到中医肿瘤学科的方方面面，如果能够合理有效地利用这一技术，定能助力中医肿瘤学科发展迈上新的更高的台阶。

八、精准医疗的普及

自"精准医学"概念于2011年在美国首先提出后，逐渐成为全世界公认的主流的医疗模式，而现代肿瘤学在分子分型和靶向治疗方面取得的成就，更是成为了"精准医学"临床实践的典范。中医理论中的辨证施治、同病异治、异病同治、个体化治疗等理念，符合精准医学的精神，因此中医肿瘤的精准医疗之路大有可为。要实现中医肿瘤的精准医疗，需从以下几个方面着手：①在中医现有优势的基础上，运用现代科技和医学发展成果，深入探究疾病的微观和本质，提高诊断的准确性和治疗的针对性，加强中医药治疗疾病的靶向性。②运用大数据和人工智能等云技术，分析整理中医肿瘤治疗领域名家医案、名方用药和组方规律，尝试开发为大多数人可用的精准诊疗系统，提高中医肿瘤医生诊疗的规范性和精确性。③结合现代药理研究最新技术，积极开展中药单药和复方药的作用机制研究，为临床精准、精炼用药提供支撑。④发挥中医治未病的独特优势，通过基因组学和代谢组学技术发现肿瘤高发人群独特体质信息，指导中医药精准预防。

九、建立临床路径、诊疗方案和疗效评价标准

建立一整套中医肿瘤临床路径、诊疗方案，以规范和指导中医肿瘤临床诊疗，提高中医肿瘤临床整体水平。建立具有中医特色的肿瘤临床疗效评价标准，以更好地开展中医肿瘤临床科研工作。蒋益兰教授认为应该开展以下几个方面的工作：①开展系统、规范的中医肿瘤临床培训，提高中医肿瘤临床医师的整体水平。②建立有效、合理、规范、实用的中医规范化的诊疗方案和临床路径，规范诊疗，提高疗效，同时避免盲目使用中医抗肿瘤制剂。③结合中医肿瘤临床研究中的优势指标，如症状变化、生活质量、"带瘤生存"、无进展生存、总生存期等，确定具有中医肿瘤治疗特色的中医肿瘤临床疗效评价标准。④严格管理科研设计，开展大样本、多中心、随机临床研究，提供高级别循证医学证据，增强中医肿瘤临床路径和诊疗方案的科学性、可重复性、可操作性。

传承精华、守正创新是习近平总书记对中医药工作的最新指示，也是中医肿瘤在新时期的根本发展方向。只要我们不断汲取传统中医精髓，合理利用现代科技成果，坚持临床科研有机结合，持续不断创新，就能开创中医药治疗肿瘤更美好的未来。

第五节 肿瘤预防

世界卫生组织国际癌症研究机构发布了2020年全球最新癌症数据。2020年中国新发癌症病例457万例，死亡300万例。癌症发病率和死亡率均呈上升态势。根据全球范围的调查数据，75岁之前，个人发生癌症的累积风险为21.4%，死于癌症的风险为17.7%。5名男性中有1名，或者6名女性中有1名，会发生癌症；8名男性中有1名，或者10名女性中有1名，会死于癌症。2020年全球有1929万癌症新发病例和996万癌症死

亡病例。肿瘤防控形势非常严峻。

西医认为癌症是基因突变或缺失，或代谢紊乱所致，确切病因至今不明确，但与免疫功能下降、癌细胞发生免疫逃逸密切相关。大多数肿瘤都是外界因素不断刺激导致基因损伤和改变并长期积累的结果，从正常人发展到癌症患者需要经历10年、20年甚至更长时间的"癌前病变"阶段，在这个阶段，如果能及早发现和预防，能有效降低癌症发生率。《黄帝内经》云"是故圣人不治已病治未病，不治已乱治未乱，此之谓也。夫病已成而后药之，乱已成而后治之，譬犹渴而穿井，斗而铸锥，不亦晚乎。"蒋益兰教授一贯认为，肿瘤预防在一定程度上比肿瘤救治更加重要，犹如与其拼尽全力下河捞人，不如筑坝修堤防人落水。癌症是可防、可控的，大体上1/3的癌症是可以预防的，1/3的癌症可以经早期治疗而痊愈，1/3的癌症患者可以通过现有的医疗措施提高生活质量、改善预后。

怎样预防肿瘤呢？健康的生活方式和早癌筛查，是目前世界各国癌症专家公认的预防癌症的两道重要防线。通常进行肿瘤的三级预防：一级预防（又称为病因预防）、二级预防（又称为临床前预防）、三级预防（又叫康复性预防）。其中，一级预防即病因预防，主要是避免生活中容易致癌的物质（物理、化学、生物性致癌因素），审视自身内因，如遗传、营养、内分泌、细胞免疫缺损、长期过度应激反应（精神紧张、不良刺激）等，进行针对性预防调节。二级预防是指对肿瘤做到早期发现、早期诊断、早期治疗（包括癌前病变的防治），是肿瘤预防工作的重点。癌症的治疗效果和生存时间与癌症发现的早晚密切相关，发现越早，治疗效果越好，生存时间越长。关注身体出现的癌症危险信号，出现可疑症状应及时到医院进行诊治。三级预防是指肿瘤患者综合治疗、康复治疗及防止复发转移，以改善生活质量、提高治愈率、延长生存期。

蒋益兰教授认为，肿瘤的三级预防理念与中医治未病理论不谋而合。中医"未病先防、既病防变、瘥后防复"的思想，将肿瘤预防工作分为了预防和治疗两个方面，在肿瘤预防上，中医、中药具有明显优势。

一、未病先防——日常生活中的肿瘤预防

中医主张起居有常、饮食有节，调摄精神，适当运动，顺应自然，从而防病却疾，颐养天年。《黄帝内经·素问·上古天真论》曰："虚邪贼风，避之有时"，要求人们遵循养生之道，远离危险因素。日常生活中吸烟、肥胖、缺乏运动、不合理膳食习惯、酗酒、压力、心理紧张等都是癌症发生的危险因素。戒烟限酒、平衡膳食、适量运动、心情舒畅等健康生活方式，均可以有效降低癌症的发生率。

在日常生活中，有如下建议：①戒烟限酒。吸烟不仅危害本人的健康，而且危害周围不吸烟人群的健康，因此控制吸烟是预防肿瘤的重要措施。长期大量过频的饮酒也会大大增加肝脏、食道、胃等多脏器的损害，增加肝癌、食管癌、胃癌的发病率，导致肿瘤发病低龄化。②维持合理的膳食结构，采用科学的食物加工、烹调方法，养

成良好的饮食习惯。研究证实30%～35%的肿瘤发生与饮食有关，比如腌制酸菜中含有的亚硝酸铵及其前体、熏制食物中的多环芳香烃、霉变食物中所含的黄曲霉素都是致癌物质。过热、过冷、过咸、过辣、过酸的食物可以直接造成消化器官的损伤。科学饮食，均衡营养，选择富含维生素和纤维素的新鲜水果和蔬菜，避免进食污染食物和污染水，限制油炸、烟熏、腌制食物，不吃霉变食物。③劳逸结合，加强锻炼，提高免疫力。精神压力太大、熬夜或失眠，必然导致免疫功能下降、内分泌失调等，身心疾病和肿瘤也随之而来。要顺应自然，"日出而作，日落而息"，"春夏养阳，秋冬养阴"，根据自己的身体状况和机能，选择合适的运动方式锻炼，增强体质，提高抵抗力，有助于预防癌症的发生。④百病皆生于气："癌症性格"是潜在诱因，表现为压抑、沉闷、焦虑、孤僻。现代生活工作节奏快，压力大，我们要保持乐观、开朗、积极向上的精神，要自行减压减负。正所谓"恬淡虚无，真气从之，精神内守，病安从来"。

工作环境中致癌物质的预防措施：①技术措施。减少物理、化学、生物性类致癌物质的接触，例如辐射、亚硝酸盐、黄曲霉素、病毒等。②个人防护。使用和改进个人防护设备，减少致癌物污染的机会。③高危职工定期进行健康检查。④严格执行国家职业保护和环境保护法规。

积极进行免疫预防：开展疫苗接种，预防和控制感染，降低相关肿瘤的发病率。

癌症的发生是人全生命周期相关危险因素累积的结果。癌症防控不只是中老年人的事情，要尽早关注癌症预防，从小养成健康的生活方式，避免接触烟草、酒精等致癌因素，降低癌症的发生风险。

二、未病先防、既病防变——癌前病变的防治

癌症的发生、发展过程包括癌前病变、原位癌及浸润癌三个阶段。癌前病变是指某些容易演变成癌症的增生性病变，常见有黏膜白斑、慢性萎缩性胃炎、胃溃疡、慢性迁延性肝炎、子宫颈糜烂、结直肠的多发性腺瘤性息肉、某些良性肿瘤等。要通过肿瘤筛查等方法发现癌前病变，尽早进行干预治疗。要警惕癌症早期危险信号，如异常肿块、疣痣增大、感觉异常、溃疡经久不愈、持续消化不良及食欲不振、大便习惯性状改变、反复咳嗽咯血、体重异常减轻等，出现可疑症状应及时到医院进行诊治。

三、既病防变、瘥后防复——肿瘤患者康复治疗及防止复发转移

诊断肿瘤后，尽早进行规范化、个体化综合治疗，防止肿瘤恶化播散，中西医结合，提高疗效。肿瘤患者经过手术、放疗、化疗、靶向治疗、免疫治疗等一系列治疗后，需要进行康复治疗和防止复发转移。肿瘤患者治疗出院后的1～3年内是复发、转移的高危期，我国新诊断的肿瘤患者中一年复发率为60%。任何恶性肿瘤患者在任意

有效治疗后的任何阶段都有可能复发和转移，及时地、仔细地、定期地检查有可能早期发现转移和复发，以便及早采取措施处理，防止病情进一步恶化。同时要保持乐观的心态，良好的营养和适当的锻炼，加上中医药的调治，以降低患者手术和放化疗等毒副作用，提高生活质量，使机体阴阳平衡、气血平和、免疫功能正常，有利于加速康复和防止复发。

第六节　肿瘤康复

近年来随着肿瘤诊断和治疗技术的飞速发展，肿瘤患者的生存期逐渐延长，2006年WHO正式把肿瘤定为可控的慢性疾病。肿瘤患者的康复治疗已经成为患者的主要需求之一。肿瘤康复治疗，即患者因肿瘤本身或治疗的副作用、并发症等导致功能异常、躯体残疾以及心理障碍等，通过一定的康复治疗和指导，促使患者在躯体、生理功能、心理、社会及职业等方面得到最大限度的恢复，尽快投入工作、生活的一种综合治疗手段。肿瘤康复治疗的内容主要包括病后身体机能的恢复、心理状态的调整、肿瘤复发转移的预防，以及减轻治疗不良反应、缓解各种不适症状、控制并发症等一系列提高生活质量的措施。

肿瘤患者的中医康复治疗结合了中医肿瘤临床医学、中医养生学及多种中医特色的康复疗法，在临床肿瘤康复治疗中具有独特优势。蒋益兰教授指出中医肿瘤康复治疗应以整体观念为基础，提倡衷中参西，病证结合；带瘤生存，以人为本；重视心理康复、功能康复、预防康复与多种特色疗法相结合。

一、整体观念

《灵枢·岁露》云："人与天地相参也，与日月相应也。"整体观念是中医临床思维的重要哲学观点，提倡"天人合一"和"形神合一"，即人体内部各脏腑器官之间是统一的整体，人与自然、社会也是统一的整体，与现代医学的"生物-心理-社会"医学模式相对应。整体观念是蒋益兰教授肿瘤康复治疗理论的指导思想，贯穿于肿瘤患者康复治疗的全过程。她认为肿瘤是全身性疾病的局部表现，其发生、发展是内外多种因素综合作用的结果，康复治疗上不仅要针对局部，同时要重视整体机能的改善，保持人与四时、阴阳、饮食、起居、劳作等的和谐关系，才能达到形与神俱、内外协调、延长生存期的效果。

二、衷中参西，病证结合

手术、化疗及放疗等依然是目前治疗恶性肿瘤的主要方法，可以归纳到中医的攻邪范围，属于直接攻除肿瘤毒邪，但在祛除癌细胞的同时，也干扰和破坏了人体正常的生理状态，导致机体免疫功能低下，甚至给患者带来巨大的痛苦，临床治疗要与中医相结合，充分发挥中医药在肿瘤康复中的特色和优势。

肿瘤的病因、病机十分复杂，不同类型的肿瘤或同一肿瘤的不同阶段，其临床表现也不尽相同。蒋益兰教授强调肿瘤的治疗与康复要将辨证施治与辨病论治相结合，中医辨证论治应结合肿瘤的病位、病理类型及其进展规律等特点，有针对性地制定适合每一位患者的康复治疗方案。

三、带瘤生存，以人为本

肿瘤治疗不可过度，《黄帝内经》早就指出："大积大聚不可犯也，衰其大半而止，过则死，此治积聚之法也。"目前，肿瘤的治疗多采取以试图杀死、消灭肿瘤为主要目的的治疗手段，如手术、化疗及放疗等，临床上多见追求"无瘤生存"的过度治疗，甚至出现"瘤未消、人先亡"的悲剧。蒋益兰教授提倡"带瘤生存，以人为本"的学术思想，特别是晚期肿瘤患者康复治疗不以瘤体的缩小作为最终目标，而是通过合适的康复治疗手段使癌瘤与机体和谐共处，延长其生存时间，关注患者的主观感受和生活质量。

四、功能康复

功能康复是指注重功能训练、运动形体，促使精气流通，不仅恢复患者脏腑组织的生理功能，更重视恢复患者日常生活、社会生活和职业工作能力。临床上，肿瘤可导致多种生理功能丧失和活动能力受限，例如乳腺癌术后引起的上肢水肿和功能障碍；腹部肿瘤术后的胃肠道功能紊乱；颈部肿瘤术后吞咽功能的损伤等。这些损伤影响患者的正常生活、工作和社交，严重降低患者的生活质量。蒋益兰教授强调，功能康复医师应指导患者主动锻炼，辅助患者做被动运动，并结合中药内服外用，配合推拿、针灸等多种方法综合康复，促使机体功能尽早恢复。其中针灸疗法更是在肿瘤的功能康复治疗领域应用广泛，有着较单纯西医治疗更为明显的优势，例如针刺肩髎、中府等穴位能有效减轻乳腺癌术后上肢的运动受限与肢体水肿；针刺胃经、胆经、背俞穴（如肝俞、胃俞）等穴位，可调节经气运行，有效调整腹部手术胃肠道功能；针刺膻中、合谷、天突等穴位，则可改善食道癌患者的吞咽困难症状等。

五、心理康复

蒋益兰教授认为在肿瘤患者的康复治疗中，临床医生应多与患者及其家属交谈，充分理解患者，尤其对患有焦虑、抑郁等心理障碍的患者，更应多给予关心和心理疏导，可用大量的成功治疗病例对患者进行启发诱导，增强患者战胜疾病的信心；同时鼓励患者采取多种积极措施，进行心理调节，如尝试用中国古典音乐中的宫、商、角、徵、羽五音对不同的心理症状进行治疗；采取气功、导引、太极等运动疗法，调动患者内在的康复功能，增加机体的免疫力；引导家属营造融洽的人际关系及积极的生活环境；提倡通过对患者的讲座宣教、组织病患间的交流活动，帮助患者保持乐观情绪，树立战胜疾病的信心；在中药应用方面，蒋益兰教授常适量添加疏肝、理气、解郁等中药，疏通畅达人体气机，通过药物辅助治疗使患者情绪安定。

六、预防康复

肿瘤康复治疗目的在于巩固治疗效果，防止复发或转移。中医"治未病"理论在这一方面显示出巨大的优势。蒋益兰教授指出，在肿瘤预防、治疗和康复过程中，应时刻以"治未病"思想为指导，重视预防复发转移。

首先，患者自身应注意规律生活，避免劳累，有的患者在恢复工作之后劳累紧张，起居不规律，致使抵抗力降低，邪正失衡，阴阳失调，导致肿瘤复发或转移；要保持心态平和、精神愉快、积极乐观，因为情绪的剧烈变化或情志创伤，引起病情变化，发生复发转移，在临床上并非少见；同时要注意预防外感时邪，积极地防治其他疾病；要坚持定期规律复查，了解和掌握机体和疾病情况。除此之外，还要坚持中医药的巩固治疗，在肿瘤患者的康复治疗中，蒋益兰教授多以扶正为主要治法，提高机体正气，减少复发转移，此即"先安未受邪之地"，通过调节人体阴阳平衡，提高人体免疫功能，调整机体内环境，达到防止复发转移的目的。对于病情趋于稳定的患者，蒋益兰教授建议患者改服扶正抗癌的丸剂、散剂，长期服用可达到缓治的效果。

七、特色疗法

除中药汤剂、针灸等主要中医疗法之外，在康复治疗中，蒋益兰教授也建议运用食疗、运动疗法等多种行之有效的中医特色疗法，充分利用和发挥中医药优势，以提高肿瘤患者的生存质量，促进整体康复。

中医运动疗法内容丰富，包括导引、气功、五禽戏、站桩、太极拳、八段锦等多种形式，均以有氧运动为主，动作柔和，强度适中，可以增强免疫功能，提高身体机能，提高生命质量。不同的运动疗法具有不同的康复功效：五禽戏可用于癌症康复期四肢功能的锻炼，有利于肢体、关节活动能力的康复，如乳腺癌术后上肢抬举外展受限者；站桩可用于癌症术后体力恢复较慢者；太极拳、八段锦的适用范围较广，适宜体力较差的癌症患者；气功则以调整呼吸为主，对平静患者情绪，消除患者恐惧、焦虑、烦躁等负面情绪有独到的效果，有利于癌症患者的康复。

不良的饮食习惯和营养缺乏是肿瘤发生的主要原因之一，并且癌症患者的营养消耗往往大于常人，因此食疗对肿瘤的康复治疗有重要意义。中医讲究药食同源，食物和药物一样具有四气五味，蒋益兰教授认为食疗康复也应重视四气五味及配伍禁忌，结合辨证论治，因时、因地、因人而异地给予患者合理的食疗康复方案。首先根据患者的具体临床症状不同，辨证采取不同的食疗方案：辨为脾虚湿阻证，则忌食油腻、肥甘厚味之品；辨为肝胃不和证，则忌食辛辣之物等；辨为脾胃虚寒证，则忌食梨、西瓜等寒凉之品。其次因四时季节和疾病所处不同时间节点而异：春季应护肝，宜服姜、枣、花生等富含维生素E的食物；夏季应清心，宜服冬瓜、丝瓜、西瓜、绿豆汤等食物；秋季应润肺，宜服百合、苹果、慈菇等食物；冬季应养肾，宜服银耳、冬瓜、鸭、梨等食物。另外，不同地域的患者食疗方案也应有所不同，南方炎热地区注意饮食清淡，忌食燥热上火之物；阴雨连绵、湿度大的地区宜食祛湿之品，如薏米、赤小豆等；西北地区气候寒冷则宜食用适量驱寒之品，如肉桂、生姜等。此外，还有一些食物如灵芝、香菇、黑木耳、蘑菇等，可以提高机体免疫力，具有抑制肿瘤细胞生长的作用；洋葱、大蒜等所含的挥发油能有效抑制致癌物质亚硝胺的生成，从而达到防癌、抗癌的作用。

针对肿瘤这一多发病、常见病，延长肿瘤患者的生存时间，提高患者的生命质量，无论对患者个人还是社会都有着十分重要的意义。蒋益兰教授指出，目前已有众多的肿瘤患者在康复治疗中获益，但中医康复治疗仍然面临着众多的机遇与挑战，需要医患双方乃至整个社会的共同参与和努力，以促进中医康复治疗的发展和进步。

第七节　治则治法

中西医结合、中西医并重治疗肿瘤已经成为目前我国医界和众多肿瘤患者的共识。蒋益兰教授认为，中医治疗肿瘤依据肿瘤的病因病机，注重扶正祛邪，整体调治，谨守病机，采用相应的治疗原则和治疗方法。

《素问·评热病论》曰："邪之所凑，其气必虚。"《外证医案汇编》言："正气虚则成岩。"《景岳全书·积聚》曰："脾肾不足及虚弱失调之人，多有积聚之病。"《灵枢·九病始生》谓："积之始生，得寒乃生，厥乃成积也。"《针论篇》说："四时八风之客于经络之中，为瘤病者也。"根据古代医家对肿瘤病因病机的认识，蒋益兰教授结合多年的临床实践认为，肿瘤形成是在正气虚弱的情况下，六淫邪毒入侵机体，气血阴阳失调，脏腑功能失常，导致气滞、血瘀、痰湿凝聚、热毒内结，终致肿瘤形成。正虚是肿瘤发生、发展的关键因素，而正虚乃由于先天禀赋不足，或后天失养引起脏腑虚亏，或由于外感六淫、内伤七情、饮食不节等因素引起气血阴阳亏虚、脏腑功能紊乱。肿瘤患者的病理改变，临床上以"瘀（滞）、毒、痰（湿）、虚"最为多见。故蒋益兰教授指出"虚、毒、瘀、痰"是肿瘤发生、发展的核心病机，并指出肿瘤术后复发及转移的病机是"癌毒未清"和"癌毒旁窜"。肿瘤疾病属本虚标实之证。临床上根据不同肿瘤特点、所处不同治疗阶段，蒋益兰教授提出肿瘤的治疗原则为辨证论治、辨病治疗、综合治疗、全程治疗。

一、辨证论治

辨证论治是中医理论的精髓之一，是中医认识与治疗疾病的主要方法，是中医诊治疾病的特色和精华，是中医个体化治疗的核心，也是中医取得疗效的关键所在。根据其长期临证经验，蒋益兰教授认为，肿瘤是以正虚为本，以瘀、毒、痰为标，属本虚标实之证。辨本虚，需辨气虚、血虚、阴虚、阳虚；需辨脏腑经络，辨明心、肝、肺、脾、肾等；辨标实，当辨血瘀、气滞、癌毒、热毒、痰饮、湿浊等。故当结合患者临床证候，仔细分辨，综合辨证。遣方用药以扶正固本为基础，扶正包括健脾、养心、补肺、益肾、养肝、补益气血阴阳等，祛邪则有清热解毒、行气活血、化瘀软坚、化痰散结、以毒攻毒等，标本兼顾，标本同治。

二、辨病结合辨证

蒋益兰教授指出，治疗肿瘤，辨证必须结合辨病，即除了辨清中医证型，还要结合现代医学各种诊断手段，如CT、MRI、超声波、实验室检查、组织学检查、免疫组织化学、基因检测等现代诊疗技术，明确病变部位、病理类型、分子分型、临床分期，确定疾病的诊断。通过中西医结合手段提高对肿瘤的显性认识，准确定位，指导临床，检验临床疗效。

通过辨证与辨病的结合，病证合参，中西医明确诊断。在临床治疗中，以辨证论治为基础，同时结合辨病，可选择有明确抗癌作用的中草药并配合使用，从而提高中医治疗癌症的临床疗效。中西医结合、中医辨证与西医辨病相结合也是发展中医学、提高中医临床水平的需要。中医辨病论治与辨证论治相结合，有利于更直观、更系统地进行治疗。

蒋益兰教授在长期临床实践中观察到：肿瘤不同病种常有自身特点及规律，辨证与辨病缺一不可。如肝癌，临床常见肝瘀脾虚型，治以健脾理气、化瘀软坚、清热解毒，常用肝复方加减等。肺癌，临床常见气阴两虚型，治以益气养阴、宣肺化痰、化瘀解毒，常用生脉散合沙参麦冬汤加减等。大肠癌，临床常见脾虚血亏型，治以健脾养血、清热利湿、化瘀解毒，常用健脾消癌方加减等。虽然中医辨证同属湿热内蕴，但是肝癌、肠癌、膀胱癌的湿热证病因病机、临床表现各不相同，治疗也完全不同，肝癌的湿热郁阻，常用茵陈蒿汤加减疏肝利胆；肠癌的湿热内盛，常用葛根芩连汤加减清化湿热；膀胱癌的湿热下注，常用八正散加减清利湿热。辨证论治的同时，还需要辨病用药、随症加减、随治疗方式加减等。

辨证与辨病的结合，促进了中医药治疗肿瘤疾病的规范化、标准化发展。近年来通过古今文献调研、专家经验总结、大数据挖掘、临床研究分析，总结形成肿瘤疾病的中医诊疗方案或指南、临床路径，或专家共识，涵盖了病因病机、辨证分型、处方用药、疗效评定等多方面内容，如《肿瘤中医诊疗指南》（中华中医药学会）、《恶性肿瘤中医诊疗指南》（广安门医院）、《中药新药临床研究指导原则》（原卫生部药政局）等，指导临床规范治疗恶性肿瘤。

三、综合治疗

综合治疗是指中医、中药各种治疗方法的有机结合、合理运用。蒋教授临证，多能灵活运用。常用中医疗法，如中药内服、外用；中成药的口服、注射；中医药的特色治疗，如针灸治疗、五行音乐、中药穴位敷贴、穴位注射、灌肠、熏洗、浴足、含漱、中药血管介入，以及气功导引、食疗、情志疏导等，具有中医的特色与优势，临床疗效确切，深受患者欢迎。

1. 针灸治疗

针灸疗法治疗肿瘤，能疏通气血、调理脏腑、调节免疫、通络止痛等，具有"简、便、廉、效"的优势，为广大患者所接受。针灸治疗肿瘤同样需要辨证辨病。

辨证治疗：如气血不足证，可选足三里、三阴交、膈俞、脾俞等；瘀血内阻证，可选三阴交、血海、膈俞等；痰湿结聚证，可选丰隆、公孙等；脾肾阳虚证，可选脾俞、肾俞、气海、命门等。

辨病治疗：如鼻咽癌，可取迎香、肺俞等；食管癌，可取天突、膻中等；肺癌，可取列缺、尺泽、肺俞等；胃癌、肠癌，可取梁门、天枢、胃俞、大肠俞、曲池、内关等；乳腺癌，可取膻中、乳根等；子宫癌，可取天枢、子宫等。

针灸配合治疗：化疗所致恶心呕吐等胃肠反应，可取内关、中脘、天枢、大肠俞、梁丘、上巨虚等；放疗所致口干咽燥等口腔咽喉反应，可取天突、廉泉、列缺、照海等；放化疗后骨髓抑制，可取血海、胃俞、肾俞、足三里等。

2. 熏蒸坐浴

盆腔肿瘤，如直肠癌、宫颈癌、前列腺癌等，因为肿瘤局部外侵、手术、放疗等因素，患者表现肛门坠胀、疼痛、灼热、便意频频、排便不爽或黏液便等，可予中药熏蒸坐浴，以改善局部血液循环、缓解临床症状、抗肿瘤等。针对不同病因病机、临床症状，辨证选择坐浴处方。如直肠癌术后，蒋益兰教授常用方药葛根芩连汤加减（葛根、黄芩、黄连、黄柏、丹皮、苦参、苍术、土茯苓等）。

3. 灌肠疗法

蒋益兰教授善用中药灌肠治疗中晚期结直肠癌。以中医清热利湿、化瘀解毒、行气通腑为治法，治疗结直肠癌证属气血凝滞、湿热蕴毒者，其表现为腹胀、腹痛、便秘或腹泻、便血、舌紫暗、苔厚腻等，常获满意疗效，尤其适用于不能或不愿口服药物者。蒋益兰教授常用灌肠经验方肠安煎（薏苡仁、茯苓、郁金、白花蛇舌草、败酱草、苦参、厚朴、苍术、冰片等）。

4. 音乐疗法

音乐疗法又称为音乐治疗（music therapy），是利用音乐、节奏对患有生理疾病或心理疾病的患者进行治疗的一种方法。两千多年前的《黄帝内经》就提出了五音应五脏的学说，说明音乐与人的身体健康有着十分重要的关系。作为一种辅助手段，音乐治疗在肿瘤的综合治疗中具有一定地位。

临床上把肿瘤患者常见的暴躁、孤独、绝望、愤怒、悲哀五种恶劣情绪归属"火、土、金、木、水"。音乐疗法就是根据角、徵、宫、商、羽五音来编曲，针对人体的五脏、五志，按照五音原理提出相应音乐处方，促使五脏平衡，治疗脏腑的太过与不及，改善患者乏力、疼痛、失眠、抑郁等症状。音乐治疗为提高肿瘤患者的心理和精神健康，提高其生活质量，延长其生存时间，提供了一个新的有效方法。

四、全程治疗

蒋益兰教授强调，中医药治疗肿瘤是全程干预，依据疾病不同阶段，进行中医药全程治疗，而绝不是肿瘤终末期的"临终关怀"。目前中医、中药运用于肿瘤预防，配合手术、放疗、化疗、靶向治疗、免疫治疗、维持治疗以及康复治疗等肿瘤治疗全过程，患者依从性好，临床应用相当广泛。

在中西医结合治疗方面，蒋益兰教授的观点是：中医药治疗配合手术可以调理机体、减轻并发症、防止复发转移。手术前使用中医药可以增强体质，扩大适应证，主要治法为补气养血、健脾益气、滋补肝肾，方选四君子汤、八珍汤、保元汤、六味地黄汤等；手术后使用中医药，可以促进机体康复，减少并发症。以益气养血为法，方选八珍汤加减。后期辨证与辨病结合，以扶正固本为基础，加上化瘀解毒，防止术后复发转移。

中医药联合化疗、放疗、靶向治疗、免疫治疗可以协同增效、减轻毒性、延缓耐药。中医药配合化疗，以健脾益肾、和胃止呕、补益气血为主，方以香砂六君子汤、右归丸等加减。配合放疗，以益气养阴、清热解毒为主，后期加活血化瘀，方以百合固金汤、沙参麦冬汤、五味消毒饮等加减。配合靶向药物治疗者，以清热解毒、凉血祛风，或健脾利湿，或平肝息风，或补肾活血等，方用四物消风散、五味消毒饮、参苓白术散、葛根芩连汤、天麻钩藤饮、杞菊地黄丸等加减。

中医药治疗晚期肿瘤，具有抗癌抑瘤、稳定瘤体、改善临床症状、提高生活质量、延长生存的作用。对晚期患者、年老体弱者、合并症多者，进行中医药辨证施治，维持治疗，不要过度化疗、放疗等，衰其大半而止，时时固护正气。临床上单纯肿瘤标志物增高时，给予抗肿瘤中药，如清热解毒、活血化瘀中药，辨证准确，常可获效。

总之，蒋益兰教授认为，中医药在恶性肿瘤全程管理中具有不可替代的作用，结合现代医学的治疗手段，在不同的治疗阶段，掌握不同病机，辨证结合辨病，多种方法综合治疗，分阶段干预，全程参与治疗、康复过程，充分发挥中医药特点与优势，提高临床疗效。

第八节　经 方 应 用

经方是张仲景集前人及当时医家理论、经验之大成而形成的方剂，其历经两千多年的洗礼，饱经锤炼、历久弥新，得到后世诸多医家的验证、认可、遵从，视其为医方之祖。经方以其严谨的构思、精练的药味、精准的剂量和出色的疗效，推动中医学术不断向前发展。经方中蕴含的丰富治法与有效方药是临床诊治疑难杂病的法宝，研究经方是振兴中医学术的必由之路。经方在恶性肿瘤治疗中的作用也日益受到重视，其应用越来越广泛，并显示出较好的疗效。蒋益兰教授在诊治恶性肿瘤时，亦学习、研究经方，善于运用经方，辨证准确，每获良效。

一、四君子汤·《太平惠民和剂局方》

组成：人参、白术、茯苓各9g，甘草6g。

功用：益气健脾。

主治：脾胃气虚证。

肿瘤临床应用：扶正固本基础方。

《黄帝内经》云："壮人无积，虚则有之"，《医宗必读》亦有言："积之成者，正气不足而后邪气踞之"，故中医多认为正气亏虚是恶性肿瘤发病的内因。而"脾胃为后天之本，气血生化之源"，《诸病源候论》云："凡脾胃不足，虚弱失调之人，多有积聚之病"，故又认为诸虚之中尤以脾气亏虚最为重要，因此"扶正固本，补益脾胃"是治疗肿瘤的基本原则。

四君子汤是千古健脾养胃、益气固本第一方，后世很多健脾养胃的方子均由它演变而来。如六君子汤、香砂六君子汤、柴芍六君子汤等。四君子汤为益气健脾的经典基础方，蒋益兰教授在恶性肿瘤的治疗过程中常将其作为扶正固本的基本方。

二、青蒿鳖甲汤·《温病条辨》

组成：青蒿6g，鳖甲15g，细生地黄12g，知母6g，牡丹皮9g。

功用：养阴透热。

主治：温病后期，邪伏阴分证。

肿瘤临床应用：癌性发热。

癌性发热是恶性肿瘤常见的表现之一，原因尚未明确。抗生素治疗往往无效，西医常使用糖皮质激素或解热镇痛药，疗效欠佳，复发率高，严重影响生活质量。中医药治疗癌性发热具有独特优势。癌性发热多属"内伤发热"。病机属于本虚标实，虚实夹杂，以阴虚发热最为常见。临床以中低热为主，多出现低热缠绵不退，每于午后至夜间加重，热伏阴分为其核心病机。

《景岳全书·寒热》指出："阴虚之热者，宜壮水以平之"。青蒿鳖甲汤是治疗温病后期阴虚邪伏的代表性方剂，内清血中伏热，外透阴分伏邪。对原因不明的发热及慢性疾病、肿瘤、血液病、术后消耗性发热有显著疗效。蒋益兰教授在临床运用本方时，多根据邪热部位，在气、在营、在血情况，配合益气、清营、凉血之品等以增其效。

三、葛根黄芩黄连汤·《伤寒论》

组成：葛根15g，甘草（蜜炙）6g，黄芩9g，黄连9g。

功用：解表清里。

主治：胁热下利证。

肿瘤学中应用：癌症相关腹泻。

结直肠癌术后、放射性直肠炎患者常出现反复泄泻。中医多认为脾胃虚弱，湿热内蕴为其根本病机。脾胃虚弱，脾失健运，水湿停滞，清浊不分，混杂而下，而成泄泻。脾喜燥而恶湿，湿邪最能引起泄泻，故有"湿多成泄泻"和"无湿不成泻"之说。湿蕴化热，湿热下注，常致泄泻。此时常用葛根芩连汤（基础方）进行治疗。

蒋教授临床运用本方常配合健脾益气，或补中升阳，或养阴，或活血等中药以标本兼顾，增强疗效。

四、百合固金汤·《慎斋遗书》

组成：生地黄、熟地黄、当归身各9g，白芍6g，甘草3g，桔梗6g，玄参3g，贝母6g，麦冬9g，百合12g。

功用：滋养肺肾，止咳化痰。

主治：肺肾阴虚，虚火上炎证。

肿瘤学中应用：肺癌咯血。

肺癌的主要病因病机为肺气阴虚，邪毒内蕴，痰瘀毒结。咯血是肺癌常见并发症，有时可为首发症状，临床肺癌咯血辨证以阴虚火旺常见，其病理基础为肺肾阴虚，虚火上炎。

百合固金汤加味对肺癌所致咯血患者具有滋阴润肺、凉血止血、标本兼治的功效。《先醒斋医学广笔记·吐血》云："气降即火降，火降则气不上升，血随气行，无溢出上窍之患矣。"临床运用时，常配合降气、化瘀、收敛之品，常加三七粉、蒲黄等，使"止血不留瘀"。蒋益兰教授在临证中常加入白茅根、牛膝、白及、仙鹤草等清降收敛止血。

五、阳和汤·《外科证治全生集》

组成：熟地黄30g，肉桂^{（去皮，研粉）}3g，麻黄2g，鹿角胶9g，白芥子6g，姜炭2g，生甘草3g。

功用：温阳补血，散寒通滞。

主治：阴疽证。

肿瘤学中应用：骨转移疼痛。

肾主骨，肾阳亏虚，它处之邪乘虚而入，深陷于内，留注骨骼，邪毒、寒湿、痰瘀凝结气血，壅阻经络，不通则痛，临床上骨转移患者常以疼痛为主要症状。

临床多见局部或周身骨骼顽固性疼痛，患处皮肤无红肿，触之不热或微温，且多伴有乏力、气短、怯寒怕冷等症状，舌多淡紫或有瘀斑、瘀点，病程较长，属阴寒凝滞、痰瘀互结的"阴寒证"。可见骨转移疼痛的特点与阴疽相似。骨转移癌疼痛阴寒凝滞的患者可予以阳和汤加减治疗。蒋益兰教授在临床运用中，如患者疼痛剧烈，常配合活血化瘀、通络止痛之品，加用虫类药物蜈蚣、全蝎、地龙、蜂房等。

六、桃红四物汤·《医垒元戎》

组成：当归9g，熟地黄12g，川芎6g，白芍9g，桃仁9g，红花6g。

功用：养血活血。

主治：血虚兼血瘀证。

肿瘤学中应用：活血化瘀。

"瘀"是癌症形成的重要环节之一，肿瘤患者大多存在不同程度的瘀血证，而活血化瘀是肿瘤中医治疗重要治则。唐宗海有言："不补血而祛瘀，瘀又安能尽去哉？……补泻兼行，瘀既去而正不伤。"桃红四物汤是活血化瘀的基本方，可化瘀生新，平和而有效。

蒋益兰教授在临床运用桃红四物汤活血化瘀时，常配合行气或益气之品，并特别注意活血药物的用量，防止剂量过大，导致耗血、动血。

七、五味消毒饮·《医宗金鉴》

组成：金银花15g，野菊花6g，蒲公英6g，紫花地丁6g，紫背天葵子6g。

功用：清热解毒，消散疔疮。

主治：疔疮初起和痈疡疖肿。

肿瘤学中应用：清热解毒、抗炎、抗病毒。

研究表明，长期的慢性炎症是孕育和产生恶性肿瘤的温床。癌症与慢性炎症及病毒感染的相关研究已成为当今的研究热点，已取得不少研究成果。

肿瘤是全身疾病的局部表现，肿瘤局部属实，全身属虚；局部属热，全身属寒。五味消毒饮对局部肿块热毒炽盛者起清热解毒、散结消肿的作用。蒋益兰教授强调临床应用要避免大剂量单独使用清热解毒药物，以防过寒而伤胃。

八、葶苈大枣泻肺汤·《金匮要略》

组成：葶苈子12g，大枣12枚。

功用：泻肺行水，下气平喘。

主治：痰涎壅盛之咳喘。

肿瘤学中应用：癌性胸腔积液。

恶性胸腔积液是肺癌患者的主要并发症之一，中等量以上的胸腔积液会压迫肺组织并导致肺不张、肺部感染等，引起胸闷气喘等症状，因其易复发，治疗难度较大。中医多将胸腔积液归属于"悬饮"范畴。

《金匮要略·肺痿肺痈咳嗽上气篇》："肺痈胸满胀，一身面目浮肿，鼻塞清涕出，不闻香臭酸辛，咳逆上气，喘鸣迫塞，葶苈大枣泻肺汤主之。"用葶苈大枣泻肺汤治疗恶性肿瘤伴胸腔积液患者，可宣肺平喘、利水消肿，改善胸闷气喘症状的同时，控制胸水增长。蒋益兰教授在临床应用中多加用渗水利湿药（茯苓、猪苓、车前子、白茅根等），可增强利水的功效。

九、黄芪桂枝五物汤·《金匮要略》

组成：黄芪9g，桂枝9g，芍药9g，生姜18g，大枣4枚。

功用：益气温经，和血通痹。

主治：血痹。

肿瘤学中应用：手足综合征。

手足综合征，又称掌跖感觉丧失性红斑，是使用5-氟尿嘧啶及其衍生物等化疗药物时所发生的一种不良反应，主要表现为手足麻木、感觉迟钝、色素沉着、皮肤红肿或红斑，严重者发展至脱屑、溃疡和剧烈疼痛，严重影响患者生活质量及用药依从性。因其发病机制尚不明确，所以西医目前仍无有效的防治方法。

《素问·太阴阳明论》："四肢皆禀气于胃，而不得至经，必因于脾，乃得禀也"，故中医多认为手足综合征由气血亏虚，营卫失和，血行涩滞，筋脉失养所致。黄芪桂枝五物汤可益气温经，和血通痹。蒋益兰教授在临床应用中常内服配合外用（熏洗、足浴等），以增其效。

十、茵陈蒿汤·《伤寒论》

组成：茵陈蒿18g，栀子15g，大黄6g。

功用：清热利湿退黄。

主治：湿热黄疸。

肿瘤学中应用：湿热黄疸。

肝癌、胆囊癌、胆管癌、胰腺癌患者常因血清胆红素升高出现黄疸，西医治疗多以退黄、保肝为主。《金匮要略》提出："黄家所得，从湿得之。"认为黄疸的病机关键是"湿"。

"湿热相交，民当病瘅也"，湿热内蕴，熏蒸胆汁外溢为黄疸发病最常见的原因。肝胆湿热型是黄疸最为常见的一种类型，主要治疗原则为利湿退黄、通腑泻热。茵陈蒿汤具有清热通腑、利湿退黄的功效，是治疗湿热阳黄专方，也是治疗各种黄疸的基础方。蒋益兰教授在临床应用该方治疗恶性肿瘤伴黄疸者时，常加用石见穿、蒲公英等，以加大清热解毒之力，同时注意顾护胃气。胆汁瘀阻黄疸，常大剂量使用葛根及凉血化瘀药，如牡丹皮、赤芍等。

十一、沙参麦冬汤·《温病条辨》

组成：北沙参10g，玉竹10g，麦冬10g，天花粉15g，扁豆10g，桑叶6g，生甘草3g。

功用：清养肺胃，生津润燥。

主治：燥伤肺胃阴分，津液亏损证。

肿瘤学中应用：放射性肺炎。

放射性肺炎是胸部肿瘤放疗后常见的并发症之一，多以低热、呼吸急促、干咳等为主要临床表现，常导致放疗中断，影响患者治疗方案的完整实施。目前多认为其发病是由于放疗引起的电离辐射损伤肺部细胞而产生炎症介质，进而诱发急性免疫反应。目前西医并无特异性治疗方法。

中医学认为，放疗属于"热毒之邪"侵袭于肺，灼伤肺阴，阴伤化热，内外热毒，相互焦灼，更伤津液而致病，故"气阴两伤"是其基本病机特点，治疗当以滋阴润肺为基本大法，可以沙参麦冬汤清养肺胃，生津润燥。

《难经·第十四难》言："损其肺者益其气"，故蒋益兰教授在临床应用中会酌情加用人参等益胃津，养肺气。对放射性肺炎后期患者，则多加养阴活血之品。

十二、大承气汤·《伤寒论》

组成：大黄12g，厚朴24g，枳实12g，芒硝9g。

功用：峻下热结。

主治：阳明腑实证。

肿瘤学中应用：恶性肠梗阻。

晚期恶性肿瘤合并肠梗阻症状被称之为恶性肠梗阻，是晚期消化道和妇科恶性肿瘤患者的常见并发症之一，严重影响患者的生活质量和生存期，且外科手术治疗较难达到理想的治疗效果，因此保守疗法为恶性肠梗阻的主要治疗手段。

中医认为恶性肠梗阻的基本病机为脏腑气机不利或外感风寒，气血瘀滞，瘀久化热，脏腑经络失养。治疗应遵循"六腑以通为用"原则，以理气通下、活血宽肠、清热止痛为主要治则。大承气汤出自《伤寒论》，被誉为通里攻下法治疗胃肠功能障碍的代表性方剂之一。

蒋益兰教授常用本方治疗恶性肠梗阻，可以保留灌肠、穴位贴敷、中药封包等外治方法给药。

十三、薯蓣丸·《金匮要略》

组成：山药90g，人参21g，白术18g，茯苓15g，甘草60g，地黄30g，当归30g，白芍18g，川芎18g，阿胶21g，六神曲30g，大豆黄卷30g，大枣^{（去核）}240g，苦杏仁^{（去皮、炒）}18g，桂枝30g，柴胡15g，防风18g，干姜9g，桔梗15g，白蔹6g，麦冬18g。

功用：调理脾胃，益气和营，祛风除邪。

主治：虚劳不足、气血两虚、外兼风邪证。

肿瘤学中应用：肿瘤恶病质。

恶病质以持续性骨骼肌丢失为特征，且不能被常规营养治疗逆转。肿瘤恶病质是晚期肿瘤患者常见的并发症，主要表现为进行性体重减轻、肌肉萎缩和分解、厌食、贫血等，约20%的晚期肿瘤患者直接死于恶病质。

中医多将肿瘤恶病质归属于"虚劳病"范畴，因其主要表现为多种慢性虚弱证候，以气血两虚、肺脾不足证多见，可用薯蓣丸调理脾胃，益气和营。蒋益兰教授在临床应用时多嘱患者将方药制作成丸剂、膏方等不同剂型，以便服用。

第九节　临床用药

肿瘤的中医病机多归结为虚、瘀、痰、毒，故中医药治疗肿瘤临床用药多分为扶正培本、活血化瘀、化痰散结、清热解毒、以毒攻毒等类型。中医药治疗除应用辨证论治的中药汤剂之外，临床还广泛运用口服中成药和中药静脉制剂。蒋益兰教授根据多年临床经验，认为中医肿瘤临床用药，在辨证准确的基础上，还需要考虑不同的肿瘤类型、临床分期、转移灶情况、治疗手段以及药物毒副作用等。

一、灵活运用虫类药物

对于恶性肿瘤的治疗，临床上广泛使用虫类药物，取其"以毒攻毒、祛瘀通络、化瘀散结"等作用。虫类药物多性味辛咸，辛能通经活络，咸能软坚散结，多有攻坚破积、活血化瘀、息风定痉的功效。蒋益兰教授常根据患者病情的轻重缓急辨证使用全蝎、蜈蚣、壁虎、土鳖虫、地龙、蜂房、僵蚕等虫类药，一方面用于邪毒炽盛、正气尚存的肿瘤患者，另一方面用于骨转移和脑转移的患者。她认为肿瘤转移病灶，是邪毒走窜，邪毒瘀积于局部所致。积于头部，清阳被遏，故见头晕、头痛，清窍蒙蔽故见神昏、癫痫等症；邪毒流窜，瘀阻骨骼，常见剧烈疼痛等。脑和骨病，均病位深，病情重，非峻猛之药不能到达病所，而虫类药物善于走窜疏通，药性峻猛，远非一般草木之品可比，故临床使用虫类药物治疗肿瘤脑转移、骨转移，可获奇效。

虫类药治疗肿瘤，常可获效，但因其药性峻猛，易于伤正，因此蒋益兰教授指出，临床用药要中病即止，不要长期大量连续使用，以防破血、动风等。

二、联合使用化瘀药物

关于活血化瘀治疗肿瘤，历来存在诸多争议。大多数医家认为活血化瘀药物防止瘀血的生成，截断瘀血的发展，防止瘀血与痰毒凝结成块，并能加速血液循环，防止肿瘤细胞着床，从而防止肿瘤转移；还能抑制肿瘤细胞增殖，促进肿瘤细胞凋亡。另有部分医家认为活血化瘀类药物，促进血液循环，提高细胞的运动能力，从某种意义上说，可能对肿瘤转移有一定促进作用。二者各执一词，莫衷一是。蒋益兰教授从多年的临床经验当中体会到，活血化瘀法在治疗肿瘤的过程中至关重要，不活血不能散痰结，不化瘀不能消癥积。活血化瘀不能单独割裂看待，依然要从"瘀、毒、虚"的理论当中整体看待。如果单纯"活血"，一味"化瘀"，可能导致邪毒走窜，所以在活血化瘀的同时，必须兼顾"毒、虚"两个方面的应用，同进补虚扶正，调动人体正气，祛除邪毒，或解毒祛邪，使邪毒分而消之，使正气复，瘀毒消。临床使用活血化瘀药物治疗肿瘤，一定要辨证准确，灵活掌握，防止破血攻伐，耗气动血。

三、正确对待毒副作用

关于中药的毒副作用，一直是许多西医同道诟病的地方。"关木通"事件后，中药的毒副作用越来越受到各界人士的关注。蒋益兰教授认为要正确看待、妥善处理抗癌中药的毒副作用。

首先，"是药三分毒"。中药是个大家庭，而且"药食同源"，很多中药材本身并没有毒性，在我们日常餐桌上常能见到，比如淮山、薏米、茯苓、大枣等，这些《中华人民共和国药典》标注无毒的中药材就真的没有副作用吗，答案是否定的。熟地黄补血，但滋腻碍胃，用量过大或疗程过长容易引起食欲下降；人参大补元气，但是"气有余便是火"，使用不当可致人体阳热偏盛，甚至"虚不受补"。故"无毒"药物亦不能乱用，要辨明药性、体质。

其次，就是《中华人民共和国药典》明确标注有毒的中药材，临床必须谨慎使用。运用有毒药物治疗肿瘤：一要考虑体质强弱、病期早晚、脏器功能等。二要辨证准确，有是证，用是药。三要权衡利弊，化疗药物广泛运用于临床，其特异性差，杀伤肿瘤细胞的同时，损伤机体正常组织细胞，毒副作用可想而知，只有在患者能够耐受，利大于弊时才考虑使用有毒抗癌中药。

四、合理使用中成药

中成药是以中草药为原料，经制剂加工制成各种不同剂型的中药制品，包括丸、散、膏、丹等各种剂型，是我国历代医药学家经过千百年医疗实践创造总结的有效方剂的精华。中成药较汤剂稳定性更高，易于储存运输，服用方便，但其局限性则是不能像汤药一样灵活加减。在临床上，病证吻合，运用得当，疗效确切。更多的时候常将中成药作为汤药的一种补充治疗，如果患者病情稳定，也可考虑使用中成药长期维持治疗。

自从柴胡注射液问世以来，中成药的静脉制剂也日益增多。肿瘤科临床上常用的有康莱特注射液、参芪扶正注射液、复方苦参注射液、艾迪注射液、华蟾素注射液、榄香烯乳注射液、康艾注射液、鸦胆子油乳注射液等，合理使用，确有疗效。随着临床的广泛使用，与其他静脉制剂一样，也存在静脉用药的不安全隐患，临床医生不可忽视。

蒋益兰教授认为，合理使用中成药应注意以下事项：第一要辨证使用，要辨明基本的虚实寒热，患者体质不同，选择中成药完全不同，首先明辨是以扶正固本为主，还是抗癌抑瘤为主。第二要辨病使用，要依据不同肿瘤疾病、不同临床分期、治疗阶段，或配合化放疗、靶向治疗、免疫治疗辅助治疗，或单纯中药维持治疗，酌情选用中成药。第三要熟悉药物组成成分、主治功效、适应证、不良反应等，严格掌握，合理使用。

发展中成药，要解决以下问题：①目前临床口服以汤剂为主，膏、丹、丸、散等剂型要进一步研究，扩大使用。尤其经典名方的中成药，如六神丸、点舌丹、桂枝茯苓丸、西黄丸等，千百年来验证有效，值得推广运用。②研究开发新的给药途径，如鸦胆子油乳注射液、华蟾素注射液、榄香烯乳注射液等，目前临床探索用于肝动脉灌注或肝动脉灌注栓塞治疗原发性肝癌，初步显示安全有效，值得进一步研究。③已上市中成药，可开展多中心临床研究，除验证安全性外，进一步探寻中医药的优势人群，寻找药物的精确定位。④运用现代科学手段研究中药作用机制，"知其然"才能"知其所以然"。

五、常用中药归纳

目前我们在临床上常用的抗肿瘤中药很多，根据其作用的不同大致分为扶正培本类、清热解毒类、活血化瘀类、化痰散结类、以毒攻毒类，临证处方可酌情选用。

（1）扶正培本类：人参、西洋参、黄芪、女贞子、旱莲草、山药、大枣、冬虫夏草、当归、阿胶、石斛、灵芝、茯苓、枸杞子、香菇、猪苓、猴菇菌、蜂乳、薏苡仁、刺五加、绞股蓝、巴戟天、淫羊藿、蛤蚧、鳖甲、胡芦巴、白术、补骨脂等。

（2）清热解毒类：土茯苓、山豆根、天葵、白花蛇舌草、冬凌草、石上柏、龙葵、猫爪草、半枝莲、半边莲、青黛、喜树果、苦参、蚤休、鸦胆子、拳参、臭牡丹、肿节风、黄芩、黄连、紫草、槐角、蒲公英、藤梨根、乌骨藤、牛蒡子、夏枯草、金荞麦、败酱草、山慈菇、白薇、青蒿、胡黄连、老鹳草、虎杖、露蜂房、大蒜、鱼腥草等。

（3）活血化瘀类：郁金、姜黄、三七、莪术、牛膝、鸡血藤、王不留行、月季花、凌霄花、赤芍、紫草、延胡索、土鳖虫、穿山甲、乳香、地龙、红花、泽兰等。

（4）化痰散结类：僵蚕、半夏、昆布、夏枯草、猫爪草、鳖甲、珍珠母、土贝母、海藻、牡蛎等。

（5）以毒攻毒类：蜈蚣、斑蝥、蟾酥、砒霜、水蛭、藤黄、红豆杉、蕲蛇、雷公藤、天南星、守宫、全蝎等。

第十节　科研探索

中医学是世界医学科学的有机组成部分，是伟大的宝藏，是服务社会大众、保证人类生命健康的重要手段。中医肿瘤学作为中医学的一门分支学科，必须走继承与创新相结合的道路，要有高水平科学研究的支撑。蒋益兰教授认为，我们要正视中医肿瘤科研发展的不足之处，加大科研投入，加大中医肿瘤科研人员的培养力度，建立适合中医肿瘤科研发展的机制、体制，利用现代科学技术，不断探索中医肿瘤科研发展之路，才能保证中医肿瘤事业的可持续发展。

一、增强科研意识，加大科技投入

中医药防治肿瘤已得到广泛认可，中医肿瘤学的临床疗效既是中医药科研创新的源头活水，亦是科研创新的最终目的。目前医学知识飞速更新，要求中医药科研人员增强科研意识，提高科研素质和科研能力，提升中医肿瘤学科研人员的核心竞争力。蒋益兰教授提出必须积极营造尊重知识、重视人才、注重科技的良好氛围，拓宽中医人员的知识面，要认识到医疗、科研和教学之间的关系是相辅相成、互相促进、密不可分的，要做到知识结构上医药并蓄，素养构成上中医药科学素养与中医药文化素养兼容。

同时，中医肿瘤科研的发展离不开科研资金的支持。因此，应加大科研投入，多渠道争取更多的资金支持，如申报高级别课题，科研院所、医院、学校等加大投入，合作引入院外资金等，设立科学研究基金，健全科研激励及考评体系，提高科研水平。高度重视原创性专业基础理论突破，加强中医肿瘤学的科研基础设施建设，持续推进基础性、系统性、前沿性技术研究，强化自主创新成果的源头供给能力。

二、加强科研管理，强化激励机制

总结多年科研管理实践经验，蒋益兰教授认为，科学研究的长足发展离不开良好的科研管理制度和长效的科研管理机制。因此在科研发展过程中，要不断完善科研制度，建立健全科研激励机制、体系，从组织机构、经费来源、管理制度、收入分配等多个方面制定激励措施。建立完善科研管理组织，可成立中医肿瘤学术委员会，对学科建设规划、科研工作进行论证及指导。建立、完善科研管理机构，制定科研管理制度和综合考评制度，实行目标管理。针对中医药防治肿瘤的优势病种和特色中医药治疗手段，成立科研攻关小组，开展科研项目、科研成果申报等。

在科研管理的基本要素中，蒋益兰教授认为人是最富有主观能动性的因素，最大限度地激发科研人员的积极性和创造性，是保证中医肿瘤科研可持续发展的根本。因此，需要强化科技激励政策，尊重科技人才和科研劳动，以物质激励为基础，以精神激励为精髓，坚持以学术为龙头、以职称为杠杆的政策导向，建立适合不同层次、不同年龄段科研人员的激励机制，制定并完善涵盖各级科研人才的多元化激励机制，调动科研人员的积极性和主动性，促使优秀科研人才脱颖而出，从而提高中医肿瘤的科研水平。

三、加强经验传承，开展创新研究

名老中医学术思想和临床经验是中医药传承发展中最为核心的部分之一，开展名老中医经验传承的研究对促进中医科研发展、提高临床水平具有重要意义。目前名老中医经验研究继承的方法主要包括师承、文献医案整理、临床随机对照试验（randomized controlled trial，RCT）、利用现代信息技术与数据挖掘技术等。

蒋益兰教授提出，应当开展名老中医学术思想与临证精华的创新性研究，构建名老中医传承信息化管理系统，将现代计算机技术与传统医学有机结合，通过人工智能、数据挖掘、云计算等方法和技术，处理中医肿瘤非标准化及个性化信息，解决中医肿瘤传承过程中数据管理、数据分析等问题，全面、有效地促进名老中医学术思想的总结提高和经验传承。

同时，通过专题学术交流和临床资料、医学论著、名医访谈资料的收集整理，全面整理名老中医防治肿瘤的临床及科研经验，深入挖掘、提炼其学术思想和临证精华，并进行传承和系列创新研究、转化应用。并以开展学术讲座、研讨会、继续教育培训等方式推广名老中医防治肿瘤学术思想、临床经验、中医特色技术，培养创新型名老中医学术继承人才。

四、加强人才培养，促进科研发展

人才是学术和科研发展的基础，蒋益兰教授认为，必须准确把握学术队伍建设的特点，充分发挥中医肿瘤的专业优势，建立一套完整的中医肿瘤科研人才培养机制，制定人才引进和培养计划。健全人才选拔、评价、考核和奖励制度，加强科研领军人才、创新团队、学术带头人、优秀青年人才、专业化方法学研究团队的引进与培养，着力建设结构合理、充满活力的中医肿瘤高水平科研人才队伍。

着力改善人才队伍的学历结构。在对中医肿瘤科研发展的特点进行深入分析和了解的基础上，根据所需人才层次的要求不同，分别设计不同的人才培养目标和模式，实施"引人"与"引智"相结合的人才引进制度，提高人才准入标准，使多种模式平衡运行。通过加快科研团队的优化培养，凝练、明确科研方向，充实科研力量，巩固传统优势，培育新型、特色专业，打造高端学术团队，实现个体优势向整体优势转变，提高中医肿瘤科研水平。

五、构建科研共享平台，促进中医肿瘤现代化

中医肿瘤学是在临床实践中产生并不断验证发展的医学学科。临床数据既是中医肿瘤学发展的源泉，也是临床疗效的证据基础。蒋益兰教授认为采集临床实际数据、开展临床研究，是中医肿瘤继承创新发展的关键。要建立满足中医肿瘤临床和科研需要的信息化平台，实现中医肿瘤学临床诊疗信息、科研数据的同步采集、加工、整理、存储与共享，通过构建数据库进行中医数据挖掘整理，实现科研所需临床数据的结构化，挖掘中医肿瘤诊疗经验与规律，以科研指导临床，提高临床诊疗效率，促进中医肿瘤现代化。

六、发挥学科优势，突出中医肿瘤特色

目前中医药科学研究，多按照西医科研思路和方法，西医研究某些分子、基因、信号通路等，中医立马紧紧跟随，进行同样的研究，以此申报科研课题，发表学术论文。蒋益兰教授认为，中医肿瘤科研，要走自己的发展道路，发挥学科优势，突出中

医肿瘤特色。要运用现代科学技术方法和手段，进行中医基础理论的深入研究；临床辨证的客观化研究，如虚、瘀、痰、毒的客观标准、物质基础，中医优势人群的筛查等。不仅研究中药单体、中药组分等，更要加强中药复方研究；不仅进行随机对照研究，更要开展真实世界的临床研究，同样拿出高级别循证医学证据，使中医肿瘤科研迈上新台阶。

第十一节　饮食宜忌

恶性肿瘤属于慢性消耗性疾病，饮食营养尤为重要。食物经口而入，由胃受纳腐熟，胃肠吸收其水谷精微，经脾气运化，化生为后天之精，支持机体各项生命活动、生理功能并滋养先天之精，是人体生命活动必需物质之一。《饮膳正要》中曾提出"若食味相恶则伤精，若食味不调则损形"。饮食调摄不仅影响疾病的发生，也与疾病的发展与预后息息相关。蒋益兰教授认为，祖国医学常用四气五味归纳药物、食物的性质，饮食的忌宜也应依据患者体质、疾病性质、治疗方案，以及四时季节、所处地域等的不同而进行相应的调节。

一、顺应四时调节饮食

《黄帝内经》曰："春夏养阳，秋冬养阴。"春夏之季正是阳气生发之时，此时应养护阳气，不可过于贪凉饮冷，损伤阳气。秋冬之季阴气上升，此时燥邪为患，易伤阴津，故应顺应秋冬收藏的特点，保养人体之阴气。

根据五行学说，"春、夏、长夏、秋、冬"五季，与五行相对应。春令属木，木曰曲直，五行归属之脏为肝，具有生长、升发、条达、舒畅的特点。春季阳气始生，宜升发清气。此时应避服滋腻、寒湿之品，适当进食风木所生食物，如当季绿叶蔬菜、李子、樱桃、枇杷等，其性辛甘微温助阳气升发，维护人体阳气。夏令属火，火曰炎上，五行归属于心，具有温热、上升、光明的特点。夏季炎热多雨，暑多夹湿，长夏属湿，五行归属于脾，暑为阳邪，耗伤气津，使腠理开泄，湿邪黏滞重着，困阻脾胃，故夏季多汗、头身困重、食欲下降。此时可适当进食苦瓜、芥菜等苦味食物解热除烦，进食鸭肉、西瓜、杏、莲子等食物燥湿健脾，清暑益气。夏季食品宜温服以助阳气，避免寒凉、辛辣、滋腻之品。秋令属金，金曰从革，五行归属于肺，具有沉降、肃杀、收敛的特点。此时阳气渐收，肺主肃降，浊阴下沉，此时五行主气为燥，所以应进食萝卜、百合、山药、银耳、鸡肉、梨、枣、柑橘、红薯、胡萝卜、南瓜、坚果等食物滋阴润燥，固护阴津，忌燥热、生冷之品。冬令属水，水曰润下，五行归属于肾，具有滋润、下行、寒凉、闭藏的特点，宜多进食豆类、栗子、黑芝麻、木耳、瘦肉、白萝卜、苹果、山楂、小米、鸡肉、核桃仁等食物温润补养，固守元阳，避免过食辛辣之物。应当注意，"冬令进补"提倡进食羊肉、狗肉等温补阳气，但不适宜阴虚火旺或热毒炽盛的肿瘤患者，以防燥热伤阴。

二、依据体质调节饮食

中医将人体体质类型分为九种，即平和质、气虚质、血虚质、阴虚质、阳虚质、痰湿质、血瘀质、湿热质、气郁质。

气虚则相应功能衰减，气虚体质常表现为神疲乏力、少气懒言、头晕目眩、纳差等，脉多虚弱无力。脾胃乃气血生化之源，气虚患者宜多进食健脾运胃、益气、养气之物，如山药、小米、粳米、红枣、扁豆、陈皮、莲子肉、薏米、猪肉、鸡肉等。而破气耗气、肥甘厚味之物耗伤人身之气，滋腻脾胃，阻碍气机运化，应少食或禁食，如干辣椒、胡椒、大蒜、八角等食物。

血液具有濡润、滋养的作用，血虚体质常出现头晕眼花、心悸、四肢发麻、口唇色淡，舌象多淡，脉细弱。脾主运化，化生气血，血虚患者可多进食补益气血、健运脾胃的食物，如大枣、粳米、龙眼、鸡肉、绿叶蔬菜等，忌服破血伤气、辛辣刺激、肥腻寒凉的食物，如肥肉、干辣椒、大蒜、葱、韭菜、虾、蟹、酒等。

机体阴气亏虚则导致阳气相对亢盛，阴虚体质常表现为口干、五心烦热、失眠等，舌红少苔，脉细数。阴虚患者宜多进食补阴清热，滋养肝肾之品，如鸭肉、百合、银耳、梨、荸荠、甘蔗汁等，忌狗肉、羊肉、辣椒、油炸食品等辛温燥热之品。

阳虚则温养失职，阳虚体质多表现为四肢不温、畏寒、口淡不渴或喜热饮、大便溏等，伴舌淡，脉沉迟无力。阳虚患者宜温补阳气，可进食栗子、龙眼、樱桃、核桃、杏子、胡萝卜、鸡肉、糯米、豆芽等，不宜进食苦瓜、蟹肉、绿豆、冷饮类食物。

痰湿由于体内水液代谢障碍引起，痰湿体质多体型肥胖、口中黏腻、胸闷气短、懒动易倦，舌苔白腻，脉濡或滑。痰湿证患者的饮食重在调理气机、利湿化痰，忌食肥甘厚腻之品，如甜食、肥肉，宜适当食用芳香化湿、健脾利湿的食物，如香椿、薏苡仁、赤小豆、橘、柚等，饮用桂花、玫瑰花茶，或在食物中加入茴香作为佐料等。

血瘀多因血液运行不畅，迟涩缓慢所致，血瘀体质可见面色暗沉，目眶黯黑，肌肤甲错，唇色青紫，舌有瘀斑或紫暗，脉细涩或结代。血瘀患者宜进食温通行气、活血、补血食物，如谷类、桃仁、山楂、大枣、猪肉、鸡肉、柑橘、藕等，应忌口甜腻、酸涩、寒凉类食物。

湿热体质多见肢体沉重、午后发热、口淡乏味、嗜睡、小便短赤，舌红苔黄腻，脉濡数。湿热证患者以进食清热、健脾、利湿类食物为宜，如莲子、扁豆、山药、茯苓、薏米、冬瓜、鸭肉、鱼肉等，避免暴饮暴食，忌服辛辣、温燥、肥甘腻味，忌烟酒。

气郁体质因气机郁滞常出现胸闷、心情急躁或郁郁寡欢、嗳气频发，脉弦。气郁证患者宜多进食行气解郁、健脾消食类食物，如百合、陈皮、山楂、小麦、萝卜、茼蒿、鸡肉等，忌服浓茶，忌食酸涩、肥甘厚味之品。

三、配合治疗方案调节饮食

临床上根据不同肿瘤类型、临床分期及患者身体情况等，采用不同的治疗方案，如手术、放化疗、靶向药物治疗、免疫治疗以及维持治疗等，饮食营养也要相应调整。恶性肿瘤为高消耗性疾病，患者术前饮食应清淡营养，忌烟酒、刺激性食物，应进食高蛋白、高纤维、高热量食物以保证营养供给。手术耗损气血，患者术后恢复期应进食清淡、易消化、补益气血的食物，如鸡蛋、瘦肉、鸡肉、鱼肉、大枣、胡萝卜、南瓜等。消化道肿瘤患者应少食多餐，饮食宜少渣、少油腻、易消化，必要时应予以流质或半流质饮食。放化疗易引起患者消化道反应，且耗伤气血阴津、损伤脾胃肝肾，应予以高热量、高纤维、清淡易消化以及补气养阴、健脾和胃、补益肝肾的饮食，如瘦肉、鸡蛋、甘蔗汁、荸荠、山药、茯苓、桑椹、枸杞、新鲜蔬菜等。靶向药物及免疫治疗的不良反应主要为消化道反应、皮肤过敏及肝、肾功能损伤等，饮食宜忌与放化疗大致相同。维持治疗患者多处于恶性肿瘤病程末期，临床可见胸腹水、肠道梗阻、肝性脑病等，可根据患者情况予以调整饮食，如胸腹水患者应予以低盐饮食，适当限制饮水量，因腹水压迫胃肠道可出现纳差、便秘等消化道症状，可予以高纤维、清淡、易消化食物，少量多餐，以防呕吐。肠道梗阻患者应予以禁食，待病情缓解后，逐渐恢复正常饮食。肝性脑病患者应减少蛋白质的摄入，保持大便通畅，忌食高蛋白类、不易消化的食物。

总之，肿瘤患者饮食调养十分重要，蒋益兰教授主张秉持营养、均衡、清淡、易消化的原则，避免进食过于肥甘、辛辣、寒凉、腥膻类食物，不吃或少食公鸡、鲤鱼、羊肉、狗肉、牛肉、虾蟹类食物，但切不可因担心吃"发物"而忌食太过，切不可因担心提供肿瘤营养而采取"饥饿疗法"，也不要"全素"饮食，这样易使患者营养供应不足，体质下降，免疫功能受损，抗病能力低下。良好的饮食调养可以恢复患者体力，提高患者的生命质量。

第十二节　情志疏导

癌症不仅给患者造成巨大的身体损害，也带来了精神、心理上的明显伤害，严重影响疾病的治疗与康复。随着生物-心理-社会医学模式的转变，肿瘤患者不仅需要高超的医疗护理技术，更需要情志疏导与人文关怀。新的医学模式要求医学必须考虑患者的精神、心理、生活环境以及卫生保健各方面因素。

近年来，随着医学诊疗水平的提高，肿瘤患者生存期有较大幅度的延长，癌症已经逐步演变为一类特殊的慢性疾病。在经历手术、放化疗、靶向治疗、免疫治疗等抗肿瘤治疗后，患者往往需要长期的维持治疗及跟踪观察。肿瘤的发生和长期的治疗，不仅造成患者身体的痛苦，更使患者背负巨大的精神和社会压力，常常产生严重的心理问题，需要引起医务人员重视并设法干预。蒋益兰教授在长期临床实践中体会到，医者要尽可能倾听、了解患者的需求和期望，化解患者的恐惧和焦虑，对可能引发不健康行为的精神因素设法干预。针对不同年龄、不同性格、不同疾病、不同分期、不同治疗方式的患者，应采取不同的干预措施进行情志疏导，这样不仅有助于诊疗活动的开展，而且有助于患者疾病的康复。研究表明，根据肿瘤患者的精神和认知状态，采取有效的干预措施，使其积极参与临床诊疗决策，可以有效地缓解患者的抑郁和焦虑情绪，增强患者治疗的依从性，改善患者的生存质量，提高治疗效果。

一、情志因素与肿瘤发生、发展密切相关

中医学认为情志活动与人体内脏的生理、病理密切相关。《素问·阴阳应象大论》提出"人有五脏化五气，以生喜怒悲忧恐"。《灵枢·百病始生》则有"心者，五脏六腑之主也，……故悲哀愁忧则心动，心动则五脏六腑皆摇"。在肿瘤的发生、发展过程中，情志活动同样起着非常重要的作用，《灵枢·五变》中首次提出了"积聚"之名，并认为"内伤于忧怒……而内伤成矣"。古代医籍中记载的肿瘤相关病名，如"乳岩""舌岩""噎膈""失荣"等，中医学认为其病因大多与情志内伤有关。如朱丹溪在《格致余论》中说"忧怒抑郁，遂成隐核，又名乳岩"。王肯堂在《外科准绳》中亦有"忧怒郁遏，时时积累，脾气消阻，肝气横逆，遂成隐核……名曰岩"。对于"噎膈"，《灵枢·通评虚实论》认为是"膈塞闭绝，上下不通，则暴忧之病也"。张景岳在《类经》中指出，"噎膈一证，必有忧愁思虑，积郁而成"。肿瘤的发生与情志因素相关，不良的情绪也会进一步促进肿瘤的发展和恶化。如《医学入门》有曰："瘤初起如梅李，皮嫩而光，渐如石榴瓜瓠之状。原因七情劳欲，复被外邪，生痰聚瘀，随气留驻，故又曰瘤。瘤总皆气血凝滞结成。"指出了情志因素在肿瘤发生、发展过程中的影响。俗语谓"癌症不是病死的，是被吓死的"，从另一个方面反映了情志因素对肿瘤患者的重要作用。

蒋教授认为，七情"喜、怒、忧、思、悲、恐、惊"的情绪变化，人们日常生活中不可避免。现代人生活节奏加快，工作压力加大，诱惑颇多，欲壑难填，人们长期处于紧张、焦虑、忧虑、抑郁等状态，机体失衡，内分泌紊乱，内环境改变，免疫力下降，疾病由此产生，肿瘤由此形成。中医理论认为情志失常，气机郁滞，气滞则痰凝血瘀，久成肿块。

二、话疗与情志疏导

"话疗"是根据"生物-心理-社会"的新型医学模式提出的一种现代心理疗法，是指医师针对患者的病情、情感障碍及心理状态等，采用语言交谈方式，使患者及其家

属知晓疾病相关问题，以消除致病心因，纠正不良情绪和情感活动，消除心理障碍的一种情志疗法。"话疗"常能起到良好的情志疏导作用和药物难以达到的效果。语言交流是心理治疗的重要内容。临床上，医护人员要在工作中正确灵活地运用语言，将语言学、心理学、伦理学、精神治疗学等知识与手术、放化疗等现代抗肿瘤治疗手段联合起来，通过适当的心理疏导和合理的建议，帮助患者正视疾病，消除不良情绪，树立战胜疾病的信心，可以起到药物不可代替的作用，促进肿瘤康复。

蒋益兰教授在诊治肿瘤患者时特别注重患者的感受，耐心与患者交流沟通，经常能看到满脸愁容的肿瘤患者及家属，他们带着厚厚的病历、各种检查单据及磁共振与CT影像检查资料来到诊室，紧接着就是患者漫长杂乱的病史描述，她总是耐心倾听并仔细询问，不厌其烦地向患者解释病情，认真仔细辩证，开具处方，门诊每每能听到患者的赞誉，"蒋教授就是活菩萨，每次看了她的门诊，心里就踏实了，睡觉也安稳了"。蒋益兰教授医术高超，态度和蔼，轻言细语，工作认真仔细，患者如沐春风，尚未用药，已觉舒坦。西方医圣希波克拉底曾说："医生有两种东西可以治病：一种是药物，一种是语言。""语言治病"即是"话疗"。

三、调畅情志治疗肿瘤的中医优势

随着医学模式的改变以及人类对疾病认知程度的加深，情志疏导成为临床治疗肿瘤的重要组成部分。中医调畅情志疗法源远流长，有着几千年的历史经验，有其自身的优势和特点。情志因素主要影响人体气机，中医学认为人体气机调畅，则脏腑功能正常，身体健康；反之，气机失和，百病丛生。如《素问·举痛论》曰："夫百病生于气也。怒则气上，喜则气缓，悲则气消，恐则气下，……思则气结。"故中医药调畅情志以调畅气机为主。心主神明，为五脏六腑之大主；肝主疏泄，疏泄气机，调畅情志；脾居中央，为气机升降之枢纽，故临证治疗情志相关疾病，主要是调治心肝脾胃，令心气平和、肝气调达、脾胃健运，则气血调和，祛除疾病。

除此之外，中医调畅情志疗法，还可运用导引、八段锦、太极拳、自我放松催眠、音乐治疗等多种方法，以更好地使患者放松身心，调畅全身气机。

四、调畅情志是治疗肿瘤的有效方法

患者得知自己患癌，常表现出不同程度的焦虑、紧张、不安、恐惧、绝望等复杂情绪，形成极大的心理压力，情志失和致气机郁滞，影响气血运行和脏腑功能，影响治疗的顺利进行，从而影响治疗效果及生活质量。情志因素对肿瘤患者的治疗、康复及预后非常重要，因此给予肿瘤患者合理治疗的同时，应不忘情志疏导。古代医籍很早就有心理调治方面的记载，如《黄帝内经》记载了祝由、情志相胜、说理开导、吐纳导引、暗示解惑等方法。临证时医生通过说理开导，走进患者内心世界，减轻患者心理压力。蒋益兰教授并不主张一味隐瞒肿瘤病情，而是主张针对不同病情、不同人群、不同个性的患者，酌情告之病情，帮助患者树立信心，使之积极配合治疗。

曾在蒋益兰教授的门诊遇到过这样一位患者：王某某，女，55岁，2015年无意发现左乳肿块伴干咳，经检查确诊为乳腺癌，双肺、骨转移。患者求诊蒋益兰教授时情绪低迷，乏力，气短懒言，喜叹息，头晕目眩，面色㿠白，食少纳呆，伴有左胁隐痛不适。就诊时患者家属反复叮嘱患者不知病情，要求保护性医疗。蒋益兰教授经仔细辨证，考虑患者为肝郁脾虚证，予以逍遥散合乳癌复方加减治疗。服药半月后患者复诊，诉症状没有明显缓解，甚至还出现了夜寐不安、多梦，蒋益兰教授再次仔细辨证，耐心交谈，后方得知患者怀疑自己得了不治之症，家人越是瞒着，她便越是觉得自己病情严重，长久的猜忌和敏感导致了情绪抑郁，绝望消极。于是蒋益兰教授积极和患者沟通，排解她的疑惑，并同时建议患者家属告知患者病情，告知治疗方案，鼓励患者配合治疗。仍予原方治疗，一月后患者再次复诊，诉诸症状均较前改善，复查提示肿瘤得到控制，未继续增大，患者体重增加，生活自理，情绪良好。患者还主动和蒋益兰教授讲述之前自己的紧张、敏感、担心以及之后的情绪变化，感谢蒋益兰教授解决了她身体和心理双重问题。

从这个例子中，我们可以真切地体会到，疏泄患者不良情绪，增强患者治疗信心，保持乐观心态，对于肿瘤治疗至关重要。

第十三节　人 文 关 怀

医生的天职是治病救人。疾病是人类共同的敌人，无关患者的种族、地位、性别。竭尽全力救治患者、尊重患者、保护患者的隐私，是每一个医生必须具备的职业素养。医生所面对的不仅仅是可恶的疾病，更重要的是患者。患者不仅躯体上承受着痛苦，心理上也在承受着煎熬。医务人员的关爱，让患者在面对疾病时不再感到孤独和恐惧，给予他战胜疾病的勇气和信心。人文关怀在疾病治疗中起着非常重要的作用，正如特鲁多医生的墓志铭所描述的那样："有时去治愈，常常去帮助，总是去安慰。"1964年，美国大学在"希波克拉底誓言"中加入了这样一句话："我要牢记，医学既是科学又是艺术，温暖、同情和理解，可能比手术刀或药物更为有效。"

世界卫生组织国际癌症研究机构发布数据：2020年全球新发癌症病例1929万例，2020年全球癌症死亡病例996万例。肿瘤已成为危害人类生命健康的重大疾病。肿瘤治疗仍以手术切除为主，辅以放疗、靶向治疗、免疫治疗等，治疗效果仍然有限，5年总体生存率仍不高，人们仍然"谈癌色变"。肿瘤患者是特殊人群，承受精神、躯体双重折磨！他们常需承受来自社会、家庭、经济、心理、情感等多重压力。因此需要我们从各个方面给予肿瘤患者更多的人文关怀。

一、什么是医学人文关怀

医学人文关怀是指医护工作者对患者生存状况的关怀，对患者生命的尊重，通俗地说，就是要关心、爱护、尊重患者。它要求医护工作者做到：尊重患者的生命，尊重患者的人格，尊重患者的医疗权利，尊重患者的生命价值。医学人文关怀的核心是肯定人性和人的价值，强调医学以人为本。《西氏内科学》中写道："医学是一门需要博学的人道职业。"凡是正常的人，无不敬畏生命、珍惜健康、渴望关怀，而医护工作者恰恰是为人们解除病痛、恢复健康、拯救生命的人。面对在病痛中挣扎，饱受躯体疾患和精神痛楚折磨的患者，医护工作者除了应具备精湛的医术外，还应拥有高度的同情心、友善的语言和微笑，具有人文关怀的胸怀气度。医学人文关怀通过调整患者的心理状态来改善其生理状态与生活质量。医学人文关怀是医学永恒的主题，是医学的灵魂所在。

二、在医学过程中植入人文关怀

希波克拉底说过，医生有三大宝：语言、药物和手术刀。医者的语言蕴含着强大的暗示作用，直接影响着患者生存信念和疾病的转归。蒋益兰教授认为，肿瘤患者常担忧：得了肿瘤，会不会传染给家人？配偶会不会嫌弃自己？亲朋好友会不会疏远自己？会不会很快死亡等。这些担忧常使肿瘤患者易陷入抑郁、恐慌，甚至绝望。医务人员应该进行心理疏导，给予精神关怀，调动患者积极治疗情绪，增强其自信心。当然医生也必须掌握先进的医疗技术和药物，对患者进行科学治疗，使肿瘤患者走出阴影，找回健康，享受生活。

三、对晚期肿瘤患者，杜绝过度医疗

对于晚期肿瘤患者，医务人员应在积极治疗的同时，关心患者的生存状况，了解他们的生活状况和精神追求，甚至宗教信仰。多多沟通，关心尊重患者，维护他们的尊严，为他们解决最希望解决的实际问题，尽心尽力让患者活得好，活得长，活得有尊严。

世界卫生组织支持的14国国际研究小组警告："目前医学的发展是在全世界创造供不起的、不公正的医学"。对晚期肿瘤患者过度医疗，结果往往是人财两空，给家庭、社会造成巨大负担。临床上对无治愈希望的肿瘤患者的治疗原则是：对每一种治疗措施给患者带来的利弊做出权衡，要遵循"做好事并减少损害"的伦理原则；医生要协助患者选择"效价比最高"的检查和治疗。其意义在于尊重生命，体现人文关怀，让医保制度发挥最大公益性，合理分配和利用医疗资源，体现社会公平的原则。

四、重视姑息治疗，让晚期肿瘤患者"优逝"

姑息治疗更关注"人"，而不仅仅是"病"。姑息治疗强调关注患者需求与治疗症状同等重要。姑息治疗注重与患者及其家属的平等沟通，有利于缓解医患关系，有利于节约医疗资源。

蒋益兰教授认为：姑息治疗不仅实施于肿瘤的晚期，而且还应尽早地用于疾病的早期，与手术、放疗、化疗等手段相结合，让患者有良好的心态、营养知识、诊疗常识，同时缓解疼痛及其他痛苦的症状。对晚期患者应全身心照顾，使其病痛缓解并尽可能地积极生活，既减轻家庭及社会的负担，也使患者获得道义与精神、心理的满足；在病情进入终末期时，应给家属提供一个照护系统，为妥善地照顾患者提供技术支持，并对患者和家属进行合适的"死亡教育"及"优生优逝"的理念，肯定生命，并把死亡看成一个正常的过程，提高患者的生存质量，让患者活得愉快舒适，死得无痛苦，有尊严。"由生向死"只是生命两种不同形态的一个"转身"，医生应尽力协助患者，让这个"转身"更从容一些。

五、医务人员的自我修养

神农氏为人类寻找有用的药物而尝百草，多次中毒，最终开创了中医药事业，完成了《神农本草经》；三国时期东吴名医董奉，心怀慈悲，为贫苦患者精心诊治，关怀备至，概不收费，也不受礼，只要求被诊者在其门前空地上栽一棵杏树以作纪念，数载之后，杏树蔚然成林，独成一景。我国北宋时期文学家苏轼，在疫病流行期间，创办了"安乐病坊"，专门收留照顾无家可归的患者；明代李时珍，历尽千辛万苦，编写了药学巨典《本草纲目》。在2020年新型冠状病毒肺炎狙击战中，全国医务人员"不忘初心，牢记使命"，奋战在抗疫一线，用实际行动筑就一道道坚固的生命防线。这些都是"医乃仁术"的最好诠释。

身为医护人员，只有真正具备推己及人的善良和换位思考的能力，才能切身体验到患者及其家属的感受，才能真正关心患者，爱护患者，尊重患者，真正践行医学人文关怀。生命对于人只有一次，医护人员的道德修养事关人的生老病死，涉及千家万户的安宁。医护人员要明白自己肩负的责任，不辜负患者的期望与信任，努力做好自己的本职工作。这要求医护人员善待患者，关爱患者的生命和身心健康，维护患者的尊严、价值，以追求真善美作为自己人生目标。人文关怀离我们并不遥远，它蕴含在我们日常工作的每一个细节当中。患者询问病情时，它在我们耐心解答的话语里；患者输液时，它在我们温婉轻柔的动作里；患者出院时，它在我们祝愿康复的祝福里。我们的每一次微笑，每一声问候，每一次详细的入院介绍，我们提供一张舒适的病床、一壶热水、一个整洁的环境等，都在为患者提供温馨、细心、爱心、耐心的服务，都是人文关怀的体现。医护工作者需深刻认识到自己选择了这身白衣，就是选择了自己的人生，就是选择了救死扶伤的天职。要时刻把关心患者、爱护患者、尊重患者放在第一位，全心全意为患者服务。关怀患者、无私奉献是医护工作者应尽的职责，面对患者康复后脸上灿烂的笑容，自己便会觉得欣慰、自豪。

冰心先生曾经说过，爱在左，同情在右，走在生命的两旁，随时播种，随时开花，将这一径长途，点缀得鲜花弥漫，使穿花拂叶的行人，踏着荆棘，不觉得痛苦，有泪可落，却不是悲凉。这或许就是对医学人文关怀最好的诠释。

医学是有边界的，医生不可能治愈每一个患者，医学也不可能消灭一切疾病和死亡。高尚的医德与对人性的关怀是全球医生共同的追求。我们在力所能及的条件下，保障患者充分而又适当的诊疗；在力所不及的情况下，也要努力去温暖他们的心灵。用一颗爱心、一个微笑，把希望与信任传递过去，对每个患者都尽百分之百的努力，常怀仁心，施以医道。我们将不忘初心，砥砺前行。

第三章 医案精选

第一节 脑 瘤

一、疾病概述

脑肿瘤是指发生于颅腔内的神经系统肿瘤，包括起源于神经上皮、外周神经、脑膜和生殖细胞、淋巴和造血组织、蝶鞍区的颅咽管瘤与颗粒细胞的原发性脑瘤，以及由其他部位的肿瘤转移而来的继发性脑瘤，是神经系统常见的严重疾病之一。

据调查，原发性颅内肿瘤的年发病率为7.72/10万人，颅内肿瘤可发生在任何年龄，但是其发病率和死亡率在35岁以后随着年龄逐年上升，居所有肿瘤发病率的第九位，死亡率的第八位，具有高复发率、高死亡率、低治愈率的特点，预后较差。脑瘤的病因目前尚不完全清楚，可能与遗传、放疗、外伤、甲基胆蒽、多环烃类、烷化剂类、人类乳头多瘤空泡病毒JC型、EB病毒、人类腺病毒、SV40病毒等相关。其早期多无明显症状，随着疾病进展才会出现临床症状。颅内肿瘤的临床表现主要包括颅高压症状及局灶性症状两大部分：

（1）颅高压的症状和体征：主要为头痛、呕吐、视神经乳头水肿。

（2）局灶性症状和体征：肿瘤发病部位相关表现，如中央区肿瘤有对侧的中枢性面瘫、单瘫、偏瘫或感觉障碍等。目前治疗脑瘤以手术及放疗为主。治疗脑瘤的同时要注意对症处理，特别是要注意控制颅内压。本病复发率较高，要积极规范治疗，加强术后调治，防止肿瘤复发。

中医对于脑瘤没有系统的记载，根据患者头痛、头晕、呕吐等症状，常将其归为"真头痛""厥逆""头风""眩晕"等范畴。

二、诊治观点

脑为奇恒之腑，《素问·脉要精微论》云："头者，精明之府。"清代医学家王清任的《医林改错》在前人的基础上对脑的功能进行了较为全面的论述，认为忆、视、听、嗅、言等都归于脑。明代李梴所著《医学入门·天地人物气候相应图》记载，"脑者髓之海，诸髓皆属于脑，故上至脑，下至尾骶，髓则肾主之。"肾生髓通脑，为先天之本；脾为后天之本，气血生化之源，主升清，脾健旺则清阳之气上行达脑；且心主血，上供于脑；肺朝百脉，助心行血；肝主疏泄，调畅气机使脑清神聪。因此脑瘤的发病与心、肝、脾、肺、肾均相关。

蒋益兰教授认为本病主要责之于肾、肝、心、脾。脑瘤的发生多为机体正气亏虚，肝肾阴精亏虚，心脾气血两虚，邪气趁虚而入，使得脏腑功能紊乱，久则气郁、血瘀、痰聚、毒结蕴积成瘤。治疗当以养血益精、化瘀攻毒，蒋教授临证时常以四物汤加减治疗，具体拟方：当归、熟地黄、赤芍、川芎、三七、全蝎、蜈蚣、守宫、葛根、僵蚕等。临床辨证施治，随症加减：肾阴亏虚，予以六味地黄汤加减；阴虚火旺，予知柏地黄汤加减；肝肾阴虚，视物模糊等，可予杞菊地黄汤加减；痰浊中阻，予半夏白术天麻汤加减；肝阳上亢，可予天麻钩藤饮加减；痰蒙清窍者，加石菖蒲、郁金等；健忘、脱发者，加枸杞、制首乌等；脑水肿者，加泽泻、泽兰、茯苓、猪苓等；头痛者，加川芎、三七等。蒋益兰教授在临床治疗本病时，强调需要使用虫类药物搜风通络，可使药物透过血脑屏障，如全蝎、守宫、蜈蚣、僵蚕等，常重用僵蚕20～30g，重用葛根30～50g等。

三、验案举隅

【案一】

范某某，女，45岁。2014年11月21日初诊。

主诉：右侧肢体活动不利10月。

病史：患者2014年1月因右侧肢体活动不利就诊于湘雅医院，MRI提示脑桥小脑病变，2014年1月9日行切除手术，病检：胶质母细胞瘤（WHO Ⅳ级），于2014年2月16日开始放疗，同步替莫唑胺120mg，每天1次，口服化疗，放疗完成后继续予替莫唑胺325mg口服化疗，共6周期，末次时间为2014年9月。2014年8月17日至湘雅医院复查头部MRI：术后边缘强化程度较前减低，未见明显新发异常信号灶。

症见：右侧肢体活动不利，偶有右侧头部疼痛，右侧颜面麻木，口苦，纳寐可，二便调。舌淡红，苔薄白，脉细弦。

西医诊断：右侧小脑胶质母细胞瘤。

中医诊断：脑瘤（瘀毒内结证）。

治法：清热解毒，祛瘀散结。

处方：枸杞10g，明党参15g，白术10g，茯苓15g，半夏9g，黄芪20g，白花蛇舌草20g，半枝莲20g，砂仁4g，郁金10g，甘草6g，全蝎3g，壁虎10g，灵芝15g，地龙10g，葛根30g，田三七5g。15剂，水煎，每日1剂，分两次温服。配合予以至灵胶囊扶助正气。

2014年12月25日二诊：服上方后，患者诉服药后恶心呕吐，但右侧头部疼痛较前减轻，仍有右侧肢体活动不利，无口干、口苦，食纳一般，夜寐可，大便1天1～2次，质稀，小便可，舌淡苔黄腻，脉细弦。患者症状较前减轻，治疗续予原方加减，在上方的基础上去壁虎、灵芝、葛根、枸杞、田三七；加藿香10g，薏苡仁30g，淮山药

20g，炒山楂10g，炒麦芽15g。15剂，水煎，每日1剂，分两次温服。

2015年2月5日三诊：服上方后患者已无明显恶心呕吐，诉右侧活动不利好转，现右眼有异物感，纳寐尚可，二便调，稍口干、口苦，舌淡红，苔白腻，脉细弦。治疗续予原方加减，在上方的基础上去藿香、砂仁、淮山药、炒麦芽、炒山楂；加灵芝15g，百合20g，枸杞10g，杭菊花10g。15剂，水煎，每日1剂，分两次温服。

2016年4月23日四诊：服上方后患者诉右侧肢体肌力正常，2016年3月23日在湘雅一医院做颅脑MRI检查：术区脑组织边缘强化灶，强化范围较前缩小，强化程度较前减轻。现觉右侧皮肤麻木，无明显头痛、头晕，纳寐一般，二便调，稍口干，无口苦，舌淡红，苔白腻，脉弦细。患者症状较前减轻，治疗续予原方加减，在上方的基础上去全蝎、枸杞、杭菊花、薏苡仁；加葛根30g，田三七5g，川芎10g，炒山楂10g，加强化瘀解痉。15剂，水煎，每日1剂，分两次温服。配合予以化癥回生口服液消癥化瘀。

后一直在蒋益兰教授门诊复诊，随访至2016年10月患者死亡，发病后患者存活2年余。

按语：患者为中年女性，邪之所凑，其气必虚，再加上确诊疾病后采取了手术及放化疗治疗，所以患者一定存在正气的亏虚，而且目前患者有右侧头部疼痛，右侧颜面麻木及右侧肢体活动不利，所以此时患者不仅正气亏虚，还存在经络失养，血液瘀阻于脑，成积化瘤，遂在扶助正气的基础上加通络及解毒祛瘀的药物，以明党参、白术、茯苓、半夏、黄芪、灵芝、砂仁、甘草健脾扶正，以白花蛇舌草、半枝莲清热解毒散结，以郁金醒神开窍，以葛根、田三七行气化瘀解痉止痛，以全蝎、壁虎、地龙通络止痛；二诊时患者头痛减轻，但食纳一般，大便质稀且服药后恶心欲呕，考虑到患者大便质稀，头痛明显减轻，遂去葛根、田三七；目前患者主要为脾胃虚弱，遂加藿香、薏苡仁、淮山药、炒山楂、炒麦芽以健脾和胃；三诊时患者饮食情况已经正常，但是右眼异物感，稍有口干、口苦，去藿香、砂仁、淮山药、炒麦芽、炒山楂；加灵芝、百合、枸杞、杭菊花以滋阴清肝明目；四诊时患者右眼异物感已消失，遂去明目的药物，加葛根、田三七、川芎、炒山楂行气散瘀。

【案二】

熊某某，女，63岁。2015年3月5日初诊。

主诉：头部疼痛4月。

病史：4月前无明显诱因出现头痛，后至湘雅医院检查后怀疑为肿瘤，遂于4月前行手术切除，术后病理检查结果：脑胶质瘤，具体不详。

症见：寐稍差，偶头晕、头痛，无恶心呕吐，纳可，稍咳嗽，少痰，二便调，无口苦、口干。舌红，苔薄白，脉细弦。

西医诊断：脑胶质瘤术后。

中医诊断：脑瘤（肺脾两虚，瘀毒内结证）。

治法：益气健脾，止咳化痰，解毒化瘀。

处方：四君子汤加减，具体拟方如下：党参15g，白术10g，茯苓15g，半夏9g，黄芪20g，白花蛇舌草20g，半枝莲20g，枳壳8g，郁金10g，桔梗10g，浙贝母15g，百合20g，合欢皮10g，灵芝15g，全蝎3g，葛根30g，甘草6g。15剂，水煎，每日1剂，分两次温服。

2015年4月28日二诊：服上方后，患者诉头晕及咳嗽、咳痰消失，现术区隐痛，纳可，寐欠佳，无肢体活动不利，二便调，无口干、口苦。舌红，苔薄黄，脉弦。患者咳嗽、咯痰症状较前减轻，治疗续予原方加减，在上方的基础上去桔梗、浙贝母、合欢皮；加枸杞滋补肝肾，夜交藤20g安神助眠。15剂，水煎，每日1剂，分两次温服。

2015年7月2日三诊：服上方后患者诉术区隐痛消失，现一般情况可，无头晕头痛，行动可，纳寐可，二便调，无口干口苦。舌红，苔黄厚腻，脉细弦。患者疼痛症状较前减轻，治疗续予原方加减，在上方的基础上去全蝎、灵芝、葛根、夜交藤；加菟丝子10g，炒山楂12g，竹茹10g，薏苡仁30g健脾补肾。15剂，水煎，每日1剂，分两次温服。

2016年2月17日四诊：患者一般情况可，诉术区隐痛消失，无头晕、头痛，行动可，纳寐可，二便调，无口干口苦。舌红，苔黄厚腻，脉细弦。上方加全蝎6g通络散结。

2017年4月12日五诊：患者术区隐痛消失，现偶有头晕，无头痛，行动可，纳寐可，二便调，无口干、口苦。舌红，苔黄厚腻，脉弦。上方加川芎10g活血通络。

2018年11月20日六诊：患者感头晕不适稍有减轻，无视物旋转，无头痛，行动可，纳寐可，二便调，无口干、口苦。舌红，苔黄厚腻，脉弦。原方加天麻10g^{（蒸兑服）}。

2019年10月21日七诊：患者头晕不适较前进一步减轻，守上方巩固治疗。

2020年2月10日八诊：患者生活质量可，头晕明显缓解，已存活5年余，现仍健在。

按语：患者老年女性，老年女性脾胃亏虚，应注意益气补脾，且行脑瘤手术，进一步损伤脾胃，治疗上要特别注意扶正健脾，方以四君子汤基础上加半夏、黄芪、灵芝，以培补正气。初诊时患者稍有咳嗽、咳痰，予以枳壳、桔梗开宣肺气，浙贝母清热化痰，百合养阴润肺，予以白花蛇舌草、半枝莲解毒散结，合欢皮安神助眠，郁金行气化痰，开窍通络，全蝎通络止痛。二诊时咳嗽、咳痰症状消失，但睡眠一般，遂在上方的基础上去桔梗、浙贝母、合欢皮，予以夜交藤助眠，枸杞滋补肝肾；三诊时患者一般情况可，但是舌红，苔黄腻，说明患者体内有湿热，去全蝎、灵芝、葛根、夜交藤；加菟丝子滋补肝肾，炒山楂健脾胃，竹茹清热化痰，薏苡仁健脾渗湿。

【案三】

李某某，女，18岁。2018年10月25日初诊。

主诉：头部疼痛1年10月。

病史：患者2016年12月因头痛至当地就诊，怀疑为脑瘤，并行手术，术后病检为脑胶质瘤，术后行25次放疗，后未行其他治疗。

症见：无头痛、头晕，右侧上肢活动稍不利，食寐可，二便调，涎多欲吐，口苦。舌淡红，苔白，脉细弦。

西医诊断：脑胶质瘤。

中医诊断：脑瘤（痰浊中阻证）。

治法：化痰祛湿，健脾和胃。

处方：半夏白术天麻汤加减，具体拟方如下：半夏9g，白术10g，天麻15g^{（蒸兑）}，石菖蒲6g，竹茹10g，党参15g，茯苓15g，黄芪20g，白花蛇舌草20g，半枝莲20g，枳壳8g，郁金10g，鸡血藤20g，全蝎6g，地龙10g，淮山药20g，灵芝15g，甘草6g。15剂，水煎，每日1剂，分两次温服。

2018年12月27日二诊：服上方后患者诉右侧上肢活动稍不利症状消失，患者有皮疹、痒、红、无头痛、头晕，纳寐可，二便调，无口干、口苦。舌淡，苔白腻，脉细。期间行MRI示：符合术后改变，左侧颞枕叶、丘脑软化灶合并胶质增生，大致同前。治疗续予原方加减，在上方的基础上去鸡血藤、全蝎、地龙、淮山药、石菖蒲、竹茹；加荆芥10g，防风10g，紫草10g，蝉蜕5g，当归10g，薏苡仁30g。15剂，水煎，每日1剂，分两次温服。配合参黄洗液外洗清热燥湿，杀虫止痒。

患者一直坚持在蒋益兰教授门诊复诊，随诊至2020年8月患者仍存活。

按语：患者年轻女性，脑瘤手术及放疗后，患者多正气亏虚，且右上肢活动不利，涎多欲吐，辨证为痰浊中阻证，予以党参、白术、茯苓、半夏、黄芪、竹茹、枳壳、淮山药、灵芝、甘草化痰祛湿，健脾和胃，白花蛇舌草、半枝莲解毒祛瘀，鸡血藤、全蝎、地龙通络，郁金、石菖蒲开窍醒神；二诊时患者肢体活动不利及涎多欲吐症状消失，遂在上方的基础上去鸡血藤、全蝎、地龙、淮山药、石菖蒲、竹茹；目前患者有皮疹，加荆芥、防风、紫草、蝉蜕祛风透疹止痒，配合参黄洗液外洗止痒，当归补血活血，苔白腻，予以薏苡仁健脾祛湿。

第二节 鼻 咽 癌

一、疾病概述

鼻咽癌是一种临床常见恶性肿瘤，起源于鼻咽黏膜上皮，发病有明显的易感性、地区聚集性和家族倾向性。

本病好发于鼻咽腔顶部和侧身，集中分布在我国南方，如广东、广西、湖南、福建和江西及东南亚等地，尤以岭南广东地区为甚，因此又俗称"广东癌"。本病好发于男性，好发年龄为40～60岁。目前已知本病由EBV（Epstein-Barr病毒）感染、环境、遗传等多种因素所致。本病早期可无明显症状，临床表现常为鼻塞、鼻出血或血性鼻涕；耳鸣、耳闷塞及听力下降；偏头痛，复视及眼球运动障碍等；颈部淋巴结肿大及远处转移，常以颈部淋巴结肿大为首发症状。鼻咽癌具有恶性程度高、易复发、易转移、治疗难度大等特点。过去十年的流行病学趋势表明，鼻咽癌发病率逐渐下降，死亡率大大降低。鼻咽癌的治疗，以放疗、化疗、同步放化疗为主，强度调节放疗的广泛应用和化疗策略的优化提高了其生存率并降低了治疗的毒性。靶向药物、免疫治疗在治疗复发或转移性鼻咽癌方面取得了一些进展。此外血浆EBV的DNA检测已用于人群筛查和疾病监测。

鼻咽癌属于中医学"上石疽""颃颡岩""控脑砂""鼻渊""鼻衄""失荣""真头痛"等范畴。如《外科大成·卷二》中记载："上石疽生颈项间，坚硬如石，皮色不变，由沉寒客于经络，气血凝结而成。"

二、诊治观点

蒋益兰教授认为本病的发生多因正气亏虚，邪毒乘虚而入，内伤七情，饮食不节，致使机体气血运行失常，经络受阻，肺、脾、肝、肾等脏腑功能失调，出现气血凝滞、痰浊结聚、火毒困结，逐渐固结聚块。

由于放射疗法是治疗鼻咽癌的首选疗法及常用疗法，服用中药的患者往往正在接受或曾接受过放射治疗，因此，蒋益兰教授认为中医药对鼻咽癌的干预重点在于对放疗毒副作用的防治，运用得当，多能效如桴鼓。蒋益兰教授认为放射线的中医属性可归为热与火，火热毒邪，易灼津伤阴，耗伤正气，临床上常表现为口咽干燥、口舌溃疡疼痛、吞咽困难、皮肤灼热发红等一系列症状，实者多为热毒壅肺，虚者多为气阴两虚。若患者正在接受放疗或放疗完成不久，以鼻塞、鼻衄、鼻涕黄稠、耳鸣、耳聋、口苦咽干、口舌溃疡、心烦失眠、皮肤灼热发红、大便干结、舌质红、苔黄、脉数为主要表现，急性放射性炎症者以益气养阴、清热解毒为主；若既往已完成放疗，以乏力气短、鼻干、鼻衄、口干口渴、饮不解渴、干咳少痰、头晕、耳鸣、项面皮肤僵硬、舌黯红有瘀斑、脉弦数为主要表现，属于慢性放射性炎症者，以益气养阴、活血化瘀为主。

蒋益兰教授根据近40年临床经验拟定治疗鼻咽癌经验方——益气养阴方，方药如下：太子参15g，茯苓15g，淮山药10g，黄芪20g，灵芝15g，麦冬10g，南沙参15g，白花蛇舌草30g，冬凌草15g，石上柏15g，甘草6g。方中太子参、麦冬、南沙参、淮山药味甘性寒，益气养阴，清养肺胃，生津润燥；蛇舌草、冬凌草、石上柏清热解毒、消瘀散结；黄芪、灵芝益气培元，扶正固本；茯苓淡渗利湿，健脾宁心；甘草调和诸药，清热和中。除此以外，蒋益兰教授在临床上准确辨证施治的同时，药物的随症加减也颇得心应手：鼻腔干燥、干咳，属阴液亏虚之象者，加天冬、天花粉；头痛者，加细辛、川芎、葛根、白芷、藁本；口干饮水不能缓解，胃脘灼热，饥而不欲食，胃阴亏损之象者，加白芍、石斛等益胃生津之品；咽痛咽干者，加射干、芦根、山豆根；热毒明显者，加半枝莲、石见穿、夏枯草、龙葵；痰湿凝聚者，合用猫爪草、浙贝母化痰散结，加半夏、茯苓、薏苡仁、陈皮健脾化痰；咯血、涕中带血者，加仙鹤草、白茅根、丹皮、牛膝；咳状剧烈者，加桔梗、苦杏仁、款冬花、枇杷叶；声嘶咽痛者，加马勃、牛蒡子、玄参等解毒利咽之品；鼻塞不闻香臭，鼻流浊涕，加苍耳子、辛夷宣通鼻窍；颈部有肿块者，加山慈菇、土贝母、夏枯草；口腔黏膜溃烂、红肿热痛者，加金银花、连翘、车前草、黄芩、丹皮、蒲公英；脘痞不适者，加藿香、佩兰、砂仁；食少纳差者，加鸡内金、神曲、麦芽等。

蒋益兰教授注重内服外治相结合，在为患者开具内服中药汤剂的同时，外用穴位贴敷（天突、承浆、迎香、肺俞、照海、足三里、大椎）及含漱（康复新液、维生素 B₆）等外治法防治放射性炎症，缓解口干鼻塞、口鼻黏膜损伤等不适，内外合治，收效甚佳。

三、验案举隅

【案一】

袁某某，男，40岁。2017年3月8日初诊。

主诉：发现鼻咽肿物2年，口干加重1月。

病史：2015年1月初，患者因头晕、回吸性涕血至当地医院就诊，经相关检查确诊为鼻咽高分化鳞癌，分期为T2N0M0 Ⅲ期，行32次调强放疗，2015年5月2日完成。病情稳定。2016年10月25日至岳阳市第一人民医院复查彩超：双侧颌下多发淋巴结声像，大者12mm×7mm，肝内实质光点，增粗，EB病毒DNA测定 3000copies/ml，肝功能、肾功能、电解质、血常规均正常。患者自放疗开始即口干，近1月无明显诱因症状加重，遂于2017年3月8日来蒋益兰教授门诊求中医治疗。

症见：口干、鼻干、口渴，需不停饮水，口腔溃疡，易烦躁，手足心热，四肢乏力，时胸闷气短，干咳，头晕耳鸣，纳可，二便可，寐差，舌红少苔，脉细数。查：右侧颈部淋巴结稍肿大，质软，活动度可。

西医诊断：鼻咽高分化鳞癌 T2N0M0 Ⅲ期。

中医诊断：鼻咽癌（气阴两虚证）。

治法：益气养阴，清热解毒。

处方：益气养阴方加减，具体拟方如下：太子参10g，麦冬10g，白花蛇舌草20g，南沙参12g，甘草6g，石菖蒲6g，茯苓15g，枳壳8g，天花粉12g，半枝莲20g，黄芪20g，灵芝10g，冬凌草15g，黄芩10g，夏枯草10g，土贝母6g。15剂，水煎，每日1剂，分两次温服。配合六神胶囊清热解毒，消炎止痛；配合小金丸以散结消肿，化瘀止痛。

2017年4月9日二诊：复测EB病毒DNA正常，触诊原颈部淋巴结肿大处肿物消失，患者诉口干、鼻干、口渴较前好转，四肢乏力、头晕、耳鸣较前减轻，咽痛，恶心，易烦躁，舌红，苔薄白，脉细。治疗续予原方加减，原方去黄芩、夏枯草、土贝母，加半夏8g、郁金15g、蝉蜕6g、赤芍12g、板蓝根15g。15剂，水煎，每日1剂，分两次温服；另含漱康复新液以通利血脉，养阴生肌。

2017年10月18日三诊：复查腹部彩超、颈部彩超、EB病毒DNA测定均正常。患者稍有耳鸣，偶乏力，时口干，稍有耳鸣，咽痛、烦躁缓解，原方去郁金、蝉蜕、赤芍，加白术10g、百合10g、白茅根30g、葛根30g。30剂，水煎，每日1剂，分两次温服。

2020年1月20日四诊：耳鸣明显减轻，偶乏力，时常口干，无明显咽痛、烦躁，续予原方巩固治疗。

随访患者仍健在，现已存活3年余，长期坚持中药治疗，一般情况好。

按语：患者中年男性，感染邪毒，日久邪毒凝聚成块，化热伤气阴；放化疗属热毒药毒，热邪毒邪入侵，外来余毒未尽，内外热毒合邪，化火伤阴，灼伤津液，气阴亏耗，病位在颅颌，见口干、鼻干、口腔黏膜受损；《素问·至真要大论》首见口渴饮水的论述："少阳之复，大热将至，单调燔热，介虫乃耗。惊瘛咳衄，心热烦躁，便数憎风，厥气上行，面如浮埃，目乃瞤瘛；火气内发，上为口糜、呕逆、血溢、血泄，发而为疟，恶寒鼓栗，寒极反热，嗌络焦槁，渴引水浆，色变黄赤，少气脉萎，化而为水，传为胕肿，甚则入肺，咳而血泄。"患者口渴多饮而渴不解，可见气阴亏损之甚，邪毒化热之重，另胸闷气短，四肢乏力，为气虚之象，手足心热，干咳为阴伤之证，结合患者舌红少苔，脉细数，辨证为气阴两虚证，治以益气养阴，清热解毒，方拟益气养阴方加减，方中太子参、麦冬、南沙参性味甘寒，清养肺胃，生津润燥，救燥伤肺胃阴分，天花粉清热解渴，甘草益气培中，甘缓和胃，此五味药化裁自《温病条辨》沙参麦冬汤，是滋肺胃阴津的经典配伍。半枝莲、白花蛇舌草、冬凌草、枳壳清热解毒、消瘀散结；夏枯草、土贝母软坚散结，消双颈结节肿块；茯苓、石菖蒲利水渗湿，健脾安神；黄芩清热泻火解毒；黄芪、灵芝培元益气。全方药物配伍精要，滋阴生津，消瘿散结，攻补兼施，标本兼顾。患者二诊时口干较前减轻，复测EB病毒DNA测定正常，颈部肿大淋巴结触诊正常，续予原方加减治疗，原方去黄芩、夏枯草、土贝母，加蝉蜕、板蓝根清热利咽；半夏燥湿降逆，郁金行气解郁，凉血清心，赤芍清热凉血，三药合用理气调中，开郁止烦；携原方益气、行气共攘，滋阴清热并行。至患者三诊时，患者临床症状较前已明显缓解，腹部彩超、颈部彩超正常，当以生津扶正为主，滋阴清热不可太过，故原方去郁金、蝉蜕、赤芍，加白术扶正健脾，百合、白茅根、葛根生津止渴。患者三次就诊，症状逐步改善，气阴亏虚明显缓解，治疗大法以益气养阴，清热解毒为根基，不同阶段各有侧重，软坚散结、行气凉血、健脾生津各层次条理清晰，用法得当。

【案二】

杨某某，男，56岁。2018年3月8日初诊。

主诉：发现鼻咽肿物伴鼻塞、味觉减退6月余。

病史：2017年10月，患者因鼻塞、味觉减退至当地医院就诊，根据相关检查结果，确诊为鼻咽低分化鳞癌。治疗上予33次调强放疗同步EP方案化疗4周期，2018年1月完成。2018年3月6日颅面部MRI显示：斜坡骨质内斑片状稍长T_2信号，且强化灶较前明显增多。患者遂于2018年3月8日来蒋益兰教授门诊求中医治疗。

症见：鼻塞，味觉减退，头痛，复视，偶有黄稠鼻涕，耳鸣口苦，咽干，喉中黏痰不易咯出，心烦失眠，纳尚可，大便干结，小便调，舌质红，苔黄，脉弦数。

西医诊断：鼻咽癌（鼻咽低分化鳞癌，T1N2M0 Ⅲ期）。

中医诊断：鼻咽癌（热毒壅肺证）。

治法：宣肺清热，通窍解毒。

处方：辛夷清肺饮合益气养阴方加减，具体拟方如下：辛夷15g，黄芩10g，冬凌草15g，桔梗10g，麦冬15g，百合15g，甘草6g，枇杷叶10g，葛根30g，石上柏15g，白花蛇舌草20g，南沙参12g，天花粉12g，半枝莲20g，浙贝母15g。15剂，水煎，每日1剂，分两次温服。配合六神胶囊清热解毒，消炎止痛。

2018年4月20日二诊：患者诉鼻塞较前好转，味觉稍恢复，口干，咽中痰质黏、难咳出大体同前，鼻涕清稀，量较前多，口不苦，舌红，苔白腻，脉弦细。治疗续予原方加减，原方去百合、黄芩、麦冬、沙参、天花粉、辛夷，加竹茹10g、薏苡仁30g、藿香10g。15剂，水煎，每日1剂，分两次温服。

2018年10月25日三诊：复查肺部CT，结果显示右上肺前段胸膜下、肺尖区小结节基本与前面检查相同。查鼻咽＋颈部MRI示：左腮腺下方、双侧颈动脉鞘旁增大淋巴结较前缩小，其余大致与前面检查相同。患者诉鼻塞流涕好转，鼻腔晨起有黄色黏性分泌物，偶咯出黄白相间痰，原方去薏苡仁、藿香、桔梗，加白茅根30g、黄芩10g、蒲公英15g。30剂，水煎，每日1剂，分两次温服。

患者坚持服用中药至今，每三月调整一次处方，目前身体健康，生活起居能自理。

按语：鼻塞者，肺不利也。李东垣《金匮真言论》云："西方白色，入通于肺，开窍于鼻，藏精于肺。夫十二经脉三百六十五络，其气血皆上走于面而走空窍，其精阳气上走于目而为睛，其别气走于耳而为听，其宗气出于鼻而为臭。"《难经》云："肺气通于鼻，肺和则能知香臭矣。夫阳气宗气者，皆胃中生发之气也，其名虽异，其理则一。若因饥饱劳役，损脾胃生发之气，既弱其营运之气，不能上升，邪塞孔窍，故鼻不利而不闻香臭也。宜养胃气，实营气，阳气宗气上升，鼻管则通矣。"《难经》亦云："心主五臭，肺主诸气，鼻者肺窍，反闻香臭者，何也？盖以窍言之肺也，以用言之心也。因卫气失守，寒邪客于头面，鼻亦受之不能为用，是不闻香臭矣。"患者自疾病发现之初即感鼻塞、味觉减退，而后放化疗热毒侵袭，邪毒壅肺，窍道不通，鼻为之不利。辛夷清肺饮出自明代陈实功所著《外科正宗》，用以清肺通窍，治热郁滞肺经。患者鼻塞头痛，偶有黄稠鼻涕，耳鸣口苦，咽干，喉中黏痰不易咯出，心烦失眠，大便干结，舌质红，苔黄，脉弦数，实热之象明显，首当清肺热，通鼻窍，解邪毒，祛郁滞。辛夷、枇杷叶、黄芩疏风清肺经热，百合、桔梗上浮保肺养肺，麦冬、葛根、沙参、天花粉滋阴生津润燥，半枝莲、冬凌草、白花蛇舌草、浙贝母清热解毒、消瘀散结，甘草温中调和诸药。诸药合用，共奏清热散结、补阴宣肺之功。患者二诊时症状缓解，但清涕增多，苔白腻，此时热清湿重，当适当减少滋阴，着重祛湿。治疗续予原方加减，原方去百合、黄芩、麦冬、沙参、天花粉、辛夷，加竹茹、薏苡仁、藿香健脾益气去湿。患者三诊时，鼻腔晨起有黄色黏性分泌物，偶咯出黄白相间痰，疑肺之气机升降失调，肺失清肃，郁热深厚，火热之毒亢盛，治以原方去薏苡仁、藿香、桔梗，加白茅根凉血生津，黄芩清上焦实热，蒲公英消痈散结。诸药合用共奏滋阴清热、凉血解毒之功。

【案三】

周某某，男，68岁。2018年1月2日初诊。

主诉：鼻咽低分化鳞癌放化疗后3年7个月。

病史：患者2015年8月因耳鸣就诊于湖南省人民医院，根据相关检查确诊鼻咽癌。后至湘雅二医院化疗5周期，放疗30次。2017年3月复查发现胸膜转移，用贝伐珠单抗＋顺铂治疗6周期。2017年10月25日肺部CT显示：鼻咽癌放化疗改变伴双肺转移，左侧胸膜转移伴左侧胸腔积液并左下肺膨胀不全。

症见：消瘦乏力，鼻塞，咳嗽，痰黄，质黏易咳，声嘶，无胸闷、胸痛，活动后气促，纳差，寐尚可，口干，无口苦，大便稀，小便少。舌淡，苔薄，脉细弱。

西医诊断：鼻咽癌（鼻咽低分化鳞癌，T4N2M1 IV期，肺转移）。

中医诊断：鼻咽癌（脾胃虚弱证）。

治法：益气健脾，止咳化痰。

处方：六君子汤合金石舌草汤加减，具体拟方如下：党参15g，白术10g，茯苓皮30g，半夏9g，黄芪20g，白花蛇舌草20g，半枝莲20g，枳壳8g，甘草6g，白茅根30g，黄芩10g，川贝5g，三七5g，木蝴蝶6g，桑白皮15g，紫苑15g。15剂，水煎，每日1剂，分两次温服。

2018年1月25日二诊：2018年1月8日复查肺部CT，结果显示双肺结节较前明显增大增多、左侧胸膜结节增多、增大，考虑转移进展。患者诉乏力、咳嗽明显好转，食欲较前明显改善，时咳清白痰，偶尔气促，二便可。治疗续予原方加减，原方去紫苑、木蝴蝶、白茅根、黄芩、三七，加麦冬10g，全蝎3g，猫爪草15g。15剂，水煎，每日1剂，分两次温服，配合参丹散结胶囊理气化痰、活血祛瘀。

患者坚持在蒋益兰教授门诊复诊，每三月一次，随访至2020年3月患者去世。

按语：患者年老，体内阴阳失调，防御能力下降，邪毒乘虚而入，结聚不散而发为癌肿。恶性肿瘤发展至晚期（存在远处转移）时，属中医病名"失荣"范畴，如《外科正宗·卷四》所言："失荣者，先得后失，始富终贫；亦有虽居富贵，其心或因六欲未遂，损伤中气，郁火相凝，隧痰失道，停结而成。"脾胃虚弱是疾病、发生发展的重要因素，《黄帝内经·平人气象论》云："人以水谷为本，故人绝水谷则死，脉无胃气亦死。"所谓无胃气者，非肝不弦，肾不石也。"李东垣云："历观诸篇而参考之，则元气之充足，皆由脾胃之气无所伤，而后能滋养元气；若胃气之本弱，饮食自倍，则脾胃之气既伤，而元气亦不能充，而诸病之所由生也"。患者消瘦乏力，纳差便溏，舌淡苔薄，脉细弱，可辨为脾胃虚弱证。肺及胸膜转移，使肺脏宣降失常，气机不畅，见咳嗽声嘶气促，脾为气机升降之枢，气机不利脾胃必然损伤，脾虚失运则日久生痰。

治以益气健脾，止咳化痰，方以六君子汤合金石舌草汤加减，党参益气补中，健脾养胃，辅以白术健脾燥湿，半夏、茯苓皮渗湿化痰，和胃利水，共奏甘温益气、健脾养胃、顺气除痰之功效。白花蛇舌草、半枝莲、枳壳清热解毒，消瘀散结，黄芪补气固表，利尿生肌，黄芩、川贝、桑白皮、紫苑四药合用泻肺热、化痰湿、止咳嗽、畅气机，木蝴蝶、白茅根利咽止咳，通利小便，甘草调和诸药。患者二诊时，复查发现肿瘤转移进展，但症状上有改善，治疗上原方去紫苑、木蝴蝶、白茅根、黄芩、三七，予麦冬滋肺胃阴津、全蝎、猫爪草解毒散结，另佐以参丹散结胶囊益气健脾、理气化痰、活血祛瘀。

【案四】

李某某，男，80岁。2018年10月22日初诊。

主诉：发现鼻咽肿物1年余。

病史：患者2018年9月因回抽性涕血1月就诊于湘雅三医院。根据相关检查，诊断为鼻咽未分化型非角化性癌（T2N1M0 Ⅱ期）。患者家属认为患者80高龄，年事已高，拒绝放化疗等针对性治疗，遂于2018年10月22日来蒋益兰教授门诊寻求中医治疗。

症见：咳嗽气短，咯黄色脓痰，口干咽痛，冲鼻可见红褐色脓液，左耳听力下降，头晕，午后自感身热，纳寐尚可，二便正常。舌红少苔，脉弦细数。

西医诊断：鼻咽癌（鼻咽未分化型非角化性癌，T2N1M0 Ⅱ期）。

中医诊断：鼻咽癌（肺肾阴亏，虚火上炎证）。

治法：滋养肺肾，止咳化痰。

处方：百合固金汤合益气养阴方加减，具体拟方如下：百合15g，浙贝母15g，白芍15g，太子参15g，生地20g，沙参15g，桔梗10g，茯苓30g，黄芪20g，半夏9g，白花蛇舌草20g，半枝莲20g，黄芩10g，木蝴蝶6g，生甘草6g。15剂，水煎，每日1剂，分两次温服。配合天突、尺泽、肺俞、足三里、复溜穴穴位贴敷（补阴贴）7日，以滋阴降火。

2018年12月27日二诊：2018年12月17日做鼻咽、鼻窦＋颈部MRI检查，结果显示：①鼻咽部肿物大小同前；②鼻窦炎较前好转，双侧乳突炎较前稍进展；③甲状腺左侧叶结节，怀疑甲状腺肿瘤，余同前。患者诉咳嗽气短、潮热盗汗明显好转，口干、咽干、咽痛改善，鼻腔冲洗分泌物颜色变浅。治疗续予原方加减，原方去浙贝母、沙参、白芍、桔梗、木蝴蝶，加芦根15g、灵芝10g、土贝母6g、枸杞10g。15剂，水煎，每日1剂，分两次温服。

2019年3月8日三诊：上方服用2月余，咳嗽咳痰、头晕盗汗、口咽干痛好转，乏力，晨起鼻腔分泌物黏稠，舌淡红，苔薄白，脉细。上方去半夏、枸杞，改太子参为生晒参，茯苓改15g，加辛夷10g、升麻10g。15剂，水煎，每日1剂，分两次温服；配合康复新液含漱通利血脉，养阴生肌。

2019年5月30日四诊：复查发现鼻咽肿物稳定，未见增大及转移。患者咳嗽、咳痰、头晕、盗汗、口咽干痛较前好转，时有黏稠鼻腔分泌物。舌淡红，苔薄白，脉细。用上方巩固治疗。

此后患者每2～3月来门诊调整处方，随访至2020年3月，患者因心肌梗死去世。

按语：《黄帝内经》云："邪之所凑，其气必虚。"先天禀赋不足，后天失养，正气亏虚，外感六淫，内伤七情，致气血紊乱，脏腑失调，内外合邪，肺卫气通于表，鼻咽乃呼吸之要道，久则生病。临床中当辨证候虚实，证属实热者，以清热解毒、凉血散结为主；证属虚者，以滋阴补肾、补气益血为主。《周慎斋遗书》记载："手太阴肺病，有因悲哀伤肺，患背心、前胸肺募间热，咳嗽咽痛，咯血，恶寒，手大拇指循白肉际间上肩背，至胸前如火烙，宜百合固金汤。"肺乃肾之母，肺虚及肾，病久则肺肾阴虚，阴虚生内热，虚火上炎，肺失肃降，则咳嗽气短；虚火煎灼津液，则咽干、咽痛、午后潮热，甚者灼伤肺络，以致回抽涕血，治宜滋养肺肾之阴血，兼以清热化痰止咳，以标本兼顾。方中百合甘苦微寒，滋阴清热，润肺止咳；生地滋肾壮水兼能凉血止血；太子参、沙参二参合用，补养脾胃，佐茯苓、黄芪使中气充盛，津液自然上输于肺，于是肺得其养；半夏、浙贝母清热润肺，化痰止咳；桔梗宣肺利咽，化痰散结，并载药上行；白花蛇舌草、半枝莲清热解毒、活血散结，伍白芍以养血和血；黄芩清肺热，木蝴蝶利咽喉，生甘草清热泻火，诸药合用，相辅相成，相得益彰。二诊患者症状明显减轻，换芦根，以清透肺胃气分实热，生津除烦；灵芝伍枸杞益气滋阴，扶正固本；土贝母消肿散结，清热凉血；随证加减，攻补兼施，标本兼治。三诊诸症好转，唯鼻腔分泌物异常，鼻咽部占位使局部生理代谢环境改变，代偿性分泌异常。以生晒参内补脏腑，辛夷宣通鼻窍，升麻清热解毒，升举阳气，祛除凝结于腔窍处的痰瘀毒邪。"治未病易而无迹，治已病劳而罔功"，在老年恶性肿瘤患者的诊治过程中，蒋益兰教授固护脾胃、匡扶正气的思想贯穿始终，四君子汤类方温良合德而效有奇功。

在该患者治疗过程中，蒋益兰教授始终没有特意使用虫类药、以毒攻毒药等所谓的"专门抗癌"的攻伐峻猛中药，然而患者肿瘤仍能得到控制，病情控制良好。蒋益兰教授认为，不同于西医治疗的对抗、杀戮、攻击性治疗，如手术、放疗、化疗等，中医药治疗重在调和、平衡，调节脏腑功能，平衡气血阴阳，所谓"阴平阳秘，精神乃治；阴阳离决，精气乃绝。"机体阴阳调和，体内环境稳定，阻止肿瘤生长。中医治癌从整体着眼，关注患瘤的"人"，而不仅仅是人患的"瘤"，注重全身调治，不必过于对抗攻伐，处方用药并非解毒、攻毒、抗癌之品的堆积，重在辨证施治，平调阴阳气血和脏腑机能，扶正祛邪，从而实现"人瘤共存""带瘤生存"。

第三节　口　腔　癌

一、疾病概述

口腔癌，从广义上讲，包括牙龈癌、舌癌、软硬腭癌、颌骨癌、口底癌、口咽癌、涎腺癌、唇癌和上颌窦癌以及发生于口腔内皮肤黏膜的癌症等，是发生在口腔的恶性肿瘤之总称。本篇讨论的口腔癌为广义上的口腔癌。

口腔癌是头颈部较常见的恶性肿瘤之一，据文献报道，其发病率为1.06/100000～1.69/100000，其中约41%位于舌部，大部分属于鳞状上皮细胞癌。我国口腔癌的发病率相对较低，但我国人口基数大，因此每年新发病例近4.65万例。目前口腔癌病因尚未明确，但有研究表明，长期嗜好烟酒、口腔卫生差、营养不良、咀嚼槟榔以及口腔黏膜受到刺激等与口腔癌的发病相关。其主要症状为口腔有肿块、结节或有白色、平滑式鳞状斑块，或红色斑块、溃疡、炎症区等较长时期不能痊愈，或口腔中无明显原因反复出血、麻木、灼热或有干燥感，说话或吞咽时困难或不正常。口腔癌患者的5年生存率约50%，预后仍不理想。未能早期诊治、局部淋巴结转移及原发灶复发是口腔鳞癌预后差及5年生存率低的主要原因。

口腔癌在中医学文献中属于"舌岩""舌菌""牙岩""茧唇""上腭痛"等范畴。清代吴谦所著《医宗金鉴》记载："舌疳，其症最恶，初如豆，次如菌，头大蒂小，又名舌菌……失于调治，以致焮肿，突如泛莲，或有状如鸡冠，舌体短缩，不能伸舒，妨碍饮食言语，时涌臭泛……久延及项颌，肿如结核，坚硬而痛，皮色如常……因舌不能转动，逆送饮食，故每食不能充足，致胃中空虚，再症情增重，日渐衰败。""此症又名悬痈，生于口中上腭，形若紫葡萄，舌难伸缩，口难开合。"明代陈实功所著《外科正宗》记载："初起如豆，渐大若蚕茧，突肿坚硬。"这些文献描述的疾病临床表现和发生、发展规律均与口腔癌相似。

二、诊治观点

口腔癌包含唇、舌、牙龈、颊部、口底等部位的恶性肿瘤，与五脏关系密切，症状、体征亦复杂多样。结合临床实践，蒋益兰教授认为口腔癌的发病与过食肥甘厚味、辛辣刺激，或长期烟酒刺激、嚼食槟榔，或心思太过、忧虑过深致正气亏虚、心脾积热、热毒瘀结密切相关。"虚、毒、瘀"是其发生、发展的核心病机，复发及转移的病机分别为"癌毒未清"和"癌毒旁窜"。明代王肯堂所著《证治准绳·杂病》记载："大要审本证，察兼证，补脾气，生脾血，则燥自润，火自除，风自息，肿自消。若患者忽略，治者不察，妄用清热、消毒之药，或用药线结去，反为翻花败证矣。"据此，蒋益兰教授认为口腔癌发病因素中正气虚衰最为关键，指出机体"内虚"是恶性肿瘤产生的关键因素。治疗时应以扶正祛邪为基本原则，兼养阴清热、祛湿化痰、化瘀解毒、软坚散结，可改善临床症状，提高机体免疫力，防止复发转移，或可带瘤生存。

临证时，蒋益兰教授多以益气养阴方、四君子汤、导赤散等为基础，辨证加减治疗。热毒内盛者，多加蚤休、山豆根、石上柏、紫草、苦参、冬凌草、土茯苓、葛根、连翘、金银花、蒲公英、桔梗等；气滞血瘀者，多配柴胡、牡丹皮、砂仁、鸡血藤、泽兰、苏梗、蜈蚣、全蝎、土鳖虫等；痰毒互结者，多加石见穿、猫爪草、夏枯草、土贝母、竹茹、浙贝母、僵蚕等；以口舌溃疡为主要表现者，多以导赤散加减，以清心养阴、导热下行；咽喉疼痛不利，加牛蒡子、山豆根、马勃、玄参、板蓝根、木蝴蝶、蝉蜕等；失眠者，可加茯神、夜交藤、酸枣仁、柏子仁等；上焦火毒、小便不利伴肿胀者，可加车前草、半边莲、桑白皮等；呕吐泄泻者，可加半夏、竹茹、藿香等；食纳欠佳，可加炒山楂、炒谷芽、炒麦芽等。

口腔癌的治疗总体以手术治疗、放射治疗为主，放疗后常出现急性放射性炎症者，多属气阴两虚、热毒内盛，治疗多以益气养阴方为主方，方药包括太子参、麦冬、白花蛇舌草、南沙参、甘草、半夏、茯苓、枳壳、天花粉、半枝莲、黄芪、灵芝。本方旨在益气养阴，兼清热生津、解毒散结、固本培元。除此以外，蒋益兰教授提倡中医治疗口腔癌应尽早干预、全程干预，既病防变，注意防治放疗后毒副作用，嘱患者戒烟禁酒、戒嚼槟榔。

三、验案举隅

【案一】

游某某，男，45岁。2017年12月4日初诊。

主诉：发现舌下白斑2月余，术后2月余。

病史：患者2017年9月因舌下白斑至当地医院就诊，予抗感染治疗无效后，于2017年9月25日至湖南长沙湘雅医院行右舌腭颈部联合治疗术。术后病理学检查：右舌高分化鳞癌，侵及肌层，未见神经、脉管、淋巴结侵犯。今为继续巩固治疗而来就诊。既往有哮喘病史，有嗜嚼槟榔的不良习惯。

症见：神清，精神可，术区疼痛，唇部麻木不仁；肠鸣，食纳可，夜寐易醒，二便调，口中甜腻感。舌红，苔白腻，脉细弦。

西医诊断：右舌高分化鳞癌。

中医诊断：口腔癌（脾虚湿困，余毒未清证）。

治法：健脾益气，祛湿解毒。

处方：六君子汤加减，具体拟方如下：党参15g，白术10g，茯苓15g，黄芪20g，灵芝15g，半枝莲20g，白花蛇舌草20g，半夏9g，枳壳8g，郁金10g，百合20g，冬凌草15g，葛根30g，薏苡仁30g，炒山楂10g，夜交藤25g，甘草6g。15剂，水煎，每日1剂，早晚分两次饭后温服；辅以中成药六神胶囊，清热解毒，消炎止痛。

2018年1月16日二诊：坚持服药，至就诊时已有1月余，现术区疼痛及唇部麻木不仁较前减轻，夜寐不安，食纳可，右侧牙齿酸痛，二便调，口干，无口苦。舌红，苔薄白，脉弦细。在上方基础上去白术、枳壳、百合、薏苡仁、炒山楂，改茯苓15g为茯神10g，加黄芩10g，淮山药15g，炒谷芽15g，石上柏10g，石见穿15g。15剂，水煎，每日1剂，早晚分两次饭后温服。

2018年5月7日三诊：术后已7月，现术区疼痛麻木感好转，无舌体麻木疼痛，纳可，夜寐转安，二便调，咽干，无口苦。舌红，苔薄黄，脉弦细。处方：在上方基础上去郁金、冬凌草、葛根、淮山药、炒谷芽、石上柏、石见穿，改茯神为茯苓15g，加白术10g,竹茹10g,车前草15g,花粉15g。15剂,水煎,每日1剂,早晚分两次饭后温服。

此后患者间断至门诊调方治疗,发病至今已3年余,2020年6月随访患者,无明显不适症状,病情稳定,生活能自理。

按语:本例为舌癌术后恢复期的患者,心开窍于舌,脾开窍于口,其华在唇,术后多致气血两伤,伤及脾气则升清失职,可见术区及口唇麻木不仁;运化无力,则脾湿内蕴,可见肠鸣、口中甜腻,白腻苔;嗜食槟榔,浊毒与内湿相结,术后余毒未清,内结于里,则舌红,脉细弦,故中医辨证为术后脾虚湿困、余毒未清,辨证施治当以健脾益气,祛湿解毒为主,辅以中成药六神胶囊,以加强清热、解毒、散结之力,兼顾"虚、毒、瘀"三方面。方中六君子汤去陈皮以健脾益气祛湿,同时防温燥太过,黄芪益气固表抗邪,以补术后之虚,灵芝益气补先天及后天之本,枳壳、郁金行气、活血而不温燥,兼与百合、夜交藤共助安神,薏苡仁健脾祛湿,炒山楂活血消食,白花蛇舌草、半枝莲、冬凌草以清热解毒、化瘀散结,葛根清热且能鼓舞脾胃之气升清,甘草调和诸药,共奏健脾祛湿、清热解毒、化瘀散结之功。而后患者术区及口唇麻木不仁好转,加用石上柏、石见穿、黄芩,加重清热化瘀散结之功,茯苓改茯神与夜交藤,共用加强宁心安神之力,加淮山药、炒谷芽,以健脾开胃,患者病情控制尚可。患者三诊时正值初夏将至,天气炎热,咽干明显,余已无特殊不适,舌红、苔薄黄,辨证为脾胃气虚、热毒内结,停用六神胶囊,处方中四君子汤合黄芪、灵芝以扶正固本,半夏、竹茹寒温相配以获化痰、安神、和胃之功,郁金行气活血,白花蛇舌草、半枝莲、冬凌草、黄芩共用以清热、解毒、散结,车前草清上焦之火毒,花粉生津止渴,夜交藤安神通络,甘草调和诸药。现患者病情稳定,术后生存已3年余,生活质量得到明显改善。

【案二】

曹某某,男,56岁。2014年5月15日初诊。

主诉:发现右扁桃体肿物近7月。

病史:患者2012年10月26日因右颈部肿块及扁桃体肿大至湖南省人民医院就诊。镜检结果提示右扁桃体低分化鳞癌(T4aN2bM0)。骨扫描显示面颅骨代谢增高,胸骨柄和多处肋骨代谢略增高。患者于2013年1月6日转至湘雅医院住院治疗,2013年4月12日行PDF方案化疗2周期;2014年1月已在湘雅医院放疗32次、同步化疗4周期;2014年3月开始进行化疗(紫杉醇+顺铂2周期,化疗末次时间为2014年4月19日)。今为寻求中西医结合治疗,前来就诊。既往有十二指肠溃疡病史。

症见:神清,精神可,无颈咽部疼痛,口咽干,口很苦;1周前曾腹痛、腹泻,背部胀感不适;头部皮肤散在红疹,伴瘙痒;食纳可,夜寐安,二便调。舌红,苔黄厚,脉细弦。

西医诊断:右扁桃体低分化鳞癌放化疗后。

中医诊断:口腔癌(气阴两虚,热毒内盛证)。

治法:益气养阴,清热解毒。

处方：益气养阴方加减，具体拟方如下：太子参15g，麦冬10g，南沙参10g，白花蛇舌草20g，半枝莲20g，黄芪20g，灵芝15g，百合15g，白术10g，茯苓15g，半夏9g，郁金10g，蝉蜕5g，冬凌草15g，薏苡仁30g，藿香10g，甘草6g。15剂，每日1剂，水煎，早晚分两次饭后温服。嘱患者戒酒。

2014年8月13日二诊：服药近3月，期间，继续化疗（紫杉醇＋顺铂2周期，末次化疗时间为2014年7月1日），2014年8月3日至湘雅医院复查MRI，右侧扁桃体病灶较前进一步缩小。本次就诊无颈咽部疼痛，活动后口干、口苦较前改善，无口淡乏味，口腔无溃疡；稍乏力，背胀较前改善，头部皮疹好转；食纳可，夜寐安，二便调；舌红，苔白厚，脉细弦。辨证为气阴两虚，痰毒内结证。治法以益气养阴，化痰解毒散结为主，方拟益气养阴方加减，处方：在上方基础上去麦冬、蝉蜕、冬凌草、薏苡仁、藿香，南沙参加至15g，百合加至20g，加竹茹10g，枳壳8g，浙贝母15g，射干10g，夏枯草10g。15剂，每日1剂，水煎，早晚分两次饭后温服。

服用上方药后，患者诸症较前减轻，此后患者一直在原方基础上加减，进行巩固治疗，发病至今已6年余，定期复查，目前病情稳定。

按语：本例为右扁桃体低分化鳞癌放化疗后的患者。中医认为扁桃体癌多由正气不足，平素饮酒，邪热入里，心胃伏火，炼液成痰，阻滞气机，热毒内盛，上冲于咽喉所致，或情志不遂致气滞血瘀，或肝肾阴虚，虚火上炎。放化疗后，患者多脾肾两虚，气阴亏虚。结合本例患者初诊症状及舌脉象，放疗后伤及气阴，虚火上炎则见口咽干，心胃火毒内盛则口苦、苔黄，苔厚提示病位在里，风与毒结则见皮肤红疹，辨证为气阴两虚，热毒内盛，方药以益气养阴方加减，其组方中含四君子汤，其与黄芪、沙参、灵芝、百合、麦冬合用以健脾、益气、养阴，半夏化痰散结，白花蛇舌草、半枝莲、冬凌草用以清热、解毒、散结，郁金行气化瘀，薏苡仁、藿香和中祛湿，蝉蜕散风、清热、透疹。全方兼顾"虚、毒、瘀"的整体、局部、表里邪毒三方面，共奏益气养阴，清热解毒散结之功。以上方药与化疗结合后，患者热毒势减，正气仍不足，方药予太子参、白术、茯苓、黄芪、沙参、百合、灵芝以益气养阴，半夏、竹茹、浙贝化痰散结，枳壳、郁金行气化瘀，白花蛇舌草、半枝莲、夏枯草清热解毒散结，射干清热解毒利咽，甘草调和诸药。此后患者多次复查血象，大致正常，坚持中西医结合治疗，未见明显不良反应，随访患者存活6年余，本案例充分体现了中医药治疗癌症（"带瘤生存"）的理念。

【案三】

孙某某，男，47岁。2019年2月14日初诊。

主诉：发现左舌溃疡性肿块近3月，术后1月。

病史：患者2018年12月因"左舌溃疡伴进食疼痛半月余"至当地医院进行相关检查。病例活检显示：（左舌）中分化鳞癌，侵及肌层。2019年1月10日，患者在长沙湘雅医院做手术。术后病理检查显示：左舌部高分化鳞癌，溃疡性肿块，大小1.5cm×1cm×0.5cm，侵及肌层，神经未见侵犯，后切缘、内切缘、基底部、舌下腺、淋巴结均未见癌组织；免疫组织化学检测结果：EGFR（90%＋＋）。今为继续巩固治疗而来就诊。既往有高血压病史。

症见：神清，精神可；术区无明显不适，左颌下稍有红色渗液；口角流涎；咳嗽，咯少量白色黏痰，无胸闷、胸痛，无头痛、头晕，左插鼻饲管（现进食流质饮食），夜寐安，无口干、口苦。舌红，苔薄黄，脉弦细。

西医诊断：左舌高分化鳞癌术后。

中医诊断：口腔癌（脾气亏虚，瘀毒内结证）。

治法：健脾益气，化瘀解毒。

处方：四君子汤加减，具体拟方如下：党参15g，白术10g，茯苓15g，黄芪20g，半夏9g，竹茹10g，薏苡仁30g，百合20g，白花蛇舌草20g，半枝莲20g，枳壳8g，郁金10g，黄芩10g，牡丹皮10g，连翘10g，桔梗10g，冬凌草15g，甘草6g。15剂，每日1剂，水煎，早晚分两次饭后温服；口服中成药六神胶囊，清热解毒。

2019年3月14日二诊：患者服用上方后口角流涎较前减少，咳嗽咯痰已明显好转，术区无明显不适；无胸闷、胸痛，无口干、口苦，纳食可（半流质饮食），夜寐安，时常打鼾，二便调。舌红，苔薄白，脉弦细。在上方基础上去薏苡仁、百合、牡丹皮、连翘、桔梗，加淮山药15g，灵芝15g，车前草15g，金银花15g，蒲公英15g。5剂，每日1剂，水煎，早晚分两次饭后温服；辅以中成药六神胶囊，以清热解毒。

服上方药后，患者基本无明显不适，此后定期复查，到门诊调方，汤药配合中成药，患者生活质量明显提高。

按语：本例为舌癌术后恢复期患者，患者为中年男性，平素思虑过劳，损伤脾气，脾脉络于舌旁，故左舌生病。清代吴谦所著《医宗金鉴》云："此证由心脾毒火所致"，内伤七情、外感六淫，郁而化火，火性炎上，则舌生溃疡伴进食疼痛；火毒瘀结于舌，则发为舌癌。患者舌癌术后1月，机体免疫功能受到损伤，正气亏虚；脾气亏虚则口角流涎；土不生金则金易受邪，故见咳嗽咯痰；舌红，苔薄黄，脉弦细均为脾气亏虚、瘀毒内结之象，治以健脾益气、化瘀解毒。方中四君子汤健脾益气，黄芪、百合、桔梗以扶正保肺，半夏、竹茹化痰软坚，薏苡仁健脾利湿，以制生痰之源，白花蛇舌草、半枝莲、黄芩、牡丹皮、连翘、冬凌草清热解毒散结，枳壳、郁金行气活血，甘草调和诸药，全方扶正抗癌，以益气扶正为主，配合中成药六神胶囊以加强清热解毒之功。1月后患者复诊，上述诸症均明显缓解，无特殊不适，治疗上坚持扶正固本，清解余毒，以改善机体免疫功能，提高抗邪能力，防止复发及转移。上方去薏苡仁、牡丹皮、连翘、百合、桔梗，加灵芝、淮山药，以扶正固本，加金银花、蒲公英清热解毒，加车前草消上焦火热。现患者生存质量好，病情稳定。

【案四】

颜某，男，30岁。2018年1月29日初诊。

主诉：发现右颊肿物3月余，术后3月余。

病史：2017年10月25日，患者因"口腔溃疡伴右颊肿胀半月"至长沙湘雅医院就诊，进行相关检查后，行右颊肿物切除＋淋巴结清扫术。术后病理检查显示：高分化鳞癌（2cm×2cm×1.5cm），未见明确侵犯神经，涎腺组织未见癌组织，颈部淋巴结转移（3/10）。患者遂来我院门诊寻求中医巩固治疗。既往体健。

症见：神清，精神可，右颈部皮肤紧绷感，张口稍受限，无口腔麻木及疼痛；夜寐一般，食纳可，时恶心欲呕，二便尚调，口稍干，无口苦。舌红，苔少，脉细弦。

西医诊断：右颊高分化鳞癌术后。

中医诊断：口腔癌（气阴两虚，瘀毒内结证）。

治法：益气养阴，化瘀解毒。

处方：益气养阴方加减，具体拟方如下：党参15g，麦冬12g，百合20g，白术10g，茯苓15g，黄芪20g，白花蛇舌草20g，半枝莲20g，半夏9g，竹茹10g，枳壳8g，郁金10g，葛根30g，黄芩10克，冬凌草15g，夜交藤25g，甘草6g。15剂，水煎，每日1剂，早晚分两次饭后温服；辅以中成药化癥回生口服液消癥化瘀。

2018年3月5日二诊：患者坚持服药，至就诊时已有1月余，患者诉张口受限、恶心欲呕较前缓解，一般情况可，右颈部皮肤紧绷感，夜寐一般，食纳可，二便尚调，经常口干，晨稍口苦。舌红，苔少，脉细弦。辨证为术后气阴两虚、瘀毒内结。治以益气养阴、化瘀解毒，在上方基础上去竹茹、夜交藤、黄芩，加合欢皮10g，连翘15g，灵芝15g。15剂，水煎，每日1剂，早晚分两次饭后温服。

2018年6月4日三诊：术后已7月余，患者现夜寐转安，一般情况可，右颈部绷紧感，余无特殊不适。舌红，苔薄黄，脉弦细。健脾消癌方加减：党参15g，灵芝15g，白术10g，茯苓15g，黄芪20g，白花蛇舌草20g，半枝莲20g，半夏9g，麦冬10g，百合20g，枳壳8g，郁金10g，葛根30g，黄芩10g，冬凌草15g，甘草6g。15剂，水煎，每日1剂，早晚分两次饭后温服。

患者从发病至今已3年，目前仍病情稳定，一般状况良好，生活质量明显改善。

按语：颊癌亦为常见的口腔癌之一，其中多数为鳞癌，现代医学主要的治疗方式为手术及放疗。本例患者为青年男性，阴虚火热内生，口内生疮，火与毒互结，则生为口腔癌；初诊时为术后3月余，正气亏虚，脾胃虚弱，则见恶心欲呕。结合患者口干、寐差及舌脉象，辨证为术后气阴两虚、瘀毒内结，治法以益气养阴、化瘀解毒为主，配合中成药化癥回生口服液以加强消癥化瘀之力。方拟益气养阴方加减，党参、白术、茯苓、黄芪同用以健脾益气，百合、麦冬养阴清热，半夏、竹茹化痰散结，白花蛇舌草、半枝莲、冬凌草清热解毒散结，葛根、黄芩相伍以清热生津，枳壳、郁金行气活血，夜交藤安神通络，甘草调和诸药，共奏益气养阴、清热解毒、化瘀散结之功。治疗1月余后，患者局部手术所致的张口受限症好转，脾胃之气较前恢复，夜寐、口干、口苦及舌脉象状况仍为气阴两虚、瘀毒内结之象，治疗拟上方加减，停用化癥回生口服液，方药加用合欢皮以解郁安神、活血消肿，连翘清热、解毒、散结，灵芝扶正抗癌。至三诊时上方已服用近3月，诸症均缓，无明显不适，治疗以扶正为主，兼化瘀、解毒、散结，力求改善机体免疫，减少复发转移。易前方为健脾消癌方加减，意在益气健脾、清热解毒、化瘀散结，加葛根、黄芩清热生津，百合、麦冬滋阴清热，冬凌草清热、解毒、散结，灵芝固本培元。现患者一般情况长期稳定，食纳可，精神佳，疗效符合预期，术后至今已3年，未见明显不良反应。

【案五】

姜某某，男，43岁。2019年6月20日初诊。

主诉：左舌溃疡术后3月余，右颈部淋巴结肿痛1月余。

病史：患者因"左侧舌缘溃疡1年余"于2019年2月26日至长沙湘雅二医院就诊，相关检查提示有恶性肿瘤可能，给予手术治疗。术后病理检查显示：高中分化鳞状细胞癌，侵犯周边肌层和涎腺组织，2区淋巴结可见癌转移（2/3），未侵犯淋巴结被膜，1、3、4、5区淋巴结均未见癌转移（0/9、0/5、0/7、0/7）。术后未行辅助治疗。2019年5月9日颈部CT示左舌癌术后，右颈Ⅰb、Ⅱ、Ⅴ区多发淋巴结转移，并累及右颈内动脉、翼内肌、胸锁乳突肌，口咽右壁怀疑受累。为寻求中医治疗，患者来我院门诊就诊。既往体健。

症见：右侧颌下淋巴结肿大疼痛，进食、活动后疼痛加重；一般情况可，食少，神疲，夜寐安，二便调，无口干、口苦，舌红，苔黄腻，脉细弦。

西医诊断：左舌高中分化鳞状细胞癌术后，颈淋巴结转移。

中医诊断：口腔癌（脾虚痰热，瘀毒旁蹿证）。

治法：健脾化痰，清热解毒，化瘀散结。

处方：党参15g，白术10g，茯苓15g，黄芪20g，全蝎（超微）6g，白花蛇舌草20g，半枝莲20g，夏枯草10g，石见穿15g，土贝母6g，冬凌草15g，半夏9g，竹茹10g，枳壳8g，郁金10g，藿香10g，甘草6g。15剂，水煎，每日1剂，早晚分两次饭后温服。建议患者进行局部放射治疗。

2019年10月10日二诊：患者服上方至今近4月，期间进行放射治疗（末次放疗时间为2019年8月24日）。现患者诉右颌下结节较前减小，疼痛较前好转；天气转冷时有呼吸不畅，活动后可自行好转；进食流食，食纳可，夜寐一般，二便调，口干，夜晚加重，无口苦。舌红，苔少，脉细弦数。处方：在上方基础上加太子参15g，沙参15g，灵芝15g，去全蝎、石见穿、藿香。15剂，水煎，每日1剂，早晚分两次饭后温服。

此后患者多次复查情况稳定，全身症状均缓解，生活质量较高。

按语：本例为左舌癌术后右颈部淋巴结转移的中年男性患者，平素饮食不节，心脾积热，火性炎上，火邪与浊毒瘀结，癌毒旁蹿，则生为口腔癌，淋巴结转移，见舌红、苔黄、脉弦；初诊时为术后3月余，脾气受损，运化失职，湿邪内生，故见苔腻、脉细。辨证为术后脾气虚弱、余毒旁蹿，治法以健脾祛湿、清热解毒、化瘀散结为主，同时结合患者具体状况，建议患者进行局部放射治疗，以改善症状、减轻疼痛，并嘱治疗结束后复诊。方中党参、黄芪、白术、茯苓同用以健脾益气，全蝎通络止痛、攻毒散结，白花蛇舌草、半枝莲清热解毒散结，石见穿、土贝母、冬凌草散结消肿、化瘀止痛、清热解毒，半夏、竹茹化痰散结，枳壳、郁金行气活血，藿香和中祛湿，甘草调和诸药。二诊时患者已完成放射治疗，局部症状较前改善，全身状况受放疗影响，伤及气阴，辨证为气阴两虚、瘀毒内结。处方：在原方基础上加减，太子参、沙参、党参、白术、茯苓、黄芪补气养阴，灵芝固本培元，白花蛇舌草、半枝莲、冬凌草、土贝母、夏枯草清热解毒、化瘀散结，法半夏、竹茹化痰散结，枳壳、郁金行气活血，甘草调和诸药，共奏益气养阴、化瘀解毒散结之功。

【案六】

高某某，男，73岁。2019年9月22日初诊。

主诉：舌硬结1年，疼痛合并溃疡3月余。

病史：患者1年前右侧舌根部硬结，未予重视。今年6月起舌痛，并见舌根右侧溃疡、出血。到湖南省某医院就诊，病理活检诊断为"中分化鳞状细胞癌"。患者有高血压、冠心病、糖尿病史。患者本人及家属拒绝手术和放疗。

症见：舌根部右侧硬结，较前增大，舌面溃疡，出血，疼痛，咽喉痛，吞咽不利，纳少，多涎，心烦，口苦，小便黄，大便干燥。舌紫，苔黄厚，脉弦细。

西医诊断：舌中分化鳞状细胞癌。

中医诊断：舌癌（心脾热盛证）。

治法：清心泻火，导热下行。

处方：导赤散加减，具体拟方如下：生地黄15g，车前草15g，淡竹叶8g，太子参15g，云茯苓15g，牡丹皮10g，黄芩10g，连翘10g，白茅根30g，白花蛇舌草30g，冬凌草15g，山豆根10g，玄参10g，甘草6g。15剂，水煎，每日1剂，早晚分两次饭后温服。

二诊：2019年10月18日，患者诉舌痛减轻，出血减少，咽痛缓解，纳食少，小便调，大便溏，1日2～3次。舌淡紫，苔黄，脉弦细。右颌下扪及肿大淋巴结，有触痛。上方去牡丹皮、山豆根、玄参，加夏枯草10g、薏苡仁30g、猫爪草15g。20剂，水煎，每日1剂，早晚分两次饭后温服。

三诊：2019年12月7日，患者诉舌咽疼痛，较前减轻，舌右侧溃疡面有所缩小，出血时多时少，纳少，无口干、口苦，寐差，乏力，便溏，1日2次。舌淡紫，苔白，脉弦细。右颌下无明显肿大淋巴结。处方：在上方基础上减生地黄为10g，去太子参、连翘、白茅根、薏苡仁、猫爪草，加党参10g、灵芝10g、田三七5g、蒲黄炭10g、夜交藤15g、黄芪15g。15剂，水煎，每日1剂，早晚分两次饭后温服。

四诊：2020年5月19日，此前患者因疫情未来复诊，守原方服药治疗，病情基本稳定（拒绝检查）。现舌咽轻度疼痛、干燥，舌面溃疡大致同前，少量出血，纳可，精神尚可，二便调。舌淡暗，苔白，脉弦细。予上方去生地黄、淡竹叶、夜交藤、夏枯草，加蚤休10g、白及10g、沙参15g。20剂，水煎，每日1剂，早晚分两次饭后温服。

现患者病情稳定，带瘤生存，生活质量得以提高。

按语：本例为舌根癌未经特殊治疗的患者，老年男性，基础疾病较多，平素饮食不节，脾胃积热，热盛则为火，火性炎上，脾脉上连于舌本，故发为舌根癌。热灼舌本，则见溃疡、疼痛，热迫血妄行，伤及血络，则见出血；舌为心之苗，手少阴之别系舌本，侵扰及心，则见心烦口苦、尿黄便干；脾气受损，则纳少；血热妄行，热毒结于舌根，则见舌紫，苔黄厚，脉弦细，辨证为心脾热盛证。治以清心泻火、导热下行，方拟导赤散加减，方中生地黄、牡丹皮、玄参、白茅根凉舌部血分之热以止血，牡丹皮、山豆根、冬凌草、甘草又可活血解毒、散结止痛，连翘为疮家圣药，治舌疮配山豆根、冬凌草以清热解毒、消肿散结，治上焦诸热；车前草、白茅根导热下行从小便出，淡竹叶清心除烦，黄芩、白花蛇舌草、半枝莲清热解毒，太子参、茯苓扶正助脾。组方标本兼顾、攻主补辅。患者二诊时诉疼痛、出血减少，但毒结仍存，故前方稍去凉血止血之品，加夏枯草、猫爪草以消肿散结，加薏苡仁以健脾利湿，加强利尿之力的同时固护脾胃之气。患者三诊时热象与毒结较前轻，邪去正亦有损，生地黄减量，易太子参为党参，减消肿散结之力度，增扶正益气、活血止血、通络安神之品以调和气血阴阳。至四诊期间，尽管因疫情原因未及时复诊，但病情稳定，整体状况较前缓解，故前方去生地黄、淡竹叶、夜交藤、夏枯草，加蚤休以巩固消肿解毒，加白及以收敛止血生肌，加南沙参以益气养阴润燥。现患者生活质量相对较好，疗效符合预期，此后患者坚持到门诊长期治疗。

第四节 甲状腺癌

一、疾病概述

甲状腺癌是来源于甲状腺上皮细胞的恶性肿瘤，是内分泌系统最常见的恶性肿瘤。

近30年全世界大部分地区甲状腺癌发病率呈上升趋势。2012年，全球甲状腺癌新发病例数约为29.8万例，死亡4万余例，虽有37%的新发病例来自欧美地区，但死亡主要发生在亚洲。我国甲状腺癌新发病例数占全球新发病例数的15.6%，死亡率为13.8%，其流行病学特点如下：①区域分布。死亡率东部地区最高，西部其次，中部最低。②城乡分布。城市的发病率及死亡率高于农村。③性别分布。发病率女性普遍高于男性，城市男女发病性别比为1：3.2，农村男女发病性别比为1：3.85。④年龄分布。0~14岁发病率较低，从15岁开始快速升高，在45~54岁达到高峰。甲状腺癌的病因尚未完全明确，主要与电离辐射、碘的摄取量、雌激素、遗传因素等密切相关。早期甲状腺癌多无明显症状和体征，通常在体检和超声检查发现甲状腺小肿块；典型临床表现为在甲状腺内发现肿块，质地坚硬固定、表面不平，肿块在吞咽时上下移动度小。晚期可产生声音嘶哑，呼吸、吞咽困难和交感神经受压引起Horner综合征，侵犯颈丛出现耳、枕、肩等处疼痛和局部淋巴结及远处器官转移等表现。甲状腺癌的治疗以手术为主，术后辅助内分泌治疗，必要时加用化疗、放射性[131]碘治疗。甲状腺癌的预后主要与病理类型、年龄、肿瘤大小等有关，2018年国家癌症中心发布的数据显示，我国甲状腺癌的5年相对生存率为84.3%。

本病中医属"瘿瘤"范畴。宋代赵佶所著《圣济总录》提到："石瘿、泥瘿、劳瘿、忧瘿、气瘿，是为五瘿。"宋代陈无择所著《三因极一病证方论》中提到："坚硬不可移者，名曰石瘿；皮色不变，即名肉瘿；筋脉露结者，名筋瘿；赤脉交络者，名血瘿；随忧愁消长者，名气瘿。""石瘿"与现代医学甲状腺癌相近。

二、诊治观点

隋代巢元方所著《诸病源候论》曰："瘿者由忧急气结所生"。南宋严和用所著《济生方》曰："夫瘿瘤者，多由喜怒不节，忧思过度，而成斯疾焉。大抵人之气血，循环一身，常欲无滞留之患，调摄失宜，气滞血凝，为瘿为瘤。"由此可知情志因素是导致瘿瘤的原因之一。《诸病源候论》还提出瘿病的另一病因——饮食因素，即"诸山水黑土中，出泉流者，不可久居，常食令人作瘿病，动气增患"。因此，蒋益兰教授在治疗甲状腺癌时特别强调要患者调畅情志，改善饮食及居住情况。蒋益兰教授认为本病的主要病机是情志不畅，肝郁气滞，脾失健运，痰湿内生，气血瘀滞，痰湿凝结颈前，日久引起血脉瘀阻，痰、气、瘀三者合而为患，即在正气亏虚、脏腑功能失调的基础上，加之痰凝、气滞、血瘀而为病。

蒋益兰教授在治疗此病时，以行气活血化瘀、化痰软坚散结为治法，处方（以海藻玉壶汤加减为主）：海藻、昆布、浙贝母、半夏、柴胡、陈皮、香附、川芎、黄芩、白花蛇舌草、夏枯草、莪术、牡蛎。注重健脾益气、理气导滞、化痰散结、活血化瘀，从而达到扶正祛邪、标本兼治的目的。常以四君子汤加味健脾益气，以枳壳、陈皮、木香、香附、佛手等理气导滞，以海藻、昆布、土贝母、半夏、夏枯草、猫爪草、牡蛎等化痰散结，以赤芍、苏木、莪术、田三七、全蝎等活血化瘀。对于术前患者倾向于化痰散结、化瘀解毒为主，术后则补益脾肾、补气养血。放疗后患者出现口燥咽干，吞咽不利，可加用沙参、玄参、射干、桔梗、白茅根等滋阴生津、利咽解毒。大部分甲状腺癌术后患者常联用激素，在治疗激素引起的阴虚阳亢证时，蒋益兰教授常联用沙参麦冬汤或知柏地黄丸。

三、验案举隅

【案一】

徐某，女，38岁。2015年4月12日。

主诉：右甲状腺肿块切除术后8月。

病史：2014年8月体检发现甲状腺右侧叶触及肿块，在当地医院进行检查后，通过手术切除肿块。术后病理检查结果：（右侧）甲状腺乳头状癌。出院后定期复查，口服左旋甲状腺片。

症见：乏力，易疲劳，双侧腹股沟湿疹瘙痒，寐欠安，双目干涩，前颈部偶有不适，纳可，小便不爽，大便调，口干。舌暗红，苔薄润，脉弦细。

西医诊断：甲状腺乳头状癌术后。

中医诊断：石瘿（肝郁脾虚证）。

治法：益气健脾，疏肝解郁，清热解毒。

处方：四君子汤加减，具体拟方如下：党参10g，白术10g，茯苓10g，黄芪15g，灵芝15g，半枝莲30g，白花蛇舌草30g，枳壳10g，百合20g，夜交藤20g，夏枯草10g，郁金10g，土贝母6g，半夏10g，葛根30g，车前草15g，甘草5g。

2015年5月24日二诊：服用上方后，患者小便不爽、口干、睡眠情况较前明显改善，仍有乏力、湿疹，舌淡，苔薄黄，脉弦细。治疗：在原方基础上去夜交藤、夏枯草、土贝母、葛根、车前草，加紫草6g，苦参10g，蝉蜕8g，薏苡仁20g，黄芩10g。配合院内制剂参黄洗剂祛湿止痒。

2015年7月5日三诊：患者乏力、畏寒、湿疹症状明显改善，食纳较差，治疗：在上方基础上加山楂10g，麦芽15g。

2016年8月23日四诊：患者仍有小便不爽、口干，睡眠进一步改善，无明显畏寒，偶有乏力，未见湿疹，舌淡，苔薄黄，脉弦细。上方加黄芪30g，重用车前草30g。

2017年9月19日五诊：患者已无小便不爽、口干，乏力减轻，食纳可，夜寐一般，无明显畏寒，未见湿疹，舌淡，苔薄黄，脉弦细。依原方继续治疗。

2018年10月11日六诊：患者精神可，偶感口干，无口苦，食纳可，二便调，夜寐可。依上方继续治疗。

此后患者一直坚持在蒋益兰教授门诊复诊，坚持服用中药已6年，能生活自理，工作正常。

按语：患者为中年女性，平素情志抑郁，肝气郁结，横逆犯脾，脾失健运不荣于四末，则四肢乏力；脾失健运，津液失于输布，则口干；肝气郁结，郁久化热，因此肝经循行所过之处双侧腹股沟湿疹瘙痒，双目干涩，小便不爽；肝气郁久成瘀，表现为舌暗红，脉弦。治以益气健脾，疏肝解郁，清热解毒，方选四君子汤加减，方中党参、白术、茯苓、甘草扶正固本，辅以黄芪、灵芝补气健脾；夏枯草、郁金归肝经，疏肝行气解郁，且夏枯草有明目之功效；土贝母、半夏化痰散结；半枝莲、白花蛇舌草清热解毒抗癌；百合、夜交藤清心安神；葛根透疹、生津止渴；车前草利尿通淋；甘草调和诸药。患者二诊时诸症减轻，唯湿疹瘙痒未解，治疗予原方去夜交藤、夏枯草、土贝母、葛根、车前草，加紫草、苦参、蝉蜕渗湿透疹止痒。三诊时患者湿疹情况完全缓解，食纳较差，原方去紫草、苦参、蝉蜕，加山楂、麦芽健胃消食。后患者长期门诊随访，身体状态尚可，未诉明显不适。

【案二】

黄某，女，50岁。2018年4月17日初诊。

主诉：甲状腺肿块切除术后1月余，胸腺肿块切除术后1月余。

病史：2018年2月6日因右侧眼睑下垂至湘雅三医院就诊。胸部CT检查显示纵隔肿块，考虑胸腺瘤。2018年3月6日转至湘雅二医院，通过相关检查后发现甲状腺肿块，考虑癌，遂于2018年3月9日行纵膈肿瘤切除＋甲状腺切除术。术后病理检查结果：甲状腺癌（右甲状腺乳头状癌，左甲状腺滤泡性瘤），纵膈肿瘤（胸膜上皮源性肿瘤，B2型胸腺瘤，部分B1型改变）。

症见：术后声音嘶哑，偶头晕，夜寐差，纳差，食欲减退，二便调，夜间口干。舌红，苔白腻，脉沉细。

西医诊断：甲状腺癌术后、胸腺瘤（术后）。

中医诊断：瘿瘤（脾气虚证）。

治法：益气健脾。

处方：四君子汤加减，具体拟方如下：白参10g，茯苓15g，白术10g，黄芪30g，薏苡仁30g，淮山药20g，灵芝15g，白花蛇舌草20g，半枝莲20g，半夏10g，枳壳8g，郁金10g，酸枣仁20g，百合20g，炒山楂10g，麦芽20g，甘草5g。

按语：患者为中年女性，平素体质较差，正气本虚，正不胜邪，肿瘤双发，手术治疗更伤脾胃之气，脾胃失于健运则纳差；脾主升清，脾气亏虚，水谷精微不能上输于脑窍则头晕，口舌失于津液输布，则口干，结合患者舌象、脉象，辨证为脾气虚证，因此治疗以益气健脾为法，以四君子汤加减，白参与黄芪（量大）大补元气，扶正补虚；薏苡仁、淮山药、灵芝平补脾胃；炒山楂、麦芽健脾消食开胃；半夏、枳壳、郁金行气解郁消滞；白花蛇舌草、半枝莲清热解毒抗癌；百合、酸枣仁养心安神；甘草调和诸药。甲状腺癌病机是正气亏虚，脏腑功能失调，加之痰凝、气滞、血瘀，该患者经过手术治疗后正虚表现明显，蒋教授抓住其本质强调补虚，再辅以清热解毒、行气导滞类中药抗癌，防止肿瘤复发，体现了中医整体审察、辨证论治、既病防变治疗原则。

【案三】

廖某，女，53岁。2018年4月17日初诊。

主诉：甲状腺肿块切除术后7月。

病史：患者2012年开始感觉颈部不适，夜寐差，湘雅医院体检报告提示亚急性甲状腺炎，予以对症治疗后病情好转。2017年8月复查颈部彩超：双侧甲状腺肿块恶性可能大。2017年9月29日做甲状腺手术。病理检查报告：（左侧）甲状腺乳头状肿瘤，侵犯甲状腺外组织，未见淋巴结转移（0/13），（右侧）嗜酸性细胞腺瘤，区域滤泡上皮增生活跃。2017年12月11日自觉双上肢疼痛，影响睡眠。骨扫描：L_4、L_5、左髂骨质代谢增高，性质待定，给予唑来膦酸治疗后疼痛减轻。现在患者寻求中医治疗。

症见：双上肢疼痛，夜间明显，颈部牵扯痛，久立后腰部胀痛，夜寐差，难入睡，纳可，夜间口干明显，口淡乏味，二便调。舌红，苔薄白，脉弦细。

西医诊断：甲状腺癌术后。

中医诊断：瘿瘤（脾胃亏虚，气滞血瘀证）。

治法：健脾益气，活血化瘀，攻毒散结。

处方：党参15g，白术10g，茯苓15g，黄芪20g，灵芝15g，白花蛇舌草20g，半枝莲20g，枳壳8g，郁金10g，葛根30g，半夏9g，姜黄10g，鸡血藤25g，田三七5g，全蝎6g，夜交藤25g，甘草6g。

按语：该患者就诊时已发生多处骨转移，周身疼痛为主症。蒋益兰教授认为癌性疼痛的原因不外乎不通则痛，日久不荣则痛。该患者骨痛新发，痰瘀互结于内，致使机体气血津液升降流注失司，脉络阻滞，凝聚成结，为不通则痛。因此方中使用了大量理气活血散结类药物：法半夏、姜黄、鸡血藤、田三七、全蝎；其中党参、白术、茯苓、黄芪、灵芝健脾益气、固本培元，攻邪不伤正；枳壳、郁金行气，补而不滞；白花蛇舌草、半枝莲清热解毒抗癌；葛根生津止渴，夜交藤养心安神，甘草调和诸药。全方共奏健脾益气、活血化瘀、攻毒散结之功效。

【案四】

李某，女，54岁。2018年10月22日初诊。

主诉：甲状腺肿块切除术后2月。

病史：患者4年前发现颈部结节，未定期复查，2017年6月开始颈痛，乏力。2018年7月23日患者在湘雅医院体检，结果显示甲状腺右叶实质性结节，BI-RADS 4b类。2018年8月16日做手术。术后病理检查结果：右甲状腺乳头状癌（直径2cm），未见脉管癌栓及神经侵犯，淋巴结转移（1/11，4/14）。遂来我院寻求中医治疗。

症见：颈痛，术区不适，咽中异物感，咳少量白痰，神疲乏力，纳寐差，食欲一般，易腹胀，大便1日1~2次，不成形，小便调，手足心热。舌红，边齿痕，苔薄白，脉弦细。

西医诊断：甲状腺癌术后。

中医诊断：瘿瘤（脾胃亏虚，痰热扰心证）。

治法：健脾益气，清心除烦。

处方：党参15g，茯苓15g，黄芪20g，灵芝15g，半夏10g，白花蛇舌草20g，半枝莲20g，苏梗10g，枳壳10g，郁金10g，百合20g，葛根30g，黄芩10g，桔梗10g，牡丹皮10g，竹茹10g，浮小麦30g，甘草5g。15剂，水煎，每日1剂，分两次温服。

按语：患者2月前行甲状腺手术，病理检查发现淋巴结转移，癌毒未尽，易生痰热，表现为手足心热。同时患者术后出现脾胃阳虚，脾虚气滞的症状，表现为神疲乏力、纳差腹胀，因此治疗上仍以顾护脾胃为主，佐以紫苏梗、枳壳、郁金行气通滞，辅以牡丹皮、竹茹、浮小麦清热化痰除烦。其中白花蛇舌草、半枝莲解毒散结；葛根、黄芩清热燥湿止泻；百合养阴、清心、安神。

【案五】

李某，女，41岁。2018年1月5日初诊。

主诉：甲状腺肿块切除术后1年。

病史：患者2017年1月体检时做彩色超声检查，发现甲状腺肿块，恶性可能性大。1月5日于当地医院行"甲状腺切除术"。术后病理检查结果：乳头状甲状腺癌，颈部淋巴结转移。术后1月行[131]碘治疗。患者寻求中医治疗，求诊于蒋益兰教授。

症见：精神可，口干咽燥，纳食减少，疲乏无力，脘腹饱胀，大便偏稀，小便可，偶有咳嗽、咳痰，夜寐尚安，无畏寒发热、恶心呕吐等不适。舌淡胖边有齿痕，苔薄白，脉细无力。

西医诊断：甲状腺癌术后，放射性^{131}碘治疗后。

中医诊断：瘿瘤（肺脾两伤，气阴两虚证）。

治法：益气养阴，解毒散结。

处方：党参15g，黄芪30g，白术10g，茯苓15g，灵芝15g，南沙参15g，麦冬15g，石斛12g，防风10g，谷芽15g，麦芽15g，陈皮6g，薏苡仁30g，夏枯草10g，石见穿30g，白花蛇舌草30g，莪术10g，甘草5g。

按语：患者甲状腺癌术后颈部淋巴结转移，^{131}碘放射治疗导致脾肺受损，脾气虚则乏力，运化失司，则见纳少、腹胀、便溏；肺阴虚则口干咽燥、咳嗽、咳痰。今以益气养阴、解毒散结为法，用药：黄芪、党参、白术、茯苓益气健脾，南沙参、麦冬、芦根、石斛、防风等养肺阴，固肺气；夏枯草、薏苡仁、石见穿、白花蛇舌草、莪术等解毒散结，陈皮、炒二芽健脾理气，全方以健脾补肺为主，扶正为本，佐以解毒散结之品以抑复发，全方扶正祛邪，而非一味扶正或者攻邪，死守成法。

【案六】

凌某某，男，67岁。2004年6月20日初诊。

主诉：甲状腺肿块1年。

病史：患者诉1年前发现甲状腺肿块，无明显增大。近日到当地医院做B超、CT、血生化检查，考虑甲状腺癌。2004年5月11日到省某医院做肿块穿刺活检，结果显示（甲状腺）滤泡状癌。患者拒绝手术，遂来本院求治。查血常规、甲状腺功能、肿瘤标志物等均基本正常。彩超显示：甲状腺右侧叶见非均质肿块影，约1.4cm×1.9cm大小，形态不规则，可见细小钙化。无颈淋巴结肿大。

症见：颈前触及包块，无疼痛，咽喉不适，如痰留内难咯出，食欲精神均可，夜寐欠佳，二便调。舌偏暗，苔白润，脉弦。

西医诊断：甲状腺滤泡状癌。

中医诊断：瘿瘤（痰瘀阻络证）。

治法：行气活血化瘀，化痰软坚散结。

处方：海藻玉壶汤加减，具体拟方如下：海藻10g，昆布10g，浙贝母10g，柴胡10g，厚朴10g，陈皮10g，郁金15g，莪术10g，土贝母5g，白花蛇舌草30g，夏枯草10g，桔梗10g，合欢皮10g。15剂，每日1剂，分两次服用。

二诊：2004年8月14日，患者诉服药后咽喉不适缓解，余无特殊不适。舌脉同前。上方去桔梗、厚朴、莪术，加石见穿15g、田三七5g、牡蛎15g。15剂，每日1剂，分两次分服。

此后患者坚持服中药，每3个月左右复诊。

复诊：2009年5月23日，患者诉咳嗽，咯少量白色黏痰，呼吸平稳，纳可，夜寐多梦，二便尚调。舌淡暗，苔白腻，脉弦。CT检查显示：甲状腺肿块影较前增大（2.5cm×2.7cm），颈淋巴结肿大（考虑转移）。左上肺、左下肺见多个结节，考虑肿瘤转移。患者拒不接受化疗，要求中药治疗。处方：海藻10g，昆布10g，浙贝母10g，桔梗10g，瓜蒌10g，制南星10g，郁金15g，紫菀10g，百部10g，臭牡丹30g，猫爪草15g，山慈菇10g，全蝎6g，百合15g，远志8g。15剂，每日1剂。

复诊：2009年7月15日，患者诉病症平稳，仍咳嗽，咯痰，无痰血，活动后气促，无畏寒发热，纳呆，神疲，便溏，1日3～4次。舌淡紫，苔白，脉细。上方去制南星、山慈菇、远志，加黄芪30g、党参15g、白术10g、茯苓15g、炒麦芽15g、鸡内金5g。15剂，每日1剂。

此后患者长期服中药治疗，2～3个月复诊，均以上方随症加减治疗，至2014年9月病情进展较快，患者于2014年12月去世，时年77岁，存活10年。

按语：患者为瘿瘤病初诊，拒不接受现代医学治疗，因此本病采用纯中医治疗，患者脏腑失和，痰浊内生，日久瘀滞而成毒，痰浊、瘀毒痼结于颈前而成瘿病；患者颈部包块、咽喉不适有痰难咯，再结合舌偏暗、苔白润、脉弦等特点，可辨证为痰瘀阻络。蒋益兰教授以海藻玉壶汤加减行气活血化瘀、化痰软坚散结，海藻、昆布、土贝母、浙贝母化痰散结，柴胡、厚朴、陈皮、郁金、莪术、合欢皮、桔梗活血行气，白花蛇舌草、夏枯草清热解毒抗癌；期间症状缓解，随证加减。2009年5月复查发现甲状腺肿块增大、肺部转移，蒋益兰教授以浙贝母、紫菀、百部止咳化痰，以全蝎、瓜蒌、制南星、山慈菇、猫爪草加强化痰软坚散结的力度，同时以百合、远志宁心安神；后患者再次复查出现神疲、便溏、纳呆的症状，考虑久病伤及脾胃，原方去制南星、山慈菇、远志，加黄芪、党参、白术、茯苓、炒麦芽、鸡内金顾护脾胃、行气消积。此患者采用纯中医治疗，蒋益兰教授在把握患者病因、病机的同时，根据患者病情变化及时对症治疗，在治病的同时保证患者的生活质量，获得了较长的生存期。

第五节 肺 癌

一、疾病概述

原发性支气管肺癌，简称肺癌，是起源于气管、支气管黏膜或腺体，是最常见的肺部原发性恶性肿瘤。根据组织病理学特点不同，可分为非小细胞癌和小细胞癌，非小细胞癌占所有肺癌的70%～80%。

全球范围内肺癌的发病率、死亡率都极高且呈逐年上升趋势。2018年世界肺癌新发例数为209.4万，死亡例数为176.1万，居恶性肿瘤发病人数、死亡人数的第1位。国家癌症中心数据显示，2015年我国新发肺癌78.7万例，死亡63.1万例，居恶性肿瘤发病、死亡人数的第1位。据中国2015年癌症统计数据分析，男性肺癌高发年龄段为60岁及以上人群，女性肺癌高发年龄段为75岁以上；城市肺癌发病率高于农村，南方高于北方，中国居民肺癌负担严重。肺癌的病因至今尚不完全明确，大量研究表明，肺癌的发生可能与吸烟和二手烟、空气污染、肺部相关疾病史、肿瘤家族史、职业暴露、饮食营养等因素有关。目前肺癌的治疗手段主要有手术、化疗、放疗、靶向治疗、免疫治疗以及中医药治疗。

肺癌属于祖国医学"肺癌病""肺积""咳嗽""咯血"等范畴。

二、诊治观点

明代医家李中梓在《医宗必读》中指出："积之成者，正气不足，而后邪气踞之。"蒋益兰教授认为正气内虚、脏腑阴阳失调是罹患肺癌的病理基础。正气虚损，阴阳失调，邪毒乘虚入肺，肺为娇脏，易受外邪，邪滞于肺，导致肺脏功能失调，肺气敛郁，宣降失司，气机不利，血行瘀滞，津液失于输布，津聚为痰，痰凝气滞，瘀阻络脉，痰瘀胶结，日久形成肺部积块。正如清代医家沈金鳌在《杂病源流犀烛·积聚癥瘕痃癖痞源流》所提到的："邪积胸中，阻塞气道，气不宣通，为痰，为食，为血，皆得与正相搏，邪既胜，正不得而制之，遂结成形而有块。"因此，肺癌是以正虚为基础，因虚致实，是一种全身为虚、局部为实的疾病。肺癌的虚以阴虚和气阴两虚为常见，实则不外乎气滞、血瘀、痰凝、毒聚之病理变化。加之肺癌好发于40岁以上的中老年人，其生理机能衰退，脾肾功能亏虚。肾属水，为先天之本，脾属土，为后天生化之源，肾虚则金水无以相生；脾虚则土不能生金。肺为娇脏，易受邪毒、烟毒之物侵袭，肺癌患者常常接受放疗和化疗等治疗，并伴随发生恶心、呕吐、骨髓抑制等副作用，使其机体摄纳失常，造血及免疫功能衰退，正气愈虚，则愈加不耐攻伐。临床工作中遇到的患者，或全身虚损情况明显，或局部实证为主，而虚损或为阴虚，或为气虚，或为气阴两虚，不可混为一谈，局部实证则为痰、瘀、毒三者或重于某一方面，或二者甚至三者相互搏杂，所以在诊断及治疗时不能单纯从某证型入手，而应该通过患者的主要临床表现、舌象、脉象及病程综合分析，全面考虑，认识到肺脾肾气阴两虚、痰浊瘀毒互结是肺癌的特殊本质变化。

蒋益兰教授认为气阴两虚、痰瘀内结证是肺癌临床中最常见的证型，在充分吸收历代医家治疗肺癌经验，结合多年临床实践的基础上，蒋益兰教授提出以益气养阴，化痰散结，清热解毒法治疗中晚期肺癌，并创制了相应的经验方"益肺败毒汤"。方中党参、灵芝、白术、茯苓益气健脾，培土生金；麦冬、百合养阴润肺；贝母、桔梗化痰宣肺，升降相因；半枝莲、臭牡丹、龙葵、猫爪草清热解毒，软坚散结；郁金行气解郁、活血散结；甘草调和诸药。诸药共同发挥益气养阴、化痰散结、清热解毒之功效。并强调临床随症加减。胸痛甚者加郁金、玄胡、红景天、田三七等；咳嗽痰多者加杏仁、苏子、百部、紫菀、款冬花、枇杷叶、矮地茶等；久咳无痰者加白果、五味子、诃子、乌梅等；顽痰难咳者加制天南星、胆南星等；寒痰清稀，合苓甘五味姜辛汤；多汗自汗者，加玉屏风散，或枣皮、白芍、浮小麦、煅牡蛎、五味子、五倍子（可敷脐）等；肺热者加黄芩、芦根、蒲公英、鱼腥草、金荞麦等；痰热甚者加鱼腥草、制南星、葶苈子等；咯血甚者加白茅根、蒲黄炭、仙鹤草等；阳虚者加巴戟天、仙灵脾、锁阳等；夜寐欠安者加酸枣仁、夜交藤、茯神等；便秘者可加大黄、枳实、厚朴等；纳呆者加鸡内金、焦山楂、神曲、麦芽等。

蒋益兰教授认为，目前肺癌的治疗强调多学科联合应用，中西医相互配合。临床上很多患者并不只接受单一的治疗方式，而是多种治疗方式同时或循序应用。术后患者由于手术导致气血亏虚，临床多用双补气血八珍汤来促进患者气血和免疫功能的恢复。正在接受或刚刚结束放化疗不久的患者，由于化疗、放疗对肿瘤产生作用的同时不可避免地对人体正常组织机能也产生损害，因此这类患者用药以扶正固本为主，兼以攻邪抗癌，切忌过多使用药性猛烈的抗癌中药，临床常用脾肾方来健脾补肾，改善患者的脾胃功能，促进机体免疫力的恢复。同时临床观察以及实验研究证实中医药联合放化疗可以提高放化疗的临床有效率，减轻放化疗相关毒副作用，增加患者的耐受性，起到1＋1＞2的作用。靶向治疗是目前肺癌治疗的一个重要手段，但是由于靶向药物的作用靶点往往是针对肿瘤细胞的某个蛋白、分子或某一条信号通路，而靶向药物治疗肿瘤的过程，也是肿瘤细胞逃避打击的过程，经过多重治疗后筛选下来的肿瘤细胞可能具有更强的生命力，它们可能通过其他信号通路逃避药物的作用而存活，并对药物产生耐药性。中医药已被证实可以通过多靶点对肿瘤细胞产生抑制作用。因此中医药联合靶向治疗可以弥补靶向药物作用靶点单一的不足，发挥更好的疗效，减少或延缓耐药性的产生。皮疹和腹泻是靶向治疗药物最常见的两个副反应。皮疹以血虚风热证为主，以四物消风散加减养血祛风，凉血清热，则皮疹可消退。腹泻临床以脾虚湿热证为主，以参苓白术散合葛根芩连汤加减健脾、清热、化湿，则腹泻可止。

三、验案举隅

【案一】

杨某某，男，61岁。2018年1月8日初诊。

主诉：右下肺高分化腺癌术后2月。

病史：患者2月前因咳嗽、咳痰在湘雅医院就诊，CT检查提示右下肺占位。2017年11月20日行右下肺切除术。术后病理检查结果：高分化腺癌（贴壁型90%，腺泡型10%），淋巴未见癌转移；免疫组织化学检查：TTF-1（＋）、NapsinA、CD34（＋）、Ki-67（5%）、ALK（－）；分期：T1N0M0，IA期。术后口服中药治疗。

症见：面色苍白，四肢倦怠，咳嗽、咳痰，胸闷，气短，活动后明显，少气懒言，多汗，无胸痛，饮食减少，夜寐差，乏力，二便调。舌淡，苔薄白，脉细弱。

西医诊断：右肺腺癌术后 T1N0M0 IA 期。

中医诊断：肺癌病（气血亏虚，瘀毒未尽证）。

治法：益气养血，化瘀解毒。

处方：八珍汤加减，具体拟方如下：人参15g，茯苓15g，黄芪30g，白术15g，甘草6g，熟地黄15g，白芍10g，当归15g，川芎10g，杏仁10g，紫菀10g，款冬花10g，白花蛇舌草20g，臭牡丹20g，夜交藤25g，合欢皮10g，浮小麦20g，煅牡蛎20g^{（先煎）}，五味子10g。15剂，水煎，每日1剂，分两次温服。

二诊：2018年2月26日。服用上方后，2018年2月23日在湘雅医院复查CT，结果显示：右下肺切除术后，支气管残端管壁增厚，新见心包积液，右侧胸腔少量积液，右侧胸膜增厚。糖类抗原CA125：59.98U/ml。面色稍红润，多汗已控制，咳嗽稍好转，仍四肢乏力，活动后气促，难以入睡（既往需睡前服用佐匹克隆5mg促进睡眠），大便溏，1日2～3次，小便调，纳一般，无口干、口苦。舌淡，苔白，脉细弱。结合舌脉证候，考虑仍为气血亏虚，瘀毒未尽证，治以益气养血，化瘀解毒。守上方去煅牡蛎，加炒酸枣仁（25g）养心安神，加薏苡仁（30g）、桑白皮（15g）利水。15剂，水煎，每日1剂，分两次温服。

三诊：2018年3月29日。患者面色红润，偶有咳嗽，无明显胸闷气促，无胸痛，纳可，夜寐较前改善，无需服用安眠药可入睡，大便成形，1～2次/日，小便调。舌淡，苔薄，脉细。效不更方，继续服用上方。

此后患者一直于蒋益兰教授门诊复诊，发病至今已2年余，目前一般情况可，生活能自理。

按语：患者为中年男性，有长期吸烟史。清代顾文垣认为："烟为辛热之魁"。长期吸烟，热灼津液，阴液内耗，致肺阴不足，气随阴亏，加之烟毒之气内蕴，羁留肺窍，阻塞气道，而致痰湿瘀血凝结于肺，形成瘤块。加上手术损伤气血，致气血亏虚，宣降失司，故见咳嗽、气短；阴虚阳盛，阳不入阴，阴阳失交，神浮于外，则夜寐差；正气不足，脾气亏虚，运化失常，水湿停滞，则见大便溏。结合患者舌淡苔薄白，脉细弱，辨证为气血亏虚，瘀毒未尽证，方拟八珍汤加减。方中人参、黄芪、熟地黄益气养血；白术、茯苓健脾渗湿，助人参益气补脾；当归、白芍养血和营，助熟地滋养心肝；川芎活血行气，使地黄、当归、白芍补而不滞；杏仁、紫菀、款冬花润肺止咳；臭牡丹、白花蛇舌草清热解毒，软坚散结；夜交藤、合欢皮宁心安神；浮小麦、煅牡蛎、五味子收涩止汗，甘草调和诸药。全方共达益气养阴、清热解毒、化痰散瘀、软坚散结、攻补兼施之效。患者二诊时仍有气促，CT提示心包、胸腔积液，夜寐欠佳，大便溏，上方加酸枣仁，增强宁心安神之功，桑白皮利水平喘，薏苡仁健脾化湿。患者三诊时，前症明显缓解，病情稳定。

【案二】

蔡某某，男，49岁。2018年11月15日初诊。

主诉：左肺占位化疗后1周。

病史：2018年3月无明显诱因出现咳嗽、咳痰，未重视，2018年9月咳嗽加重，痰多，咳痰清稀，伴痰中带血，至当地医院就诊，胸部CT检查：①左肺门占位病变（5.3cm×4cm），中央型肺癌？②左下肺后基底段感染；③双侧胸腔积液；④右肾上腺新结节灶（2.3cm×1.6cm）。支气管纤微镜活检：左下叶背段新生物浸润癌。病理检查结果：小细胞肺癌。免疫组织化学检查结果：syn弱阳性、CD56＋、CgA＋、Ki-67 40%＋、CK7＋、TTF-1＋。确诊后当地医院拟予患者行4～6周期EP方案化疗。于2018年10月15-18日，11月5-8日行两周期EP方案化疗。

症见：精神一般，咳嗽，痰多，咳痰清稀，偶感左胸部胀痛，无痰中带血，无胸闷、气促，畏寒，无口苦，纳食欠佳，厌食油腻，寐可，小便可，大便溏。舌淡红，苔白滑腻，脉弦滑。

西医诊断：小细胞肺癌，合并肾上腺转移，Ⅳ期。

中医诊断：肺癌（脾肾两虚，寒饮内停证）。

治法：健脾补肾，温肺化饮。

处方：脾肾方合苓甘五味姜辛汤加减，具体拟方如下：人参10g，黄芪20g，白术10g，茯苓15g，半夏9g，枸杞10g，菟丝子10g，肉桂5g，淫羊藿10g，灵芝10g，枳壳8g，竹茹10g，炒山楂12g，麦芽15g，甘草6g，干姜12g，细辛5g，五味子5g，百部15g，紫菀15g。15剂，水煎，每日1剂，分两次温服。

二诊：2019年1月24日。服用上方后，偶咳嗽，痰量明显减少，胸部胀痛减轻，无畏寒，无咳痰血，纳佳，大小便正常。舌淡，苔白腻，脉弦。2018年12月18日在湖南省肿瘤医院复查胸部CT：左肺门区肿块较前明显缩小，左下肺炎性病变好转，左侧胸腔积液较前减少，左侧胸膜局部增厚（同前），肝右叶囊肿。MRI示：左肺肿块、右肾上腺结节较前明显缩小。患者症状明显缓解，效不更方，守方继续治疗。

三诊：2019年2月26日。患者偶咳嗽，咳少量黏痰，轻微胸痛，纳可，近段时间寐欠安，大便稍秘结。舌红，苔薄白，脉细数。2019年2月12日复查，病情稳定。结合患者目前舌象、脉象及症状，考虑为气阴两虚、瘀毒未尽证，治以益气养阴、化瘀解毒。方以肺复方加减，处方：太子参10g，黄芪10g，茯苓10g，半夏9g，枸杞10g，灵芝10g，川贝母8g，麦冬10g，白芍10g，百合15g，田三七粉3g，郁金10g，臭牡丹20g，半枝莲20g，白花蛇舌草20g，夜交藤20g，远志15g，甘草5g。15剂，水煎，每日1剂，分两次温服。

四诊：2019年4月18日。患者无明显咳嗽，无痰，无胸痛，纳可，寐安，二便调。舌淡，苔薄白，脉细。患者病情稳定，症状改善，辨证仍属原证，上方去半夏，黄芪调至15g。

此后患者一直在蒋益兰教授门诊复诊，发病至今已2年余，一般情况可，生活自理。

按语：患者为中年男性，正气不足，外邪乘虚而入，客邪留滞不去，气机不畅，加之化疗药物损伤，导致脾肾亏虚，阳气不足。肾阳不足，温煦失职，津液失于输布，津聚为痰，故见咳痰清稀。脾阳不足，水湿运化失常，湿聚成饮，留于肺脏，发为胸水。痰饮停滞，气机运行不畅，不通则痛，故见胸部胀痛；结合患者舌淡红，苔白滑腻，脉弦滑，辨证为脾肾两虚、寒饮内停证。方拟脾肾方合苓甘五味姜辛汤加减，方中人参、黄芪、白术、茯苓等健脾以补肺气；枸杞、菟丝子等滋补肝肾之阴；竹茹、炒山楂、麦芽等和胃止呕。干姜、细辛、五味子温肺化饮，百部、紫菀止咳化痰。全方共奏健脾补肾、温肺化饮之功。患者三诊时偶咳嗽，咳少量黏痰，大便稍秘结；舌红，苔薄白，脉细数，辨证为气阴两虚、瘀毒未尽证。正所谓正虚邪实，及时更换肺复方，方中生晒参、黄芪、灵芝、茯苓益气健脾，培土生金；麦冬、百合、白芍养阴润肺；川贝母、桔梗、半夏、竹茹化痰宣肺，升降相因；枸杞补肾，固先天之本；臭牡丹、白花蛇舌草、半枝莲、郁金清热解毒，软坚散结，并制黄芪、半夏温热之性；郁金、田三七粉化瘀止痛；甘草调和诸药。全方共达益气养阴、清热解毒、化痰散瘀、软坚散结、攻补兼施之效。四诊时疼痛消失，咳嗽缓解，去半夏防治燥性太过，并长期服用。肺癌发病病因复杂，病情变化多端，应注意灵活辨证，全面兼顾。

【案三】

文某某，男，62岁。2018年8月13日初诊。

主诉：右肺占位术后8月余，发现左肺占位3天。

病史：2018年1月无明显诱因出现咳嗽，伴痰中带血，至长沙市中心医院就诊，胸部CT检查显示：①右肺占位病变（5.3cm×4cm），周围型肺癌？②左下肺后基底段感染；③双侧胸腔积液。行经皮肺活检穿刺确诊肺腺癌，后在湘雅三医院手术切除。术后病理检查结果：（右肺）高分化腺癌，未见区域淋巴结转移。3天前患者出现活动后气促，遂到长沙市中心医院行胸部CT检查：（右）肺癌术后改变，左肺多发占位性病变，考虑转移灶。建议患者化疗，其拒绝化疗，要求中医药治疗。

症见：活动后气促，疲乏，无咳嗽、咳痰，无咳血，无畏寒、发热，纳可，口干，寐安。舌质暗红，苔薄白，脉弦细。

西医诊断：右肺腺癌术后，左肺多发转移Ⅳ期。

中医诊断：肺癌（气阴两虚、痰瘀内结证）。

治法：益气养阴、化瘀解毒。

处方：以肺复方加减，具体拟方如下：黄芪15g，百合15g，生地黄10g，浙贝15g，桔梗10g，麦冬10g，桑白皮15g，丹参10g，白术10g，南沙参15g，茯苓12g，白花蛇舌草15g，半枝莲15g，臭牡丹15g，龙葵15g，甘草5g。15剂，水煎，每日1剂，分两次温服。

二诊：2018年9月1日，患者受凉后出现咳嗽，咳少量白痰，黏稠难出，气促，活动后加重，纳欠佳，寐安。舌淡，苔薄白，脉沉细。辨证考虑兼有表寒，守上方加白芍10g，瓜蒌皮10g，杏仁10g，桂枝9g，五味子10g，以温肺化痰。15剂，水煎，每日1剂，分两次温服。

三诊：2018年11月6日，复查CT提示：左肺多发结节，考虑转移瘤。奇静脉后占位，考虑肿大淋巴结。近来患者气促，咳嗽，咳少量白色泡沫痰，痰中偶有血丝，纳可，口干，寐安，舌质紫红，苔薄白，脉细。患者气阴两虚，痰瘀毒结，应加强宣肺化痰，予肺复方，去丹参，浙贝母改川贝母10g，加党参10g，土茯苓15g，木蝴蝶6g，百部15g，田三七粉5g（冲服）、灵芝10g、白茅根15g。15剂，水煎，每日1剂，分两次温服。

四诊：2019年9月6日，复查CT，结果如下：左肺多发结节，考虑转移瘤，较前无明显变化。奇静脉后占位，考虑肿大淋巴结，较前无明显变化。期间患者在当地医院一直坚持服用本处方，并由当地医生做适当调整，病情稳定。

现患者发病至今已2年余，症状轻微气促，偶咳嗽、咳痰，无痰中带血，纳可，口干，寐安。舌淡，苔薄白，脉细。仍以肺复方加减巩固治疗。

按语：虽然肺癌的病位在肺，但与脾肾密切相关，发病多因虚、瘀、痰、毒所致。患者长期吸烟，邪毒从口鼻而入，瘀毒内结于肺，形成肺内肿块；邪毒阻塞气道，灼伤津液，阴液内耗，肺阴不足，气随阴亏，且手术损其机体正气，结合舌脉表现，本病辨证为气阴两虚、痰瘀内结证。治以益气养阴、化瘀解毒，方以肺复方加减。方中百合、麦冬、沙参养阴润肺；生地黄、白芍养阴凉血、滋阴壮水；黄芪健脾补中、益气。患者术后复发，肺内多发转移，拒绝化疗，遂加入半枝莲、白花蛇舌草、龙葵、臭牡丹解毒消肿；浙贝母清化热痰、散结消痈；玄参、桑白皮、黄芩滋阴清热；川芎、当归活血散瘀。土为金母，脾气虚衰，运化失司，水谷精微化生不足，则土不能生金，肺气不足，故佐以白术、茯苓、砂仁、麦芽等健运脾土，保护后天之本。诸药合用，共奏益气养阴、化瘀解毒之功，患者病灶未见增大、扩散（1年多），病情稳定，很好地实现了"带瘤生存"。

肺复方是我院潘敏求教授经验方。此方治疗晚期老年非小细胞肺癌患者显示了很好的疗效。在肺复方治疗中晚期老年非小细胞肺癌多中心临床研究中，采用多中心、随机对照方法，将符合纳入标准的老年非小细胞肺癌120例，分为治疗组（中药肺复方组）和对照组（化疗＋中药组），各60例。2组均以4周为1周期，连续治疗2个周期。观察并随访记录两组病例的临床症状、生活质量、体重、瘤体变化、疾病进展时间、中位生存期及生存率、毒副反应等。结果两组瘤体总有效率（完全缓解＋部分缓解）分别为5%、21.67%，差异有统计学意义（$p < 0.05$）；而治疗组瘤体稳定率（完全缓解＋部分缓解＋病灶稳定）为75%，高于对照组的66.67%，差异无统计学意义（$p > 0.05$）。疾病进展时间（time to progression，TTP）治疗组为5.0月，对照组为4.8月，差异无统计学意义（$p > 0.05$）。中位生存期（median survival time，MST）治疗组为13.2月，对照组为10.6月，差异无统计学意义（$p > 0.05$）。1年、2年生存率治疗组分别为48.33%、31.67%，高于对照组的36.67%、15.00%，其中2年生存率组比较差异有统计学意义（$p < 0.05$）；治疗组在临床症状、生存质量及体重改善等方面均优于对照组（$p < 0.05$），且无明显毒副作用。该研究认为中药肺复方治疗老年非小细胞肺癌，特别是中晚期患者，能减轻临床症状、改善生活质量、增加体重，并能稳定瘤体、延缓疾病进展、延长生存期，这提示中医药治疗老年非小细胞肺癌是安全有效的治疗方法之一。

【案四】

杜某某，女，68岁。2019年3月6日初诊。

主诉：发现右肺占位20余天，化疗后10天。

病史：2019年2月15日因肩背部疼痛到株洲某医院就诊，胸部CT检查：①右上肺占位性病变，周围型肺癌？②右第四后肋、T_6及右椎弓根骨质破坏，考虑骨转移瘤。进一步进行颅脑MRI检查：额叶占位，考虑脑转移瘤。骨扫描提示右第四后肋、T_6及右椎弓根骨质放射性浓聚，考虑骨转移。行经皮肺活检穿刺，确诊为肺鳞癌。随后予TC（紫杉醇＋顺铂）方案化疗1周期，于2019年2月24日结束。

症见：右肩背疼痛，影响睡眠，脱发严重，无咳嗽、咳痰，无痰中带血，无头痛、头晕，乏力，恶心欲呕，二便调。舌淡，苔薄黄，脉弦细。

西医诊断：右上肺鳞癌，左额叶及骨转移，Ⅳ期。

中医诊断：肺癌（脾肾两虚，痰瘀内结证）。

治法：健脾和胃，补肾益精。

处方：脾肾方加减，具体拟方如下：人参10g，黄芪20g，白术10g，茯苓15g，半夏9g，枸杞10g，菟丝子10g，淫羊藿10g，灵芝10g，枳壳8g，葛根30g，田三七5g，鸡血藤20g，竹茹10g，炒山楂12g，麦芽15g，何首乌10g，黑芝麻15g，甘草6g。15剂，水煎，每日1剂，分两次温服。

二诊：2019年3月10日，服上方结合化疗已2周期，现肩背疼痛较前缓解，脱发慢慢减少，不太影响睡眠，恶心消失，纳食增加。舌淡，苔薄白，脉弦细。患者症状明显缓解，效不更方，继续守方治疗。

三诊：2019年4月6日，服上方结合化疗已3周期，现肩背轻微疼痛，精神、睡眠尚可，纳食增加。舌淡，苔薄白，脉弦细。患者症状明显缓解，效不更方，继续守方治疗。

四诊：2019年6月14日，患者化疗结束，开始接受局部放疗。肩背仍间歇性疼痛，口干喜饮，精神、睡眠尚可，纳食增加。舌淡，苔薄黄，脉弦细。结合舌脉证候，考虑为脾肾两虚，兼有热毒伤阴证，以沙参麦冬汤、四君子汤合二至丸加减健脾补肾，清热养阴。处方：北沙参15g，麦冬10g，党参15g，白术10g，茯苓10g，黄芪15g，灵芝10g，枸杞10g，菟丝子10g，女贞子10g，麦芽15g，旱莲草10g，夏枯草15g，紫花地丁15g，白花蛇舌草15g，田三七5g，鸡血藤20g，甘草5g。15剂，水煎，每日1剂，分两次温服。

五诊：2019年8月12日，患者放疗结束。肩背无明显疼痛，口干喜饮，精神、睡眠尚可，纳食一般。舌淡，苔薄黄，脉弦细。上方去鸡血藤，15剂，水煎，每日1剂，分两次温服。

此后该患者一直于蒋益兰教授门诊复诊，一般情况可，生活能自理。

按语：该患者为右上肺鳞癌合并左额叶、骨转移，发现时已失去手术根治机会。初诊时正接受化疗，结合患者舌脉及症状，予脾肾方加减健脾和胃、补肾益精，方中人参、黄芪、白术、茯苓等健脾以补肺气；枸杞、菟丝子等滋补肝肾之阴；竹茹、炒山楂、麦芽等和胃止呕。结合患者肩背疼痛，予葛根解肌，田三七、鸡血藤活血化瘀止痛；关于脱发，予何首乌、黑芝麻补肾生发。四诊时患者化疗结束，脾肾、正气已虚，继续放疗，虚者更甚，见脾肾两虚，兼有热毒伤阴征象，故以沙参麦冬汤养肺阴，四君子汤健脾和胃补气，二至丸滋补肝肾以养阴，同时佐以夏枯草、紫花地丁、白花蛇舌草等清热解毒之品清解放疗带来的火毒之气。从患者的诊疗过程可以看出，益气养阴、健脾、滋补肝肾、清热解毒贯穿其中，而"扶正固本"是肿瘤治疗的根本手段。中医药的使用有效地改善了化疗、放疗产生的相关毒副反应，增强了放化疗耐受性，改善了临床症状，提高了患者的生活质量。

脾肾方联合化疗治疗中晚期非小细胞肺癌40例的临床研究结果显示：两组症状改善率分别为75.0%、27.5%，治疗组优于对照组，差异有统计学意义（$p<0.01$）；两组生活质量改善率分别为52.5%、12.5%，治疗组优于对照组，差异有统计学意义（$p<0.05$）；在毒副作用方面，治疗组在消化道反应、骨髓抑制方面均优于对照组，差异均有统计学意义（$p<0.01$）。可见脾肾方联合化疗治疗中晚期非小细胞肺癌在减轻化疗的各种症状、改善生活质量、减轻消化道反应、改善骨髓抑制方面具有很好的优势，有利于增加患者化疗耐受性，保证完成化疗全过程。

【案五】

李某某，男，67岁。2019年6月10日初诊。

主诉：肺癌术后4年余，气促、头痛1周。

病史：患者于2015年体检时发现左肺肿块，穿刺活检结果为左肺低分化腺癌。随后在湘雅二医院做手术，此后一直间断在外院服用中药，复查发现病情稳定，未见复发与转移。1周前无明显诱因出现咳嗽、气促、右侧颞区疼痛，伴恶心欲呕，外院对症治疗1周后，症状无缓解，遂到我院做胸部CT检查：左侧有大量胸腔积液，有少量心包积液。颅脑MRI检查显示：右侧颞叶区见一大小约2.5cm×1.5cm肿块，考虑转移瘤。

症见：咳嗽、咳白色泡沫痰，无痰中带血，气促，活动后尤甚，伴心悸，不能平卧，右侧颞区疼痛，伴恶心欲呕，无视物旋转，无四肢乏力麻木；畏寒肢冷，纳少，小便不利，大便溏。舌淡胖，苔白，脉细弱无力。

西医诊断：①左肺腺癌，术后脑转移，Ⅳ期；②胸腔积液；③心包积液。

中医诊断：肺癌（脾肾阳虚，水液内停证）。

治法：健脾利水，温阳化饮。

处方：肾气丸、五皮饮合葶苈大枣泻肺汤加减，具体拟方如下：熟地黄24g，淮山药12g，山茱萸12g，泽泻10g，茯苓10g，肉桂5g，制附子6g^{（先煎）}，黄芪20g，葶苈子15g，陈皮10g，生姜皮10g，紫苏子10g，车前子10g，薏苡仁20g，全蝎5g，白芷10g，甘草6g。15剂，水煎，每日1剂，分两次温服。

二诊：2019年8月25日，服上方2月余，复查胸部CT：左侧胸腔积液较前明显减少，残留少量积液，心包少量积液。现患者咳嗽、气促明显缓解，仍心悸，已能平卧，畏寒症状消失，仍有间歇性右侧颞区疼痛，已无恶心呕吐，大小便正常。纳少，舌淡，苔白，脉沉细。患者虽然畏寒改善，但脉象仍沉，故考虑阳虚仍然存在，守上方加鸡内金10g、麦芽15g、谷芽15g。15剂，水煎，每日1剂，分两次温服。

三诊：2019年10月10日，复查胸部CT，结果如下：胸腔积液、心包积液基本消失。颅脑MRI显示：右侧颞叶区见一大小约2.5cm×1.5cm肿块，较前无明显变化，考虑转移瘤。现患者仍偶有头痛，无咳嗽、气促，纳食增加。患者胸水、心包积液消退，但仍头痛，故去车前子、生姜皮、葶苈子、附子、肉桂，加桃仁10g、莪术10g，以活血化瘀止痛。15剂，水煎，每日1剂，分两次温服。

四诊：2019年12月1日，患者头痛症状完全消失，呼吸顺畅，精神、纳食、睡眠可。舌淡，苔薄白，脉细。考虑为气阴两虚证，改肺复方加减，以巩固治疗。

后患者一直在蒋益兰教授门诊复诊，发病至今已4年余，目前仍健在。

按语：该患者肺癌术后4年余，脑转移出现心包积液及大量胸腔积液，盖因久病耗伤人体正气，且一直未规律调养，导致机体阳气不足，失于温煦，因而人体热量不足，难以温暖全身而出现畏寒、肢冷。又因阳气的推动作用不足，津液运行不畅导致饮停于胸而形成胸水。肾阳为诸阳之本，"五脏之阳气，非此不能发"，所以肾阳虚衰在阳气不足病机中占有极其重要的地位。脾虚则无以制水，水液停滞，阻滞气机，导致气逆而气促，不能平卧。本案患者舌脉及症状表现出一派脾肾阳虚、水液内停之象，故予肾气丸、五皮饮合葶苈大枣泻肺汤加减健脾利水、温阳化饮。方中熟地黄甘温补肾，山萸肉、淮山药补益肝脾，三药合用，补肾健脾；配以附子、肉桂温肾助阳；泽泻、茯苓通泄肝脾肾三脏之浊气。再以陈皮理气健脾，桑白皮肃降肺气，通调水道，泄肺行水，生姜皮通行全身水液，葶苈子开泄肺气，泄水逐痰。最后结合患者脑转移，出现头痛症状，以全蝎、白芷搜风通络，化瘀止痛。诸药合用，共奏健脾利水、温阳化饮、搜风通络、泻肺平喘之功。至三诊、四诊之时，见患者阳气来复、水饮消散，及时去除温阳、泄肺逐饮药防温阳太多而出现热证，泄肺太过而导致肺气阴耗伤；脑转移病灶仍在，加入桃仁、莪术活血化瘀散结，增加抗肿瘤治疗作用。最后患者病情稳定，以肺复方加减巩固治疗益气养阴、解毒散结。通篇体现出辨证论治的诊治观点，说明中医药辨证论治胸水、心包积液也能获良效。

胸腔积液是肺癌临床上常见的并发症。中医典籍中记载了大量治疗水饮的方剂，通过中医辨证论治辨明水饮的性质，再根据实际情况施以温阳、泻肺、燥湿、利水等药物，往往可以取得很好的效果。

【案六】

廖某某，男，53岁。2018年5月16日初诊。

主诉：肺腺癌脑转移，靶向治疗后6月。

病史：患者于2017年5月26日因咳嗽、痰中带血到当地医院就诊，检查时发现左肺肿块，穿刺活检明确为左肺低分化腺癌。颅脑MRI显示：枕叶区见一大小约2.5cm×2.0cm肿块，考虑转移瘤。EGFR基因检测提示：19、21外显子缺失突变。患者本人不愿接受化疗等其他治疗，要求靶向治疗，遂一直口服凯美纳，2018年4月1日复查胸部CT，可见右上肺及左肺多发结节，考虑转移瘤，患者病情进展，考虑凯美纳耐药，遂改奥西替尼口服至今。现自觉全身乏力、咳嗽气促，遂来就诊。

症见：全身乏力，咳嗽气促，干咳少痰，无胸闷、胸痛，无头晕，无口干、口苦，纳寐可，二便调。舌红，苔薄白，脉弦细。

西医诊断：左肺腺癌，双肺、脑转移，IV期，EGFR突变型，靶向治疗后。

中医诊断：肺癌（气阴两虚，瘀毒内蕴证）。

治法：益气养阴，化瘀解毒。

处方：益肺败毒汤加减。具体拟方如下：生晒参10g，茯苓10g，白术10g，灵芝15g，黄芪30g，桔梗10g，百合10g，川贝母10g，麦冬10g，半枝莲20g，臭牡丹20g，郁金15g，猫爪草15g，百部10g，紫菀15g，龙葵15g，甘草6g。15剂，水煎，每日1剂，分两次温服。

二诊：2019年6月5日，服上方半月余，患者乏力较前明显改善，仍干咳、气促，纳寐可，二便调。舌红，苔薄白，脉弦细。患者症状少缓解，证型未变，予上方加木蝴蝶10g，地龙10g，五味子10g，加强止咳、降逆作用。15剂，水煎，每日1剂，分两次温服。

三诊：2019年7月10日，继服上方月余，患者已无明显乏力，干咳、气促较前缓解。3天前无明显诱因出现颜面皮肤痤疮样皮疹，表面皮肤发红，伴瘙痒，局部脱皮结痂，口干喜饮，大便干结，食纳一般，睡眠可。舌红，苔薄黄，脉浮数。结合患者服药史，考虑皮疹为药物相关性皮炎，舌红，苔薄黄，脉浮数，辨证为阴虚毒热证，方以益肺败毒汤合四物消风散加减，益气养阴、清热解毒、凉血祛风。处方：生晒参10g，茯苓10g，灵芝15g，黄芪30g，桔梗10g，百合10g，川贝母10g，麦冬10g，半枝莲20g，臭牡丹20g，郁金15g，猫爪草15g，木蝴蝶10g，地龙10g，五味子10g，龙葵15g，甘草6g，蝉蜕10g，防风10g，苦参10g，黄芩10g，牡丹皮10g，野菊花10g。15剂，水煎，每日1剂，分两次温服。

四诊：2019年7月28日，患者自诉服上方5天后皮疹逐渐减少，瘙痒减轻。服药10天左右皮疹已基本消退。现偶有干咳，无明显气促，无口干，喜饮，二便正常，食纳不香，睡眠可。舌淡，苔薄白，脉细。患者毒热症状缓解，仍有气阴两虚，瘀毒内蕴的证候，故予益肺败毒汤加麦芽（10g）、鸡内金（10g）、山楂（10g）巩固治疗。

此后患者一直在蒋益兰教授门诊复诊，每半年就诊一次，发病至今已3年余，仍健在。

按语：该患者肺癌脑转移处于疾病晚期状态，因基因检测提示EGFR基因突变，所以适合凯美纳靶向治疗，然而靶向治疗难以避免耐药，治疗近1年，疾病进展，病情蔓延至对侧肺部，后改用奥西替尼继续治疗。现全身乏力，咳嗽气促，干咳少痰，结合舌脉，辨证气阴两虚，瘀毒内蕴证，予益肺败毒汤加减益气养阴、化瘀解毒，患者干咳较重，遂加入百部、紫菀润肺止咳，桑白皮泻肺平喘。二诊时症状改善，仍有干咳气促，遂加入木蝴蝶、地龙、五味子清肺、补肾纳气。三诊时出现奥西替尼相关性皮疹，皮疹几乎是所有肺癌靶向药物最容易出现的副作用之一，患者皮疹表现出一派火热之象，盖因阴虚日久，瘀毒内蕴，导致阴虚毒热，故予益肺败毒汤合四物消风散加减，益气养阴、清热解毒、凉血祛风。方中防风、蝉蜕，辛散透达、疏风止痒；苦参、黄芩苦寒清热，野菊花清热解毒，牡丹皮清热凉血。诸药合用，发挥祛风、凉血、清热、解毒之效，用益肺败毒汤兼顾养阴扶正，使风邪得散、热毒得清、血脉调和，则痒止疹消，服药5日后，患者皮疹逐渐减少，瘙痒减轻，服药10天左右，皮疹已基本消退。末诊患者一般症状已基本改善，唯有食纳不香，遂予麦芽、鸡内金、山楂健运脾胃，配合益肺败毒汤巩固治疗。

【案七】

吴某某，男，55岁。2016年6月11日初诊。

主诉：发现左肺占位3月。

病史：患者于2016年3月因咳嗽、咯血到当地医院就诊，CT扫描检查发现左上肺肿块，肺门淋巴结肿大。经肿块穿刺活检明确左上肺低分化腺癌。基因检测显示EGFR19外显子缺失。患者有高血压、冠心病史，拒绝手术和放化疗。遂于4月20日开始服用特罗凯。咳嗽、咯血有所减轻，头面部皮疹。5月30日复查胸部CT，肺部肿块影较前缩小。

症见：咳嗽，干咳少痰，已无咯血，头面皮疹，多发红疹，见脓血点，瘙痒疼痛，纳可，口干夜甚，乏力，大便干结。舌红，苔薄白，脉弦细。

西医诊断：左上肺低分化腺癌。

中医诊断：肺癌（血虚风热证）。

治法：养血祛风，凉血清热。

处方：以四物消风散加减，具体拟方如下：生地黄10g，当归10g，赤芍10g，荆芥10g，防风10g，白鲜皮15g，蝉蜕6g，苦参10g，黄芩10g，牡丹皮10g，紫草10g，沙参15g，桔梗10g，半枝莲30g，甘草5g。15剂，水煎，每日1剂，分两次温服。

二诊：2016年7月5日。患者皮疹基本消退，咳嗽，少量白痰，纳可，寐欠佳，大便干，小便调。舌淡红，苔薄白，脉弦细。辨证属气阴两虚，瘀毒内结证，予益肺败毒汤加减益气养阴，化痰散结，清热解毒。处方：党参10g，茯苓10g，灵芝15g，黄芪30g，桔梗10g，百合10g，川贝母10g，麦冬10g，半枝莲20g，臭牡丹20g，郁金15g，猫爪草15g，龙葵15g，夜交藤15，酸枣仁15g，远志10g，甘草6g。15剂，水煎，每日1剂，分两次温服。

三诊：2016年9月11日。患者间断咳嗽，余无特殊不适。复查CT，结果显示肺部肿块稳定。继续予上方巩固治疗。

此后患者定期于蒋益兰教授门诊复诊，发病至今已4年余。

按语：该患者肺腺癌有高血压、冠心病史，拒绝手术和放化疗。EGFR基因检测提示有基因缺失突变，满足EGFR-TIK靶向药物特罗凯的使用指征，用药后，咳嗽、咳血症状缓解，肿块较前缩小，但是这类药物在临床上常常发生药物相关性皮疹等副作用，皮疹瘙痒疼痛，若挠抓后皮肤感染，还会出现皮疹处化脓等表现，常常令患者痛苦不堪。初诊根据患者皮疹表现，结合舌象、脉象情况，辨为血虚生风证，故予四物消风散加减，养血祛风，凉血清热。方中防风、蝉蜕，辛散透达、疏风止痒，苦参、黄芩苦寒清热，当归、赤芍活血化瘀，生地、紫草、牡丹皮清热凉血，沙参养阴生津。诸药合用，发挥祛风、凉血、清热、养血之功效，使风邪得散、热毒得清、血脉调和，则痒止疹消。二诊时患者皮疹消退，予益肺败毒汤加减配合靶向治疗药物抗肿瘤。三诊时患者症状缓解，病情稳定，予益肺败毒汤巩固治疗。

靶向治疗药物的常见副作用，除了皮疹以外，还有腹泻。蒋教授认为靶向治疗药物性腹泻，以食少、腹胀、便溏不爽、身热不扬、身体困重、舌红胖、苔黄、脉数等为临床常见症候，辨证属脾虚湿热证，故以参苓白术散合葛根芩连汤健脾、清热、化湿。

【案八】

陈某某，男，65岁。2018年4月7日初诊。

主诉：肺癌化疗后1月，放疗后半月。

病史：患者因干咳、声音嘶哑1月于2017年12月26日到我院就诊。PET/CT检查显示：左上肺可见一约2cm×3cm大小肿块，考虑肺癌可能性大，肿块侵及临近大血管，纵隔淋巴结肿大。后经支气管纤维镜病理活检明确诊断为肺鳞癌。2018年1月3日至2018年3月5日化疗4周期后复查PET-CT：左上肺肿块较前缩小（1.5cm×1cm）。随后接受20次放疗，放疗结束后复查CT：左上肺肿块较前缩小，左上肺大片阴影，考虑放射性肺炎。

症见：咳嗽剧烈，咳少量白色黏痰，精神不佳，全身乏力，纳食一般，大便干结，2～3日一次，小便黄，睡眠欠佳。舌红，少苔，脉细数。

西医诊断：①左肺鳞癌放化疗后，T4N3M0 ⅢB期；②放射性肺炎。

中医诊断：肺癌病（气阴两虚，热毒内蕴证）。

治法：益气养阴，清热解毒。

处方：益气养阴方加减，具体拟方如下：西洋参10g，麦冬10g，灵芝15g，半夏9g，南沙参12g，白花蛇舌草20g，黄芪20g，百合20g，枳壳8g，天花粉12g，半枝莲20g，黄精10g，天冬10g，玉竹10g，龙葵15g，金银花10g，紫花地丁10g，酸枣仁15g，远志10g。15剂，水煎，每日1剂，分两次温服。

二诊：2018年6月5日，服上方近2月，患者仍咳嗽，咳白色痰，量多，已较容易咳出，精神状态较前恢复，进食增多，寐可，二便调。舌红，苔薄，脉细数。复查CT：肿块较前无明显变化，左上肺阴影较前吸收。患者咳嗽、咳痰，予上方加炙百部10g，炙紫菀10g，炙枇杷叶15g，桔梗10g，加强滋补肺阴、润肺止咳功效。15剂，水煎，每日1剂，分两次温服。

三诊：2018年9月10日，继服上方3月余，患者诉现偶有咳嗽，咳少量白稀痰，余精神、饮食、睡眠、二便可。舌红，苔薄，脉细数。复查CT示：肿块较前稍缩小，左上肺阴影基本吸收完成，尚有少量残影。治疗有效，嘱患者守方继续治疗。

四诊：2018年11月28日，患者现偶有咳嗽，无痰，余精神、饮食、睡眠、二便可。舌红，苔薄，脉细。上方去金银花、紫花地丁，防止长期服用太过寒凉。15剂，水煎，每日1剂，分两次温服。

五诊：2019年5月15日，患者已基本无特殊不适。精神、饮食、睡眠、二便可。舌红，苔薄，脉细。复查CT，肿块较前稍缩小，左上肺阴影完全吸收完成。

上方疗效确切，嘱患者每2～3月到门诊调整处方，坚持服用中药巩固治疗。发病至今已2年余。

按语：该患者肺鳞癌侵及周围大血管，伴纵隔淋巴结转移，已无手术指征，通过放化疗后病灶缩小，但合并放射性肺炎，症状较重，严重影响其生活质量。放射性肺炎是胸部放疗后较为常见且危害性较大的并发症，西医常用糖皮质激素、抗生素、支气管扩张剂及氧疗等手段对症治疗，但往往收效甚微。糖皮质激素本身具有较大的副作用，不宜长期使用。蒋益兰教授认为放疗所使用的放射线在中医病因中属于火热之毒，容易灼伤娇嫩的肺叶，耗伤肺的气阴及津液，从而导致气阴两虚，阴虚内热之证。肺气亏虚则精神不佳，全身乏力；"肺为娇脏，喜润恶燥"，肺阴亏虚则肺失清肃，肺气上逆，故咳嗽剧烈，少痰，痰液黏稠难咳。肺与大肠相表里，肺气阴亏虚，推动无力，肠道津亏，则大便秘结。针对这种情况，采用益气养阴方加减益气养阴，清热解毒。方中西洋参、黄芪益气养阴，百合、麦冬、天冬、玉竹、黄精、沙参、龙葵养阴润肺止咳，金银花、紫花地丁、白花蛇舌草、半枝莲清热解毒、散结消癥，天花粉清热生津，灵芝补气安神、止咳平喘，半夏、枳壳化痰，酸枣仁、远志安神定智。通过辨证论治，经过近半年的治疗，患者临床症状和CT影像学检查结果均充分印证了中医药治疗放射性肺炎的独特疗效。

【案九】

黄某某，男，49岁。2013年6月13日初诊。

主诉：肺腺癌化疗后1周。

病史：患者于2013年3月底体检，胸部CT检查提示：右肺占位性病变，考虑肺癌可能性大，左肺小结节，考虑转移瘤，右锁骨上、纵隔及双肺门多发淋巴结肿大。遂到湖南省肿瘤医院就诊，右锁骨上淋巴结穿刺活检明确诊断为肺腺癌。2013年4月初开始化疗，先后予NP、DP方案，共计4周期，2013年6月12日复查胸部CT，提示原有肿块较前无明显变化，患者自觉化疗未见明显疗效还伴随各种副作用，要求中医药治疗。

症见：咳嗽，咳大量白色稀痰，咳嗽时伴右侧胸背部隐痛，喘息胸闷，气短，活动后加重，倦怠、肢体沉重乏力，精神、纳食欠佳，偶有恶心欲呕，大便时溏，舌苔白腻，脉象濡滑。

西医诊断：右肺腺癌化疗后，左肺、锁骨上淋巴结转移，T4N3M1 IV期。

中医诊断：肺癌（痰湿蕴肺证）。

治法：燥湿化痰，理气止咳。

处方：瓜蒌薤白半夏汤合二陈平胃散加减，具体拟方如下：瓜蒌10g，薤白10g，灵芝15g，半夏9g，苍术10g，紫菀10g，黄芪20g，党参20g，陈皮10g，款冬花12g，半枝莲20g，厚朴10g，杏仁10g，茯苓10g，龙葵15g，香附10g，郁金10g。15剂，水煎，每日1剂，分两次温服。

二诊：2013年8月21日，服上方2月余，患者仍咳嗽，痰量较前明显减少，喘息、胸闷气促较前改善，肢体沉重感已较为缓解，精神、食纳有所恢复，无恶心呕吐，大便仍时有溏泄。舌淡，苔白，脉濡。复查CT：肿块较前无明显变化，右锁骨上、纵隔及双肺门多发淋巴结肿大。患者目前证候表现为脾虚湿困，上方苍术改为白术10g，加淮山药10g，薏苡仁20g，白扁豆10g，加强健脾利湿。15剂，水煎，每日1剂，分两次温服。

三诊：2013年10月10日，服药后患者咳嗽减轻，咳少量白色黏痰，偶有胸闷喘息，肢体沉重、乏力感较前明显改善，精神尚可，食纳一般，二便调。舌淡，苔白，脉濡。治疗有效，嘱患者守方继续治疗。

四诊：2013年12月28日，患者现偶有咳嗽，无痰，活动后气促、喘息、胸闷，余精神、饮食、睡眠、二便可。舌淡，苔薄白，脉细。经过治疗后，患者痰湿已经祛除八九，目前证候提示肺气虚，瘀毒未尽，予改补肺汤合肺复方加减补益肺气、止咳平喘、解毒散结。处方：生晒参10g，黄芪24g，熟地黄24g，五味子9g，紫菀10g，桑白皮15g，百合15g，川贝10g，桔梗10g，白术10g，陈皮10g，半夏9g，茯苓12g，白花蛇舌草15g，半枝莲15g，臭牡丹15g，龙葵15g，甘草5g。15剂，水煎，每日1剂，分两次温服。

五诊：2014年4月24日，患者偶干咳，远距离行走及上高楼层时仍觉喘息气促，余无特殊不适。精神、饮食、睡眠、二便可。舌红，苔薄，脉细。复查CT：右肺肿块较前稍缩小，锁骨上淋巴结消失，纵隔淋巴结较前缩小。患者自觉症状明显改善，身体轻松，CT检查结果显示肿块较前有所缩小，且锁骨上淋巴结消失，患者喜出望外，增强了坚持中医药治疗的信心。上方疗效确切，守方继续治疗。

六诊：2019年2月15日，期间患者每2～3月到门诊复查，结果提示病灶稳定，并根据患者症状调整处方。现患者已无明显咳嗽，精神、饮食、睡眠、二便可。舌红，苔薄，脉细。嘱其调畅情志，起居有节，坚持中医药治疗。

此后患者坚持每半年一次就诊于蒋益兰教授门诊，目前患者仍健在，六诊时患者发病已7年余。

按语：该患者右肺腺癌伴左肺、锁骨上淋巴结转移，处于疾病晚期状态，无手术根治机会，既往接受化疗，但由于化疗副作用大，肿块无明显缓解，遂来寻求中医药治疗。初诊时患者刚刚结束四周期的化疗，化疗本身的消化道毒性以及引起的恶心、呕吐等消化道副作用，损伤脾胃之气。肺主气，司呼吸，上连气道、喉咙，开窍于鼻，外合皮毛，内为五脏华盖，其气贯百脉而通它脏，不耐寒热，脾失健运，水谷不能化为精微上输以养肺，反而聚为痰浊，上贮于肺，肺气壅塞，上逆蕴阻所表现出来的则是咳嗽，痰多，喘息，气短。脾阳不振，运化无权，水湿内生停聚，湿性重浊，易留置于脏腑经络，阻遏气机，则出现胸膈满闷，咳嗽引痛，食欲减退，恶心欲呕。湿邪外侵肌表则困脾，见肢体倦怠、沉重乏力。湿邪阻滞大肠则大便时溏；患者的症状表现为典型的痰湿蕴肺证，故以瓜蒌薤白半夏汤合二陈平胃散加减燥湿化痰，理气止咳。方中瓜蒌涤痰散结、宽胸利膈，薤白宣通胸阳、散寒化痰，半夏降逆祛痰逐饮，三药合用，温化上焦积聚之痰浊。又因痰湿之邪较重，遂合用二陈平胃散燥湿化痰，宽中止咳。方中陈皮、茯苓、甘草，即二陈汤方，功能燥湿化痰，行气消滞。苍术、厚朴都可燥湿，同治湿阻中焦。厚朴燥湿行气，诸药合用，共奏燥湿化痰，宽中止咳之功。再佐以黄芪、党参、香附、郁金补气行气，宣畅气机以助化痰行水，加入龙葵、半枝莲，增加抗肿瘤作用。四诊时患者痰湿已基本消除，表现为肺气虚咳喘，改用补肺汤合肺复方加减补益肺气、止咳平喘、解毒散结。期间复查CT，见右肺肿块较前稍缩小，锁骨上淋巴结消失，纵隔淋巴结较前缩小，更是印证了中医药控制肿瘤方面的良好疗效。六诊时患者发病已有近6年，通过中医药治疗，症状改善，病灶有所缩小，生活质量良好，实现了长时间的"带瘤生存"。

【案十】

邓某某，男，58岁。2013年8月13日初诊。

主诉：小细胞肺癌放化疗后半年，痰中带血20天。

病史：患者2013年6月底因咳嗽、痰中带血到湘雅二医院行胸部CT检查：右肺门占位性病变，考虑肺癌可能性大。行肺肿块穿刺活检，明确诊断为小细胞肺癌。随即行4周期EP方案化疗和局部放疗，肺部肿块基本消失。20天前无明显诱因出现咳嗽，痰中带血，血色为暗红色鲜血，每次量约15～20ml，经对症治疗后症状不能缓解，当地医院建议行支气管介入栓塞止血，患者拒绝，要求中医药治疗。

症见：神情紧张，情绪易激动，面色红赤，咳嗽，痰中带血，血色为暗红色鲜血，每次量约15～20ml，无发热，睡眠欠佳，食纳一般，大便干结，2～3日一解。舌红唇暗，少苔，脉细数。

西医诊断：右肺小细胞癌放化疗后，局限期。

中医诊断：肺癌（气阴两虚，热盛动血证）。

治法：益气养阴，清热解毒，凉血止血。

处方：犀角地黄汤加减，具体拟方如下：水牛角30g^{（先煎）}，生地黄20g，赤芍10g，牡丹皮10g，西洋参10g，黄芪15g，火麻仁15g，桑白皮15g，地骨皮10g，大黄10g，仙鹤草10g，白茅根30g，蒲黄炭10g，田三七粉6g^{（冲服）}。14剂，水煎，每日1剂，分两次温服。配合云南白药冲服，每次1g，每天3次。嘱患者若出现大咯血，则立即到医院治疗。

二诊：2013年8月21日，服上方1周后，患者痰中血量逐渐减少，14剂服完后，痰血基本控制。现紧张情绪缓解，面色稍红，咳嗽，咳淡黄色痰，睡眠较前安稳，食纳恢复，大便干结，每日一次。舌红，少苔，脉细数。上方去水牛角，加茜草10g，怀牛膝10g，炙枇杷叶10g。15剂，水煎，每日1剂，分两次温服。

三诊：2013年9月10日，现患者轻微咳嗽，无咳痰，无痰血，精神、饮食、睡眠可，大小便正常。舌红，少苔，脉细数。予改肺复方加减益气养阴、解毒散结。处方：西洋参10g、麦冬15g、黄芪20g、茯苓15g、灵芝15g、桔梗10g、白花蛇舌草20g、臭牡丹20g、甘草6g、桑白皮15g、土贝母9g、百合10g、牡丹皮10g、枸杞子10g、龙葵15g、半枝莲15g、甘草5g。15剂，水煎，每日1剂，分两次温服。

四诊：2019年2月27日，现患者轻微咳嗽，无咳痰，无痰血，精神、饮食、睡眠可，大小便正常。舌红，少苔，脉细数。复查胸部CT未见肿块复发。继续上方巩固治疗。

五诊：2019年9月15日，期间，患者每2～3月到门诊复查，结果提示病灶稳定，并根据患者症状调整处方。现患者已无明显咳嗽，精神、饮食、睡眠、二便可。舌红，苔薄，脉细。嘱其坚持中医药治疗。

随访至2020年10月，患者仍健在，发病已7年。

按语：该患者是小细胞肺癌患者，放化疗后病灶消失，后出现咳嗽，痰中带血，对症治疗不能控制出血，患者拒绝介入止血，要求中医药治疗。初诊时，患者结束放化疗约半年时间，概因病程日久，加之放化疗的损害，导致患者肺气阴两伤，阴虚生内热，加之本身情绪容易激动，五志过极化火，使得热入血分，血行加速，脉络扩张，可见面色红赤。血热炽盛，灼伤脉络，迫血妄行，引起咳血。结合患者舌象、脉象、症状，辨为气阴两虚，热盛动血证。治以犀角地黄汤加减益气养阴、清热解毒、凉血止血。方中水牛角清热凉血，生地黄凉血滋阴生津，助水牛角止血，恢复已失之阴血；赤芍、牡丹皮、白茅根、茜草清热凉血、止血；仙鹤草收敛止血；蒲黄炭行血止血；西洋参、黄芪益气养阴；桑白皮、地骨皮、枇杷叶泻肺清热止咳；大黄泻热解毒，凉血逐瘀；田三七活血止血；诸药合用，热清血宁而无耗血动血，凉血止血而不留瘀。患者在服药1周后，痰中血量逐渐减少，14剂服完后痰血基本控制。由此可见中医药治疗出血急症时，只要辨证准确，处方精准，亦能效如桴鼓，覆杯而愈。三诊后患者病情稳定，予肺复方加减巩固治疗，扶助正气、预防肿瘤复发，患者能长时间、高质量生存。

【案十一】

罗某某，女，60岁。2018年9月13日初诊。

主诉：肺占位术后半年，骨转移1月。

病史：患者2018年2月在当地医院体检时发现左下肺占位性病变，怀疑炎性结节、肺癌，经肺肿块穿刺活检明确诊断为肺腺癌，在排除其他地方转移后，行胸腔镜下肺癌根治术，术后恢复尚可。1月前无明显诱因出现腰背部胀痛，弯腰时加重，口服非甾体类抗炎药物，疼痛不能控制。腰椎MRI显示：第五腰椎椎体骨质破坏，考虑转移瘤。骨扫描提示：第五腰椎椎体、骶髂关节放射性浓聚，考虑骨转移。

症见：腰背部胀痛明显，弯腰时加重，无其他部位牵涉痛，尚不影响睡眠，NRS疼痛评分为4分。无咳嗽、咳痰，偶胸闷气促，精神一般，食纳尚可，二便调。舌淡，苔白，脉沉细。

西医诊断：左肺腺癌术后，骨转移Ⅳ期。

中医诊断：肺癌病（阳虚寒凝证）。

治法：温阳散寒，化瘀止痛。

处方：阳和汤加减，具体拟方如下：熟地黄24g，鹿角胶10g^{（蒸兑）}，白芥子9g，红花10g，麦冬10g，百合15g，桑白皮15g，香附10g，郁金10g，蚤休15g，半枝莲15g，炮姜10g，肉桂5g，狗脊15g，骨碎补10g，赤芍10g，半夏10g，全蝎5g。15剂，水煎，每日1剂，分两次温服。建议患者若疼痛加重，不能耐受，则应去医院行局部放射治疗。

二诊：2018年10月19日，服药月余，现患者腰背部胀痛较前稍缓解，弯腰时加重，无其余部位牵涉痛，尚不影响睡眠，NRS疼痛评分为3分。无咳嗽咳痰，无胸闷气促，精神一般，食纳尚可，二便调。舌淡，苔白，脉沉。患者症状稍缓解，继续上方治疗。

三诊：2019年2月10日，患者诉疼痛较前明显缓解，偶间断疼痛。精神一般，食纳尚可，二便调。舌红，苔白，脉细。复查腰椎及骨盆MRI，可见骨质破坏较前减轻。患者脉象由沉转细，表明阳虚较前改善，去鹿角胶、白芥子、肉桂，防温燥太过，加党参20g，黄芪15g，土鳖虫10g，桑寄生10g。15剂，水煎，每日1剂，分两次温服。

四诊：2019年6月27日，现患者已无明显疼痛，精神、饮食、睡眠、二便可。舌红，苔薄，脉细。患者症状明显缓解，病情稳定，嘱其坚持治疗，继续服用上方巩固治疗。

此后，患者坚持到蒋益兰教授门诊就诊，至今已2年。

按语：该患者因肺癌术后骨转移出现中度疼痛来诊。虽然初诊时患者寒象仅表现在舌脉象上，其余症状寒象并不是特别突出，但是蒋益兰教授认为癌症骨转移的治疗应辨病和辨证相结合，骨转移的形成多由于癌毒日久，损伤人体阳气，久病及肾，又因肾主骨生髓，故肾虚不能滋养骨髓，导致骨质脆弱容易为癌毒所破坏。在长期临床实践过程中，蒋益兰教授发现阳和汤治疗骨转移性疾病往往可以起到很好的疗效。方中熟地黄、肉桂、炮姜温阳散寒；以血肉有情之品鹿角胶生精补髓、养血助阳；白芥子辛温散寒；诸药合用，可温阳散寒、化瘀止痛。再加入百合、麦冬、桑白皮宣肺滋阴；香附、郁金、红花、赤芍、全蝎行气活血止痛；狗脊、骨碎补补肝肾、强筋骨；蚤休、半枝莲抗肿瘤。患者的疼痛有了明显的缓解，复查腰椎及骨盆MRI，可见骨质破坏较前减轻，此病案将中医药治疗肺癌骨转移的满意疗效展现得淋漓尽致。该病案体现了蒋益兰教授辨病和辨证相结合的诊治特点。

【案十二】

付某某，男，62岁，平江人。2014年8月25日初诊。

主诉：肺占位术后8月，肝转移2月。

病史：患者2013年12月于当地医院行右下肺癌手术。术后病理检查结果：低分化鳞癌。术后进行TP方案辅助化疗4周期。2014年6月复查CT，结果显示肝右叶多发占位，考虑肝转移。

症见：咳嗽，咯白色黏痰，右胸肋隐痛不适，活动后气促，纳少，口干、口苦，少寐，神疲，自汗，二便调。舌淡紫，苔薄黄，脉弦细。

西医诊断：右下肺低分化鳞癌。

中医诊断：肺癌病（气阴两虚，痰瘀毒结证）。

治法：益气养阴，化痰散结，清热解毒。

处方：以益肺败毒汤加减，具体拟方如下：明党参10g，太子参15g，茯苓15g，灵芝10g，百合15g，桔梗10g，浙贝母10g，麦冬10g，郁金15g，半枝莲30g，臭牡丹15g，石见穿15g，土鳖虫3g，甘草5g。15剂，水煎，每日1剂，分两次温服。

二诊：2014年9月12日，患者咳嗽、咯痰缓解，食欲增加，仍肋痛，汗多，舌脉同前。辨证仍为气阴两虚，痰瘀毒结证，上方去明党参、浙贝母，加全蝎3g，白芍10g。15剂。由于患者出行不便，嘱其守方治疗，若有病情变化需到医院就诊，根据病情调整用药。

此后患者坚持定期于蒋益兰教授门诊复诊，随访至2018年11月，家属告知患者去世。

按语：患者肺癌手术后化疗，发现肝转移，疾病已处于晚期状态。手术导致患者气血亏虚，则见自汗。肺气阴两伤，宣降失司，故见咳嗽、气促。化疗损伤脾胃，脾失健运，则纳少。气血生化乏源，气不化津，津液亏虚则见口干。久病导致气机阻滞，肝气抑郁，则见胸胁隐痛，口苦。舌淡紫，苔薄黄，脉弦细，辨证为气阴两虚，瘀毒互结证，方拟益肺败毒汤加减益气养阴，化痰散结，清热解毒。方中太子参、党参、灵芝、茯苓益气健脾，培土生金；麦冬、百合养阴润肺；浙贝母、桔梗化痰宣肺，升降相因；臭牡丹、石见穿、白花蛇舌草清热解毒，软坚散结；郁金行气解郁、活血散结；甘草调和诸药。全方共达益气养阴、化痰散结、清热解毒之效。患者二诊时主要表现为胁痛，加入白芍柔肝止痛，全蝎破血、逐瘀、止痛。经过中医辨证治疗，患者病情稳定，获得了较高生活质量的长期生存。肺癌肝转移患者能实现4年多的长期生存已属不易，表明益肺败毒汤在稳定瘤体、延长生存期方面有良好临床效果。

采用益肺败毒汤治疗中晚期非小细胞肺癌患者56例，与单纯化疗的30例患者进行比较，研究结果显示，治疗组瘤体稳定率（CR＋PR＋NC）为80.4%，对照组为66.7%；1、2、3年生存率治疗组分别为75.9%、35.2%、12.9%，对照组为40.7%、23.3%及10.0%；差异均有统计学意义（$p < 0.05$）。研究显示益肺败毒汤有稳定瘤体、延长生存期、增强免疫机能、提高生活质量的作用。

【案十三】

刘某某，男，65岁。2014年9月9日初诊。

主诉：发现肺占位病变合并颈淋巴结转移15天。

病史：患者因咳嗽、胸痛到当地医院就诊，并见左颈淋巴结肿大，CT检查发现右下肺肿块，约3.5cm×2.3cm大小。颈淋巴结穿刺活检，病理检查结果为转移性鳞癌。患者拒绝放化疗，求中医药治疗。

症见：咳嗽，咯痰，痰中带血，血色鲜红，胸闷、胸痛，手足心热，疲乏，纳少，口干，大便干燥。舌偏红，苔薄黄，脉细数。

西医诊断：右下肺鳞癌，左颈淋巴结转移。

中医诊断：肺癌病（阴虚火旺，痰瘀内结证）。

治法：养阴清热，化痰散结。

处方：百合固金汤加减，生地黄10g，玄参10g，川贝母5g，桔梗10g，麦冬10g，白芍10g，牡丹皮10g，仙鹤草30g，田三七5g，瓜蒌10g，鱼腥草15g，龙葵15g，甘草5g。10剂，水煎，每日1剂，分两次温服。

二诊：2014年9月22日，患者咳嗽、咯血明显减轻，胸闷、胸痛缓解，寐差。舌偏红，苔薄黄，脉细弦。患者咳血减少，但睡眠欠佳，予上方加猫爪草20g，清热散结；柏子仁30g，养心安神。15剂。

三诊，2014年11月8日，患者咯血止，余症均见缓解。左颈淋巴结缩小。舌淡红，苔薄白，脉细弦。患者淋巴结缩小，上方效果显著，原方去川贝母、牡丹皮，加山慈菇10g，臭牡丹15g，浙贝母15g，加强清热散结功效。15剂。此后续服原方治疗，随症加减，每月服中药15～20剂。每年复查CT，肺部阴影不明显，颈淋巴结消失。

至今患者生存期已超过6年，且病情改善，生活如常。

按语：患者肺鳞癌颈部淋巴结转移。症见痰血色鲜红，胸闷、胸痛，手足心热，疲乏，口干，大便干燥。舌偏红，苔薄黄，脉细数。一派阴虚火热之象。予百合固金汤加减养阴清热，化痰散结。方中生地黄滋养肺肾阴液；麦冬养肺阴，清肺热，玄参助生地以益肾阴、降虚火；白芍养血和营；贝母、桔梗、瓜蒌、鱼腥草清热解毒、化痰止咳；牡丹皮清热、凉血、止血；仙鹤草、三七止血和血；龙葵清热、解毒、散结。全方共达养阴清热、化痰散结之效。二诊时患者夜寐差，加柏子仁养心安神，另用猫爪草加强清热散结之功效。三诊可见颈部淋巴结缩小，咳血止，故用山慈菇、臭牡丹散结抗癌，浙贝母软坚散结。通过中医辨证治疗，患者肺部阴影不明显，颈淋巴结消失，疗效显著，至今生活如常已近6年之久。

【案十四】

喻某某，女，66岁。2014年4月26日初诊。

主诉：肺小细胞癌脑转移化放疗后11月。

病史：患者因咳嗽气促、头痛到省某医院就诊，经CT、MRI、支纤镜活检等检查，诊断为右上肺小细胞肺癌，脑转移。即行EP方案化疗4周期，并行放疗40次，于2014年3月完成放化疗。CT扫描示头部病灶基本消退，右上肺见1.5cm×2.3cm阴影。

症见：咳嗽，少痰，活动后气促，纳差，消瘦，乏力，时常头晕，夜寐欠佳，大便溏稀，日2～3次。舌淡紫，苔白，脉濡。

西医诊断：右上肺小细胞癌，脑转移，放化疗后。

中医诊断：肺癌（肺脾气虚，痰瘀毒结证）。

治法：健脾益肺，祛瘀化痰。

处方：以六君子汤加味，具体拟方如下：党参15g，白术10g，茯苓15g，黄芪

20g，灵芝10g，薏苡仁30g，陈皮10g，半夏10g，郁金10g，枸杞10g，浙贝母15g，桔梗10g，半枝莲30g，全蝎5g，僵蚕10g，甘草5g。15剂，水煎，每日1剂，分两次温服。

二诊：2014年5月20日，患者食欲、精神改善，仍咳嗽，寐差，多梦易醒，夜尿频频。舌淡紫，苔白，脉细。患者大便不溏，湿气已祛，故上方去薏苡仁、陈皮、白术，患者寐差，多梦易醒，加酸枣仁15g、远志8g、山茱萸10g，养心安神。15剂。

三诊：2014年7月19日，患者体重较前增加，仍咳嗽，痰少质黏，口咽干燥，右肩背胀痛，呼吸平稳，无头痛、头晕，纳可，寐可，二便调。舌淡紫，苔白，脉细。复查CT，肺部阴影大致同前。患者症状改善，体重增加，辨证为气阴两虚，瘀毒未尽，予以益肺败毒汤加减：明党参15g，茯苓15g，灵芝15g，百合15g，桔梗10g，浙贝母15g，麦冬10g，沙参10g，郁金15g，葛根30g，半枝莲30g，臭牡丹20g，龙葵15g，守宫10g，甘草5g。20剂。此后长期服用中药，均以此方随症加减，每月15剂左右。

患者近6年来病情稳定，随访得知患者于2020年2月去世。

按语：小细胞肺癌脑转移患者放化疗后，虽然脑部病灶基本消失，但肺部仍有阴影。由于放化疗耗伤人体肺脾之气，肺气虚损，呼吸功能减弱，宣降失职，气逆于上，故见咳嗽、气促。肺气虚，不能布散津液，聚湿成痰，故咳嗽有痰。脾气虚，运化失职，水谷精微化生乏源，则纳差、大便溏稀、消瘦。脾虚不能运化水液，痰饮水湿上蒙清窍，故见头晕。气虚全身脏腑功能减退，故乏力。舌淡紫，苔白，脉濡，为气虚之征。综上考虑患者为肺脾气虚，痰瘀毒结证。予六君子汤加减健脾益肺，祛瘀化痰。方中党参、黄芪、灵芝益气健脾补肺；白术燥湿健脾，茯苓、薏苡仁健脾渗湿；浙贝母、桔梗、半夏、陈皮化痰宣肺；郁金、全蝎活血化瘀；诸药合用，发挥补气健脾益肺，活血化瘀祛痰之功效。二诊时寐差，多梦易醒，夜尿频频，加酸枣仁、远志养心安神，山茱萸补益肝肾，固精缩尿。三诊时患者脾气健运，但仍存在肺气阴两虚、痰瘀毒结的表现，故以益肺败毒汤加减益气养阴、化瘀散结。经过一系列中医药的辨证施治，患者病情稳定，高生活质量"带瘤生存"近6年。

第六节 食 管 癌

一、疾病概述

食管癌是发生在食管上皮组织的恶性肿瘤，是目前世界上最常见的消化道恶性肿瘤之一。我国是食管癌高发国家，2008年世界卫生组织资料显示，中国大陆13.4亿人口，食管癌新发25.9万例，发病率为16.7/10万，居全国各类恶性肿瘤第5位；死亡21.1万例，死亡率为13.4/10万，居全国各类恶性肿瘤第4位。

食管癌的发病因素很多，目前公认饮酒、吸烟、对食管造成损伤的各类慢性刺激及环境因素是中国食管癌发病的主要原因。早期食管癌症状轻微，主要表现为进食时梗噎感或胸骨后不适、微痛等，无特殊体征；中晚期则出现进行性吞咽困难的典型症状，同时可能出现消瘦、贫血、营养不良、失水或恶病质等体征。当肿瘤侵犯气管、支气管时可导致食管-气管瘘，引起呛咳、肺部感染等；肿瘤压迫或侵犯喉返神经时可引起声带麻痹致声音嘶哑，侵犯大血管时可引起大出血。食管癌在治疗上，主要以手术、放疗为主，或放化疗同步，根据患者症状酌情考虑支架植入、粒子植入等，临床上尤其要重视营养支持治疗。食管癌患者预后极差，中晚期患者5年生存率仅为10%左右。

本病中医属"噎膈"范畴。《内经》记载："三阳结谓之膈""食饮不下，膈噎不通，食则呕""膈中，食饮入而还出，后沃沫"等，这些论述与食管癌临床表现类似。

二、诊治观点

食管癌病位在食道，属胃气所主，又与肝、脾、肾密切相关。其病因病机为七情郁结，肝脾气结，津液不得输布，聚而成痰，痰气交阻于食道，渐生噎膈；或饮食、起居不节，伤及肾阴，津伤血燥，痰热停留，久则痰瘀热阻于食道而成噎膈。在临床诊治过程中，早期病机多为痰火胶结、痰阻食管；继则火热伤阴、胃津亏耗、食管失于濡养；终则正气大衰、先后天之气衰竭。总结其病机为"瘀（滞）、毒、痰（湿）、虚"，即气滞血瘀；热毒内结；痰湿结聚；脏腑功能紊乱，气血亏虚，阴阳失调。蒋益兰教授认为其病机以气阴亏虚、痰瘀阻滞为主。

目前食管癌治疗采用中西医结合治疗方法（中医药治疗配合手术、放化疗、靶向药物治疗）。蒋益兰教授主张健脾和胃、益气养阴，辅以清热解毒、化痰软坚、化瘀散结，以达到标本兼治的目的。

临证处方，蒋益兰教授常以四君子汤合益胃汤加减为主：太子参、白术、茯苓、灵芝、黄芪、沙参、麦冬、玉竹、半夏、浙贝母、三七、郁金、白花蛇舌草、冬凌草、藤梨根、甘草。患者早期未行手术时以攻邪为主，常用白花蛇舌草、半枝莲、冬凌草、石见穿、黄芩、藤梨根、蒲公英等清热解毒抗癌，全蝎、莪术、苏木、三七活血化瘀，半夏、土贝母、鳖甲、僵蚕、猫爪草软坚散结；术后患者以补益气血为主，黄芪用量增至30g，生晒参代替党参或太子参。放疗后患者则以益气养阴为主。化疗后则以健脾补肾、和胃降逆为主，常以自拟方六君子汤加黄芪、枸杞、女贞子、淫羊藿等随症加减。若上腹部胀闷者，可加枳实、厚朴；呕吐者，加半夏、生姜、竹茹；纳差者，加砂仁、神曲、麦芽、山楂；大便燥结者，加柏子仁、火麻仁、肉苁蓉；夜寐欠安者，加首乌藤、酸枣仁、百合；胸骨后有烧灼疼痛感者，加栀子、丹参、延胡索、瓦楞子。

三、验案举隅

【案一】

胡某，男，55岁。2014年12月27日初诊。

主诉：声嘶、进食梗阻6月。

病史：患者2014年5月开始出现声音嘶哑、吞咽梗阻，遂至中南大学湘雅二医院进行CT检查：①食管下段壁不均匀增厚，考虑食管癌纵膈淋巴结转移；②右中肺外侧少许炎症。2014年6月21日行食管癌根治术，术后病理检查结果：（食管）中分化鳞癌。术后予以同步放化疗：化疗3次，放疗28次。现患者结束放化疗未满1月，寻求中医治疗。

症见：声音嘶哑，吞咽梗阻感，右腿红肿热痛，无口干、口苦，纳寐可，小便调，大便干结。舌红，少苔，脉弦细。

西医诊断：食管癌综合治疗后。

中医诊断：食管癌（脾肾亏虚，气阴两伤证）。

治法：健脾益肾，益气养阴，清热散结。

处方：党参15g，茯苓15g，白术10g，黄芪30g，肉苁蓉15g，半夏9g，白花蛇舌草20g，半枝莲20g，冬凌草15g，厚朴10g，枳实10g，郁金10g，百合20g，灵芝10g，野菊花10g，桔梗10g，甘草5g。

2015年3月21日二诊：患者复诊前行支气管镜检查，结果显示左侧声带麻痹，声嘶考虑为肿瘤压迫喉返神经所致，服药40剂后复诊，吞咽梗阻、声嘶情况好转，舌苔也较前增多，新增干咳、少痰的症状。在原方基础上再加南沙参15g，麦冬12g，白茅根30g。

2016年4月12日三诊：患者仍偶有干咳、少痰的症状。吞咽梗阻、声嘶情况稍好转，舌苔较前增多，守方治疗。

2017年5月27日四诊：患者仍偶有干咳，无痰。吞咽梗阻、声嘶情况稍好转，舌苔较前增多，上方去白茅根，守方治疗。

2018年1月19日五诊：患者精神可，无明显咳嗽、咳痰，吞咽梗阻、声嘶情况明显好转，舌苔较前进一步增多，上方去南沙参，守方治疗。

2019年11月20日六诊：患者一般情况可，生活自理，复查未见转移，已存活6年余，继续守方治疗。

按语：根据"噎膈、反胃，益当脾肾"的理论，蒋益兰教授以"六君子汤"加减顾护脾胃，佐以肉苁蓉补肾阳、益精血、润肠道，以白花蛇舌草、半枝莲、冬凌草清热、解毒、抗肿瘤。患者放化疗后，气阴两伤，津枯热结，表现为舌红、少苔、大便干结，以大剂量黄芪补气，枳实、厚朴行气通腑，百合养阴润燥。诸药联用共奏健脾益肾、清热解毒、行气散结之功。蒋益兰教授抓住了癌症本虚标实的特点，根据患者的病情、病程、症状辨证施治，确定治则、治法，固本的同时兼治标实，以达祛邪、扶正、解毒、抗癌的目的。

【案二】

杨某，男，65岁。2018年10月29日初诊。

主诉：食管肿块切除术后4月。

病史：2018年6月因进食梗阻求医，当地医院确诊为食管癌，即行食管癌根治手术。病理检查结果：（食管）中分化鳞状细胞癌，侵及黏膜下层，未见淋巴转移，未作放化疗。

症见：术区麻木、胀痛、不咳无痰、无口干、口苦，进食后稍感腹胀。纳寐可，小便正常，易腹泻，便溏。舌红，苔白滑，脉弦细。

西医诊断：食管癌术后。

中医诊断：食管癌（脾虚气滞证）。

治法：健脾止泻，行气消积。

处方：党参15g，茯苓15g，白术10g，灵芝10g，薏苡仁30g，淮山药15g，黄芪30g，半夏9g，冬凌草15g，白花蛇舌草20g，半枝莲20g，郁金10g，百合20g，甘草5g，葛根30g，黄芩10g，枳壳10g，鸡内金6g，吴茱萸3g。30剂，水煎，每日1剂，分早晚两次温服。

2018年12月11日二诊：患者服用上方后腹胀较前明显改善，已无腹泻，食纳好转，仍有术区麻木胀痛，小便正常，夜寐安。在上方基础上去吴茱萸，加全蝎^{（超微）}6g。30剂，水煎，每日1剂，分早晚两次温服。

2019年3月20日三诊：患者上述症状均消失，食纳可，夜寐安，二便调。患者诸症好转，继续守方治疗。

此后该患者坚持于蒋益兰教授门诊复诊，发病至今已2年余，术后纯中药治疗，目前仍一般情况可，进软食，生活可自理。

按语：蒋益兰教授认为本病病位在食道，属胃气所主，在治疗本病时强调扶正祛邪，根据患者的治疗及身体状态辨证施治。此患者为食管癌术后，正气本虚无力抗邪，然其手术治疗更伤脾胃之气，患者表现为平素易腹泻，食后易腹胀。本方以党参、白术、茯苓、淮山药、薏苡仁顾护脾胃，白花蛇舌草、半枝莲、冬凌草清热、解毒、抗癌，扶正与祛邪相结合；再以枳壳、鸡内金行气消食健胃，葛根、黄芩、吴茱萸燥湿助阳止泻，以达标本兼治的目的。二诊时患者脾虚得复，腹泻已止，去吴茱萸，并予以全蝎加强化瘀散结之功，防肿瘤复发转移。

【案三】

候某，男，79岁。2018年10月25日初诊。

主诉：进食梗阻2月余。

病史：患者2018年8月无明显诱因出现进食梗阻，于湖南省人民医院进行胃镜检查，确诊为食管恶性肿瘤。病理检查结果：（食管）腺癌。肺部CT检查：食管中下段改变，考虑食管癌，食管周围及纵隔淋巴结多发；支气管疾患：肺气肿，右下肺肺大泡（36mm×31mm）。家属考虑患者年事已高，未行手术及放化疗，寻求中医治疗，求诊于蒋益兰教授。

症见：吞咽梗阻，偶有呃逆呕吐，纳差（不能进食），形体消瘦，面色少华。舌暗红，苔白厚，脉弦滑。

西医诊断：食管癌。

中医诊断：食管癌（脏腑虚衰，痰瘀阻滞证）。

治法：健脾益气，化痰散结，行气活血。

处方：健脾消癌方加减，具体拟方如下：党参15g，太子参10g，茯苓15g，白术10g，灵芝10g，黄芪30g，藿香10g，半夏9g，竹茹10g，白花蛇舌草20g，半枝莲20g，冬凌草15g，百合20g，枳壳10g，郁金10g，莪术10g，全蝎3g，百合20g，甘草5g。30剂，水煎，每日1剂，分早晚两次温服。

2018年11月30日二诊：患者精神较前稍好转，仍吞咽梗阻，呃逆呕吐较前改善，形体消瘦。舌暗红，苔白厚，脉弦滑。继续守方加减治疗。

此后间断于蒋益兰教授门诊复诊，随诊至2019年7月患者去世。

按语：该患者年老体虚，脏腑虚衰，血竭津枯，又因正虚而致痰湿、瘀血等交结于食道，致食道窄隘、涩滞、噎塞不通，噎膈乃成。脾虚痰湿则有面色少华、苔白厚，脉滑；血瘀则有舌暗红，脉弦；痰瘀互结致食道狭隘，则有吞咽梗阻之症。因此本方以党参、茯苓、白术、黄芪、太子参、灵芝顾护正气，健脾补气滋阴；藿香、竹茹、半夏化湿止呕；郁金、枳壳、莪术、全蝎行气攻毒散结；白花蛇舌草、半枝莲、冬凌草清热解毒抗癌。因患者疾病初期未行现代医学治疗，故而运用了莪术、全蝎一类破血行气、攻毒散结类药物，以加强对癌毒的攻散。

【案四】

范某，男，63岁。2019年1月15日初诊。

主诉：吞咽困难2月。

病史：2018年12月因吞咽困难、咯痰白稠于湘雅二医院进行胃镜检查：食管距幽门约32cm处见一环食管全周肿物，表面呈结节，状伴溃烂坏死，NBI下呈茶褐色改变。病理检查结果：低分化鳞癌。2019年1月9日完成第二次TP方案化疗，放疗16次。

症见：吞咽困难，纳差，食后腹胀，周身乏力，二便调，口干。舌红，苔少，脉细弦。

西医诊断：食管癌化疗后。

中医诊断：食管癌（脾胃亏虚，气阴两伤证）。

治法：益气养阴，健脾理气。

处方：四君子汤合益胃汤加减。具体拟方如下：生晒参10g，黄芪30g，南沙参10g，麦冬12g，太子参10g，玉竹10g，百合20g，茯苓15g，白术10g，半夏9g，白花蛇舌草20g，半枝莲20g，桔梗10g，郁金10g，甘草5g，炒山楂10g，麦芽15g，枳壳10g，灵芝10g。15剂，水煎，每日1剂，分早晚两次温服。

2019年2月10日二诊：患者服上方后吞咽困难较前好转，食纳改善，无明显食后腹胀，乏力好转，二便调，口干。舌红，苔少，脉细弦。继续在上方基础上加全蝎6g，

15剂，水煎，每日1剂，分早晚两次温服。

此后每3月患者就诊于蒋益兰教授门诊，目前仍健在。

按语：患者属疾病初期，放化疗后伤及气血津液，阴液耗伤则舌红、苔少，脾胃气虚则纳差、食后腹胀，加之化疗更伤正气，患者周身乏力。因此治疗上以补气滋阴为法，方选四君子汤合益胃汤加减，改党参为生晒参，黄芪加至30g，以加强扶正补气之功效，白花蛇舌草、半枝莲清热解毒抗癌，炒山楂、麦芽、枳壳行气健脾消食，全方共奏益气养阴、健脾理气之功效。

【案五】

吴某，男，67岁。2019年4月11日初诊。

主诉：食管肿块化疗后2月。

病史：2018年10月，患者因进食梗阻感于当地医院进行内镜检查，发现食管入口肿瘤。病理检查结果：鳞状上皮中重度非典型增生，浅表鳞状癌变上皮；（食管入口肿物）中分化鳞癌。CT检查结果：右侧锁骨上、纵膈LN肿块；右上肺小结节，考虑转移。2018年11月至2019年2月完成3周期TP方案化疗，期间复查肿块，稳定同前，血常规、肝肾功能无明显异常。

症见：咽部不适感，进流食，食纳尚可，偶有呛咳，咯少量痰，夜寐安，夜尿次数多，大便调，晨起口干。舌红，苔白腻，脉细。

西医诊断：食管癌化疗后，肺转移？

中医诊断：食管癌（脾气虚弱，痰湿阻滞证）。

治法：健脾益气，化痰散结。

方药：四君子汤加减，具体拟方如下：党参15g，茯苓15g，白术10g，黄芪30g，白花蛇舌草20g，半枝莲20g，冬凌草15g，半夏9g，枳壳10g，郁金10g，浙贝15g，菝葜15g，藿香12g，桔梗10g，木蝴蝶6g，山茱萸10g，甘草5g。30剂，水煎，每日1剂，分早晚两次温服。

2019年6月4日二诊：复查CT提示肿瘤稳定，患者服药后咳嗽、咯痰及咽部不适较前好转，进流食，夜寐安，夜尿次数多，大便调，晨起口干。舌红，苔白腻，脉细。患者病情稳定，症状好转，守上方继续服用。

此后，患者定期复查并到蒋益兰教授门诊复诊，随诊至2020年9月，患者仍健在。

按语：该患者食管癌化疗后，肿块稳定未消，结合其呛咳、咯痰、苔白腻等症状，考虑其痰湿阻滞，癌毒未尽。治当以浙贝母、菝葜、藿香、桔梗祛湿化痰；白花蛇舌草、半枝莲、冬凌草清热解毒抗癌；党参、茯苓、白术、黄芪健脾和胃，攻邪不伤正；枳壳、郁金行气解郁；木蝴蝶清肺利咽；山茱萸补益肝肾、收敛固涩。全方共奏健脾益气，化痰散结之效。

【案六】

许某，男，57岁。2018年3月8日初诊。

主诉：食管肿块支架置入术后7天。

病史：患者3月前无明显诱因出现进食梗阻感，于当地医院进行相关检查后确诊为食管癌Ⅳ期伴腹膜后淋巴结转移，行TP方案化疗4次（2018年3月2日完成），化疗期间梗阻情况加重，出现饮水梗阻，于2018年3月1日行食管支架植入术。现患者寻求中医治疗，求诊于蒋益兰教授。

症见：饮水梗阻感较前好转，乏力，恶心呕吐，纳差，夜寐差，二便调，口干口苦。舌红，苔白腻，脉弦细。

西医诊断：食管癌化疗后，行支架置入术后。

中医诊断：食管癌（脾胃亏虚，气血瘀滞证）。

治法：健运脾胃，行气活血，解毒抗癌。

处方：四君子汤加减，具体拟方如下：党参15g，白术10g，茯苓15g，灵芝15g，黄芪20g，炒山楂10g，麦芽15g，砂仁3g，半夏9g，竹茹10g，白花蛇舌草20g，半枝莲20g，冬凌草15g，枳壳8g，郁金10g，全蝎6g，百合20g，甘草6g。30剂，水煎，每日1剂，分早晚两次温服。

按语：该患者确诊已是晚期，化疗后患者进食梗阻情况未得到改善，甚至饮水困难，最需解决的应该是患者的营养支持问题。患者又有恶心呕吐、纳差症状，蒋益兰教授考虑到脾胃为后天之本，首先应健运脾胃，用四君子汤加灵芝、黄芪、山楂、麦芽、砂仁健运脾胃，扶正补气；半夏、竹茹除烦降逆止呕；白花蛇舌草、半枝莲、冬凌草清热解毒抗癌；枳壳、郁金、全蝎行气活血散结；百合宁心安神；甘草调和诸药。全方共奏健运脾胃、行气活血、解毒抗癌之功。

【案七】

盛某某，男，60岁。2015年9月13日初诊。

主诉：吞咽梗阻，逐渐加剧4月。

病史：2015年5月开始出现吞咽梗阻，胸脘隐痛，到某医院就诊。CT扫描显示：食管中下段癌合并纵膈多发淋巴结转移。食管镜病理活检结果：（食管）低分化鳞癌。即行TP方案化疗2周期，患者恶心呕吐，不能进食，精神疲倦，形体消瘦。坚决拒绝放化疗。于9月12日到本院住院求治。

症见：吞咽梗阻，几乎不能进食，仅能少许饮水，时吐涎沫，口干，夜晚更重，消瘦，疲倦，乏力，大便数日未行。舌暗红，苔白腐，脉细数无力。

西医诊断：食管癌。

中医诊断：食管癌（气阴亏虚，痰瘀阻滞证）。

治法：益气养阴，化瘀解毒，化痰散结。

处方：四君子汤合益胃汤加减，具体拟方如下：白参10g，白术10g，茯苓15g，灵芝15g，黄芪20g，沙参10g，麦冬10g，竹茹5g，半夏10g，郁金15g，厚朴10g，火麻仁30g，冬凌草15g，藤梨根15g，甘草5g。7剂，每日1剂，分两次服用。

二诊：2015年9月20日，患者恢复进食，无吐涎沫，精神好转，胸脘疼痛不适，大便转调。舌暗红，苔白厚，脉细弦。予上方去白术、竹茹、火麻仁，加田三七5g、苏木10g、白花蛇舌草30g。15剂，每日1剂，分早晚两次温服。

三诊：2015年11月9日，患者进食正常，上腹时胀，乏力，夜寐易醒，便溏。舌淡暗，苔白，脉细弦。复查CT：食管中下段管壁增厚，支架正常。纵膈淋巴结肿大基本同前。处方：太子参15g，白术10g，茯苓15g，灵芝15g，黄芪30g，百合15g，沙参10g，砂仁5g，郁金15g，夜交藤15g，枳壳10g，冬凌草15g，白花蛇舌草30g，石见穿15g，甘草5g。15剂，每日1剂，分早晚两次温服。

此后患者每2～3个月复诊一次，均予原方随症加减治疗，病情基本稳定，生活质量较好。后在随访中得知，患者于2018年7月去世，存活期2年10个月。

按语：患者为老年男性，正气虚衰，脏腑虚弱，易受外来毒邪侵扰，痰、毒、瘀等病理产物聚结于食道而致患者吞咽梗阻，久则伤及脾胃，脾胃不能腐熟水谷，逆而向上，出现呕吐，加之化疗后，伤及气阴，患者表现为消瘦、疲倦、乏力、口干等症状；因此，治疗上蒋益兰教授以四君子汤合益胃汤加减益气养阴，化瘀解毒，化痰散结。方中白参、白术、茯苓、灵芝、黄芪益气健脾，沙参、麦冬养阴生津，竹茹、半夏化痰止呕，郁金、厚朴行气活血，冬凌草、藤梨根清热解毒抗癌，火麻仁通便，全方共奏益气养阴、化瘀解毒、化痰散结之功。而后患者复诊时，对症治疗，当出现胸脘疼痛不适时，以田三七、苏木活血化瘀止痛；当出现术后腹胀时，以砂仁、枳壳行气消滞。

第七节 乳 腺 癌

一、疾病概述

乳腺癌是指发生在乳腺上皮组织的恶性肿瘤，是妇女中最常见的恶性肿瘤之一，发病比例逐年升高。

根据2018年数据，乳腺癌占全球新发肿瘤的11.6%，居于第二位，在女性中排第一位，占全球肿瘤死亡病例的6.6%，居于第五位。乳腺癌发病率按部位分，外上象限最多，占41.88%，其次是内上、外下、内下、中央部。按病理类型分，导管癌占78%，小叶癌占4.99%，还有约17%其他类型的乳腺癌。乳腺癌的病因尚不明确，目前认为与下列因素有关：①家族史及乳腺癌相关基因。②月经和婚姻因素，即月经初潮年龄小、绝经晚和月经周期短是患乳腺癌的高危因素。③乳腺不典型增生和乳头状瘤等癌前病变。④长期口服避孕药，绝经后女性使用雌激素的替代治疗。⑤电离辐射。⑥脂肪和高能量饮食。早期乳腺癌不具备典型症状和体征，不易引起重视，常通过体检或乳腺癌筛查发现。以下为乳腺癌的典型体征，多在癌症中期和晚期出现：①乳腺肿块，多为单发，质硬，边缘不规则，表面欠光滑；②皮肤改变，酒窝征、橘皮征、皮肤卫星结节；③乳头溢液，单侧单孔血性溢液；④腋窝淋巴结改变，就诊患者三分之一以上有腋窝淋巴结转移，初期可出现同侧腋窝淋巴结肿大，晚期可在锁骨上和对侧腋窝摸到转移淋巴结；⑤乳头、乳晕异常，乳头回缩或抬高。目前乳腺癌的治疗手段包括手术、化疗、放疗、内分泌治疗、靶向治疗等，若通过合理规范的诊疗，常可取得较为理想的临床疗效。

乳腺癌，中医称之为"乳岩""恶疮""失荣""石奶""乳石痈""奶岩"等，古代文献早有描述，《妇人大全良方》云："若初起，内结小核，或如鳖棋子，不赤不疼，积之岁月渐大，馋岩崩破如熟石榴，或内溃深洞，此属肝脾郁怒，气血亏损，名曰乳岩。"《肘后备急方》云："痈结肿坚如石，或如大核，色不变，或作石痈不消。"

二、诊治观点

蒋益兰教授认为乳腺癌的发生、发展与肝郁、脾虚、肾亏、冲任失和密切相关，主要病理因素为虚、痰、瘀、毒，从平调肝气、健脾化痰、补肾滋阴、调补冲任出发，以六君子汤、逍遥散、二至丸等方药为基础进行加减，蒋益兰教授治疗乳腺癌的常用药物有党参、白术、茯苓、半夏、浙贝母、郁金、莪术、百合、女贞子、旱莲草、白花蛇舌草、山慈菇、夏枯草、甘草等。

《素问·举痛论》曰："百病生于气也。"《知医必读·论肝气》曰："五脏之病，肝气居多，而妇人尤甚"，"女子以肝为先天"。肝主疏泄，藏血，调畅一身气机，与气血津液的运行输布密切相关。因此蒋益兰教授治疗乳腺癌着重从肝入手，首辨气郁，重视肝气的条达，治肝在于"平调肝气，疏肝解郁"，同时注重"话疗"，以使肝气条达。对于抑郁、烦闷者，常用逍遥散加减，善用疏肝解郁之品，如柴胡、枳壳、芍药、香附、佛手、郁金、合欢皮等；对于脏躁者，常用甘麦大枣汤加减；对于伴有"梅核气"症状者，常用半夏厚朴汤加减。

《外科正宗》云："乳房阳明胃经所司，乳头厥阴肝经所属"，而脾与胃以膜相连，一升一降，功能相辅相成，所以乳腺癌的发生、发展与脾胃关系紧密。《女科撮要》言："乳岩属肝脾二脏郁怒，气血亏损。"可见乳腺癌不仅与肝脏关系密切，还与脾胃功能密切相关。脾为后天之本，女性喜思虑伤脾，或木郁克土，或手术、放化疗损伤脾胃，使得脾胃虚弱。脾主中焦，运化水湿，为生痰之源，司纳运之职，因此蒋益兰教授对于乳腺癌的治疗，以健脾益气化痰为基本治法，佐以软坚散结，常以六君子汤加减，常用药物有党参、白术、茯苓、半夏、黄芪、薏苡仁、砂仁、竹茹、山药、灵芝、百合等，散结常用夏枯草、猫爪草、土贝母、山慈菇、生牡蛎等药物。

《素问·上古天真论》曰："女子二七而天癸至，任脉通，太冲脉盛，月事以时下"，"三七肾气平均，故真牙生而长极"，详细论述了肾气在女子生长发育中的重要作用。肾为人体阴阳之本，受五脏六腑之精而藏之，人体生长发育有赖于肾气肾精的充足，而女子"七七任脉虚，太冲脉衰少，天癸竭"，肾中阴阳不足，肾气肾精亏损，气血失和，气不行血，气不化津，气滞血瘀，痰湿内阻，癌毒内生，痰瘀毒结于乳，故补肾亦是蒋益兰教授治疗乳腺癌的主要方法之一。补肾能够促进肝、脾、肾三脏功能平衡，常用二至丸加减，常用药物有女贞子、旱莲草、菟丝子、地黄、牛膝、桑寄生、山茱萸、杜仲、益智仁、仙灵脾等。对于已发生骨转移的患者加骨碎补、续断、鸡血藤等。

《外证医案汇编》言："冲任为气血之海，上行则为乳，下行则为经。"冲脉为十二经脉之海，任脉为阴脉之海，冲任之脉起于胞中，系于肝肾，调节经脉气血，主生殖机能，妊养胞胎，故对乳房之生长、发育、衰萎、生理机能起重要作用。《素问·上古天真论》指出女子"七七任脉虚，太冲脉衰少，天癸竭，地道不通"。乳腺癌的发病率以围绝经期妇女相对较高，蒋益兰教授认为恰与"七七"之年肾气渐亏、冲任失和密切相关。而乳腺癌有年轻化趋势，蒋益兰教授认为与现代女子生活不规律、压力大、熬夜、加班、饮食不洁及不节等所致肝郁脾肾亏虚，冲任失调相关。蒋益兰教授对乳腺癌的治疗，时时注意调补冲任，常佐以枸杞子、女贞子、菟丝子、山茱萸、当归等药物。而大部分乳腺癌患者均可行内分泌治疗，内分泌治疗后常出现烦躁易怒、潮热、盗汗等类更年期综合征，故其中药治疗又以养血调肝为主；出现骨质疏松者则以补益肝肾、活血通络为主，常以独活寄生汤加减。

乳腺癌术后患者常因淋巴回流障碍引起患肢的肿胀不适及活动困难，对于此类患者，常考虑为气血不通，不能濡养经脉所致，临床中综合考虑患者上肢肿胀的不同表现，常辨证使用黄芪桂枝五物汤益气活血，温经通痹；或桃红四物汤活血养血；或当归四逆汤散寒通络等。

除此以外，蒋益兰教授提出，乳腺癌患者常出现失眠症状，在临证时根据患者具体情况辨证选药：需镇静安神者，选龙齿、龙骨、珍珠母等；需养心安神者，常选酸枣仁、柏子仁、茯神、灵芝、首乌藤、龙眼肉等；需解郁安神者，常加合欢皮；如患者多梦，加远志；需活血安神者，常加丹参；需益气安神者，常加刺五加；如患者出现耳鸣、健忘者，常加石菖蒲、郁金等。

三、验案举隅

【案一】

曾某某，女，63岁。2019年2月21日初诊。

主诉：左乳腺低中级别导管癌，术后3月余。

病史：患者2018年10月30日体检发现左乳肿块。2018年11月2日彩超检查结果：双乳腺小叶增生，左乳低回声结节，性质待定，右乳部分导管扩张，双腋下淋巴结声像，4a类，左乳内结节（2点方向）4a类，乳头下方结节3类。遂至中南大学湘雅二医院进行相关检查，确诊乳腺癌。2018年11月8日行肿块穿刺活检术，11月12日行左乳腺癌根治术。术后病理检查：（左乳肿块）中级别导管内癌。免疫组织化学检查结果：ER（20%＋）、PR（5%＋）、CerB-2（2＋）、Ki-67（10%＋），腋窝淋巴结转移（4/22）。

2018年12月26日开始放疗。现入我院门诊行中医治疗。

症见：精神可，咳嗽，少量白色稠痰，双侧手指疼痛，颈部胀痛，无口干口苦，纳可，夜寐一般，二便调。舌红，苔白腻，脉弦细。

西医诊断：左乳腺癌术后放疗后。

中医诊断：乳腺癌（气滞血瘀证）。

治法：理气活血散结，兼止咳化痰。

处方：四君子汤、二至丸合止嗽散加减内服，具体拟方如下：党参15g，黄芪20g，白术10g，茯苓15g，半夏9g，女贞子10g，旱莲草10g，半枝莲20g，白花蛇舌草20g，郁金15g，百合20g，枳壳8g，甘草5g，紫菀15g，款冬花15g，川贝母5g，百部15g，鸡血藤20g，葛根30g。15剂，水煎，每日1剂，分两次温服；配合咳痰宁合剂止咳化痰。

2019年6月18日二诊：辅助检查（2019年6月中南大学湘雅二医院）：血常规、肝肾功能正常；肿瘤标志物：CEA 8.65ng/ml，余正常；腹部彩超：胆结石并胆囊炎，疑肝血管瘤，余正常；胸部CT：双胸膜肥厚、粘连，双肺间质性炎症（-）。服用上方60剂后，患者已完成左乳腺术区及淋巴引流区的放疗，目前口服阿那曲唑，进行内分泌治疗；基本无咳嗽、咳痰，偶尔术区疼痛，双侧手指及颈部疼痛较前明显缓解，神疲乏力，偶双髋不适，活动后气促，纳可，无口干、口苦，寐可，二便调。舌淡红，齿痕，苔白，脉细。续予原方加减，去党参，改为太子参15g，去紫菀、款冬花、川贝、百部、鸡血藤、葛根，加薏苡仁30g，桑白皮15g，石见穿15g，夏枯草10g。15剂，水煎，每日1剂，分两次温服；配合肝喜片以疏肝健脾、解毒抗癌。

患者坚持每三个月复诊一次，坚持服用中药至今，目前无明显不适，能正常工作。

按语：患者为中老年女性，行左乳腺肿块切除术，术后行左乳术区及淋巴引流区放疗。中医认为放疗乃火热之邪，易伤津耗气，导致患者放疗过程中出现咳嗽、咳痰，痰少黏稠；手术治疗损伤人体正气，导致气血不荣于末端关节，故见患者双侧手指疼痛；气机运行不畅，故见颈部胀痛。结合患者舌红，苔白腻，脉弦细，辨证为气滞血瘀证。治以理气活血散结，兼止咳化痰，方拟四君子汤、二至丸联合止嗽散加减，方中党参、白术、茯苓、甘草为四君子汤组成药物，重在健脾益气，补后天之源，而疗诸虚不足，达到扶正培本的目的，此为脾虚的基础方；黄芪甘温，加强补气健脾；半夏性辛散温燥，入脾胃经，取其降逆和胃理气；半枝莲、白花蛇舌草、石见穿清热解毒、消瘀散结；郁金、枳壳、百合行气解郁；女贞子、旱莲草滋补肾阴；紫菀、款冬花、川贝母、百部止咳化痰；鸡血藤养血、活血、补血；葛根解肌生津，全方药物配伍精要，扶正抗癌，攻补兼施，标本兼顾。患者二诊时诸症较前明显减轻，续予原方治疗，去党参，改为太子参，以加强补气生津之功，去紫菀、款冬花、川贝母、百部、鸡血藤、葛根，加薏苡仁、桑白皮、石见穿、夏枯草，以加强消肿散结、祛邪之力，患者在我院门诊治疗期间未使用任何西医治疗手段，现患者精神可，生存质量得以提高，带瘤生存，病情稳定至今已一年有余。

【案二】

陈某某，女，45岁。2018年10月30日初诊。

主诉：右乳腺浸润性导管癌术后1年3月余。

病史：2017年5月体检发现右乳肿块，于2017年6月在当地医院行手术治疗。术后病理检查结果：（右乳）非特殊型浸润性癌（3级），肿物5cm×4cm×4cm，未见淋巴结转移（0/18）。免疫组织化学检查结果：ER（70%＋）、PR（40%＋）、HER2（3＋）、EgFR（－）、Ki-67（60%＋）。术后行八周期AC→T方案化疗，联合17次曲妥珠单抗靶向治疗（末次化疗时间：2017年10月，末次靶向治疗时间：2018年7月），目前口服托瑞米芬进行内分泌治疗。辅助检查（中南大学湘雅医院2018年10月13日）：胸部CT检查显示两肺下叶基底段粟粒灶，左下肺叶基底段钙化灶。彩超检查：右乳腺切除术后，胸壁、左乳腺未见占位，双侧腋下、颈部、锁骨未见肿大淋巴结，甲状腺右侧囊性结节（约3mm×2mm）；CA153 27.8U/ml↑。现入我院门诊行中医治疗。

症见：全身多发关节痛，久坐酸痛，右侧术区牵扯痛，左乳偶有胀痛，纳可，无口干、口苦，易生口疮，夜寐可，二便调。舌淡，苔薄白，脉细。

西医诊断：右乳腺癌术后放化疗后，T2M0N0 IIA期。

中医诊断：乳腺癌（气滞血瘀证）。

治法：理气活血化瘀。

处方：四君子汤合二至丸加减内服，具体拟方如下：党参15g，黄芪20g，茯苓15g，半夏9g，女贞子10g，旱莲草10g，半枝莲20g，白花蛇舌草20g，郁金15g，百合20g，枳壳8g，甘草5g，鸡血藤20g，佛手10g，夜交藤20g，麦冬10g，牡丹皮10g，灵芝10g。15剂，水煎，每日1剂，分两次温服；配合肝喜片以疏肝健脾、解毒抗癌。

2019年1月15日二诊：辅助检查（2018年11月20日莆田学院附属医院）：CA153：23.7U/ml；卵泡刺激素70.29U/ml；雌二醇：43pg/ml。服用上方45剂后，患者全身关节疼痛较前稍缓解，但坐久后易出现腰痛，入睡难，睡后易醒，纳可，无口干、口苦，二便调。舌红，苔薄，脉弦细。续予原方加减，去女贞子、旱莲草、佛手、麦冬，加怀牛膝10g、合欢皮12g、黄芩10g；15剂，水煎，每日1剂，分两次温服，配合肝喜片以疏肝健脾、解毒抗癌。

2019年3月5日三诊：辅助检查（2019年1月莆田学院附属医院）：CA153 27.1U/ml↑，CA125、CEA正常；肝功能、肾功能、电解质正常；彩超：子宫肌瘤可能；胸部CT：左肺上下叶及左上肺尖多发粟粒灶，肝右后叶下段小结节灶。服用上方30剂后，腰腿疼痛稍缓解，易生口腔溃疡，夜寐较前稍改善，纳可，二便调。舌红，边有齿痕，苔白，脉沉细。续予原方加减，去鸡血藤、灵芝、合欢皮、黄芩，加女贞子10g、旱莲草10g、连翘10g、夜交藤20g、麦冬10g、夏枯草10g；15剂，水煎，每日1剂，分两次温服，配合肝喜片以疏肝健脾、解毒抗癌。

2019年6月4日四诊：服用上方30剂后，患者腰腿部不适较前明显缓解，夜寐较前稍好转，但易醒，矢气多，纳可，无口干、口苦，易生口腔溃疡，二便调。舌红，

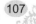

苔薄,脉细弦。续予原方加减,去党参、茯苓,改为太子参15g,茯神10g,灵芝15g,麦冬10g;15剂,水煎,每日1剂,分两次温服;配合肝喜片以疏肝健脾、解毒抗癌。

患者仍坚持服用中药,发病至今已经3年,生活能自理,正常工作。

按语:患者为中年女性,行右侧乳腺肿块切除术,术后行8周期化疗及17次靶向治疗,损伤机体正气,首诊时患者以全身多发关节痛,久坐酸痛为主诉,蒋益兰教授以四君子汤联合二至丸加减,方中党参、茯苓、甘草取四君子汤健脾益气之义;黄芪、灵芝加强补气健脾;半夏性辛散温燥,入脾胃经,取其降逆和胃理气;半枝莲、白花蛇舌草、石见穿、牡丹皮、半夏清热解毒、消瘀散结;郁金、枳壳、百合行气解郁;女贞子、旱莲草滋补肾阴;鸡血藤养血、活血、补血;佛手疏肝理气;夜交藤养心安神,祛风通络;麦冬养阴生津,全方药物配伍精要,扶正抗癌,攻补兼施,标本兼顾。患者二诊时全身关节疼痛较前稍缓解,治疗有效,在原方基础上加入怀牛膝补益肝肾、强筋健骨,合欢皮解郁安神,兼活血化瘀,佐以寒凉之黄芩避免药物之辛燥,兼能收敛阳气,全方寒温并用,共奏疏肝健脾、活血散瘀通络之功。患者三诊、四诊时关节疼痛及睡眠较前均有改善,在原方基础上进行适当的辨证加减,改茯苓为茯神,加灵芝以加强宁心安神之力,或加二至丸补益肝肾,或加麦冬润肺清心、泻热生津等。在我院门诊治疗期间,患者未使用西药的止痛药物和安眠药物,现患者精神可,生存质量提高,病情稳定,至今已三年。

【案三】

丰某某,女,73岁。2018年6月28日初诊。

主诉:左乳乳腺癌术后1年余。

病史:患者诉2017年5月自行扪及左乳肿块,于当地医院做彩超检查,考虑可能为乳腺癌,遂于2017年6月14日于湖南省肿瘤医院行左乳肿块切除术。术后病理检查结果:左乳浸润性导管癌Ⅱ~Ⅲ级,脉管浸润,未见淋巴结转移(0/16)。免疫组织化学检查:ER(-)、PR(-)、HER-2(+++)、EGFR(-)。术后口服卡培他滨化疗6周期及17次曲妥珠单抗靶向治疗(末次靶向治疗时间为2018年7月)。辅助检查(2018年4月26日,中南大学湘雅医院):心脏彩超显示左心房大,二、三尖瓣轻度返流;右乳低回声区,肝多发囊肿。胸部X线片显示左下肺结节灶。现入我院门诊行中医治疗。既往有高血压、冠心病病史。

症见:无胸闷气促,无胸痛,纳可,无口苦、口干,夜寐一般,梦多,二便调。舌淡红,苔白厚,脉弦细。

西医诊断:左乳乳腺癌综合治疗后,T2M0N0 ⅡA期。

中医诊断:乳腺癌(气血亏虚证)。

治法:益气养血。

处方:四君子汤合二至丸加减内服,具体拟方如下:党参15g,黄芪20g,白术10g,茯苓15g,半夏9g,女贞子10g,旱莲草10g,半枝莲20g,白花蛇舌草20g,郁金15g,百合20g,枳壳8g,甘草5g,夜交藤20g,合欢皮10g,薏苡仁30g,灵芝15g;

15剂，水煎，每日1剂，分两次温服；辅以中成药肝喜片以疏肝健脾、解毒抗癌。

2018年10月11日二诊：做辅助检查，彩超（2018年10月9日中南大学湘雅医院）检查结果：右乳低回声结区，正常乳腺组织（大小约6mm×3mm）；肝脏：左肝极低回声结节，性质待定，囊肿？（大小约21mm×17mm）。患者受凉后出现咳嗽，白色黏痰，量少，无胸闷、胸痛，无口干、口苦，纳可，夜寐可，二便调。舌淡，苔薄白，脉弦细。患者此次就诊因受凉后出现咳嗽、咳痰，在原方基础上进行适当加减，去夜交藤、合欢皮、薏苡仁，加紫菀15g，款冬花15g，百部15g，川贝母5g；15剂，水煎，每日1剂，分两次温服。辅以中成药肝喜片以疏肝健脾、解毒抗癌，咳痰宁合剂止咳化痰，同时建议患者做胸片或肺部CT检查，以明确有无感染或新发病灶。

2018年12月20日三诊：做辅助检查，X线（2018年12月9日中南大学湘雅医院）检查结果：右中肺野及左下肺结节基本同前。患者已基本无咳嗽，稍咯黏痰，色淡黄，手术区偶有牵扯痛，无胸闷、胸痛，纳可，稍口干、口苦，寐可，二便调。舌淡红，苔白，脉弦细。患者症状较前减轻，续予原方加减，去女贞子、旱莲草、紫菀、款冬花、川贝母，加山慈菇10g，浙贝母10g，桔梗10g，南沙参10g，黄芩10g，蒲公英15g。15剂，水煎，每日1剂，分两次温服。

现患者仍坚持服用中药，发病至今已3年，每两月调整处方，目前仍身体健康，无明显特殊不适，能生活自理。

按语：患者为老年女性，术后进行卡培他滨口服化疗联合曲妥珠单抗靶向治疗，中医学认为手术可耗气动血，导致气血亏虚，以四君子汤联合二至丸加减，方中党参、白术、茯苓、甘草为四君子汤组成药物，加入薏苡仁，重在健脾益气，补后天之本，而疗诸虚不足，达到扶正培本的目的，此为脾虚的基础方；黄芪、灵芝加强补气健脾，半夏性辛散温燥，入脾胃经，取其降逆和胃理气，女贞子、旱莲草滋补肾阴，半枝莲、白花蛇舌草清热解毒、消瘀散结；郁金、枳壳、百合行气解郁，夜交藤、合欢皮解郁安神，兼活血化瘀。患者二诊时睡眠较前明显改善，但因受凉引起咳嗽、咳痰，紫菀、款冬花、川贝母、百部止咳化痰，全方药物配伍精要，扶正抗癌，攻补兼施，标本兼顾。患者三诊时诸症较前明显减轻，但偶有口干，考虑患病日久出现气阴亏耗，加入南沙参、黄芩、桔梗养阴清肺化痰，此时患者正气渐复，加山慈菇，以加强解毒散结之功。患者在我院门诊治疗期间未使用任何西医治疗手段，现患者精神可，生存质量得以提高，带瘤生存，发病至今已3年。

【案四】

王某某，女，51岁。2019年1月7日初诊。

主诉：左乳浸润性导管癌Ⅱ期术后2月余。

病史：患者自诉2018年1月行左乳良性结节切除术，术后定期复查。2018年10月彩超提示左乳低回声结节，2018年11月2日行左乳肿块切除术，快速病理检查结果为浸润性导管癌，遂行左乳改良根治术。术后病理检查结果：（左乳）高级别导管原位癌，区域可见浸润性导管癌Ⅱ期（大小2cm×1cm×1cm），乳头、切缘、基底部（-），未见癌栓，（左腋）淋巴结（0/10）。免疫组织化学检查：ER（10%＋～30%＋＋）、PR（－）、Her-2（－）、Ki-67（10%＋）；基因检测：B（L2L1）野生型，微卫星灶（－）。术后于2018年11月20日开始行3周期TC方案化疗（末次化疗时间：2019年1月5日）。现入我院门诊行中医治疗。

症见：术区麻木不适，夜寐差，易醒，醒后难入睡，面色无华，易疲乏，易汗出，每晚夜尿2～3次，每日大便2次，大便成形，纳欠佳，恶心呕吐，口干、口苦。舌淡紫，苔白腻，脉弦细。

西医诊断：左乳腺浸润性导管癌Ⅱ期。

中医诊断：乳腺癌（气血两虚，瘀毒内结证）。

治法：补益气血，化瘀解毒。

处方：四君子汤合二至丸加减内服，具体拟方如下：党参15g，黄芪20g，茯苓15g，半夏9g，女贞子10g，旱莲草10g，郁金15g，百合20g，甘草5g，白花蛇舌草15g，半枝莲15g，浮小麦30g，夜交藤20g，合欢皮10g，黄芩10g，炒山楂10g，炒麦芽15g，灵芝10g。15剂，水煎，每日1剂，分两次温服。

2019年2月14日二诊：上方服药30剂后，患者精神可，食欲较前明显改善，无口干、口苦，仍夜寐差，易醒，但较前稍好转，二便调。舌红，舌边有齿痕，苔薄黄，脉弦细。在原方基础上，去茯苓、炒山楂、麦芽，加茯神10g，黄芩10g，枳壳8g，薏苡仁30g。15剂，水煎，每日1剂，分两次温服。

2019年4月21日三诊：上方服药60剂后，术区麻木较前好转，瘙痒，盗汗，纳可，无口干、口苦，寐差，二便调。舌淡齿痕，苔薄黄，脉细。患者症状较前减轻，原方去女贞子、旱莲草、黄芩、薏苡仁，加牡丹皮10g，山茱萸10g，夏枯草10g。15剂，水煎，每日1剂，分两次温服。

2019年5月21日四诊：复查彩超（2019年5月 中南大学湘雅医院）。检查结果：①左侧乳腺癌术后，右侧乳腺小叶增生；②左侧腋下区一淋巴结；③子宫肌瘤。遂在前方基础上加减继续治疗。此后多次复诊，均在辨证施治的基础上，以前方加减对症治疗，以巩固疗效，目前患者无明显不适，能正常上班。

按语：患者首诊时化疗刚结束，出现恶心呕吐，纳呆，面色无华，乃手术及化疗损伤脾胃的结果。脾胃为后天之本，主运化水谷精微，脾失健运，气血生化无源，证属气血两虚，瘀毒内结证，宜补益气血，化瘀解毒。方中党参、茯苓、黄芪益气健脾以治本；女贞子、旱莲草滋补肝肾，以缓解患者术后因肝肾阴虚所致的骨蒸潮热；白花蛇舌草、半枝莲清热解毒散结，有抗肿瘤作用；黄芩清热燥湿，郁金疏肝行气；浮小麦固表敛汗；山楂、麦芽健脾开胃，改善食欲；夜交藤、合欢皮养心安神与解郁安神相结合，以达到改善睡眠的目的。二诊、三诊时，患者精神可，食欲改善，仍盗汗，寐差，故续上方加减，再加入茯神养心安神，牡丹皮活血化瘀，山茱萸补益肝肾，涩精固脱，夏枯草散结、消肿、抗肿瘤。诸药合用之理：其一以扶正为主，祛邪意在扶正；其二以抗癌为主，攻邪之中自有扶正之意。

【案五】

李某，女，47岁。2018年6月19日初诊。

主诉：发现右乳占位并行保乳术后10月余。

病史：患者因自扪及右乳肿块于2017年8月3日去当地医院就诊，医生考虑为乳腺恶性肿瘤，2017年8月8日行"右乳保乳术治疗"。术后病理检查结果：右乳浸润性导管癌Ⅱ期（肿块大小约2.5cm×1.8cm×1.4cm），无脉管及神经侵犯，右腋窝淋巴结无转移（0/21），ER（60%＋）、PR（80%＋＋＋）、Her-2（-）、Ki-67（60%＋）。2017年8月至2018年1月行AC→T方案化疗4周期，2018年1月31日开始行右乳术区放疗30次。辅助检查（2018年6月中南大学湘雅医院）：CEA：5.49ng/ml↑，CA19-9：40.6ng/ml↑；彩超：右乳多个低回声结节，BI-RADS3类，右乳囊肿BI-RADS2类。

症见：乏力，心慌气促，咽痛不适，吞咽梗阻感，口苦，纳可，夜寐可，二便调。舌红，苔薄白，脉弦细。

西医诊断：右乳腺浸润性导管癌合并高级别导管内癌，T2N0M0 ⅡA期。

中医诊断：乳腺癌（脾肾两虚、瘀毒内结证）。

治法：健脾益肾，解毒化瘀。

处方：四君子汤合二至丸内服，具体拟方如下：党参15g，黄芪20g，白术10g，茯苓15g，半夏9g，半枝莲20g，白花蛇舌草20g，郁金15g，百合20g，枳壳8g，甘草5g，苏梗10g，麦冬10g，连翘10g，夏枯草10g，全蝎3g。15剂，水煎，每日1剂，分两次温服；配合肝喜片以疏肝健脾、解毒抗癌。

2018年7月30日二诊：辅助检查（2018年7月20日 湘潭市中心医院）：CA19-9：47.51ng/ml↑；CEA：5.82ng/ml↑；CA15-3：39.49ng/ml↑；神经元特异性烯醇化酶、CA242、铁蛋白、人绒毛膜促性腺激素、AFP、CA125、生长激素均正常；服上方30剂后，患者诉乏力及胸闷较前好转，无气促，咽痛不适，仍有异物梗阻感，无口苦，情绪相对低落，纳可，寐可，二便调；舌红，苔薄黄，舌根苔黄厚，脉弦细。继续守方治疗，在原方基础上去麦冬、连翘，加重全蝎剂量至6g，再加女贞子10g，旱莲草10g，山慈菇10g，葛根30g；配合肝喜片以疏肝健脾、解毒抗癌。

2018年12月10日三诊：辅助检查（2018年9月18日 湘潭市中心医院）：血常规正常；彩超：右乳多发囊肿BI-RADS 2类，左乳多发低回声结节BI-RADS 3类；子宫附件、腹部彩超未见明显异常。服上方60剂后，患者自诉咽部不适较前明显好转，太阳穴处偶有疼痛，纳可，寐可，二便调；舌红，苔薄白，脉弦细。继续守方治疗，在原方基础上去苏梗、葛根、全蝎、夏枯草、山慈菇，加入泽兰10g，土贝母6g，猫爪草15g，桔梗10g，川芎8g；配合肝喜片以疏肝健脾、解毒抗癌。

现患者仍坚持服用中药，至今已两年余，每隔三月调整中药处方，目前患者身体健康，能正常工作。

按语：患者首诊时系乳腺癌术后、放化疗后，脾肾受损，正气亏虚，气血运行不畅导致气机阻滞，瘀毒内结。治宜健脾益肾，解毒化瘀，以四君子汤合二至丸为基础方，再配合清热、解毒、散结之品，其中四君子汤健脾益气，二至丸滋补肝肾、调理冲任；加入连翘、夏枯草清热解毒散结，半枝莲、白花蛇舌草化瘀解毒抗癌，并且加上全蝎，其药性峻猛，攻伐走窜，能通络止痛，攻毒散结，以增强抗肿瘤功效；郁金行气化瘀，半夏化痰散结。二诊时患者精气神明显好转，药已对症，续以上方加减；患者辅助检查发现肿瘤标志物均升高，故加入山慈菇清热解毒，化痰散结，倍用全蝎，加强抗癌、抑癌之功效。患者三诊时，症状较前明显缓解，加入土贝母、猫爪草解毒散结；桔梗宣肺，川芎辛温香燥，走而不守，既能行散，上行可达巅顶，又入血分，下行可达血海。全程配合中成药肝喜片以疏肝解郁、化瘀解毒散结。全方共奏健脾益气、补益肝肾、解毒散结之功效，标本兼治，使患者正气渐复。

【案六】

田某某，女，51岁。2018年1月16日初诊。

主诉：左乳腺癌术后2年6月。

病史：患者诉2015年7月因左乳及腋后疼痛就诊于中南大学湘雅医院。相关检查提示乳腺肿瘤，于2015年7月行左乳肿块切除术。术后病理检查结果：右乳浸润性导管癌Ⅱ级（肿块大小约2.5cm×1.8cm×1.4cm），无脉管及神经侵犯，左腋窝淋巴结无转移（0/21），ER（60%＋）、PR（40%＋＋＋）、Her-2（＋＋＋）、Ki-67（60%＋）。术后行AC→T方案化疗7周期，联合曲妥珠单抗靶向治疗17次，术区放疗27次，现一直口服托瑞米芬，进行内分泌治疗。辅助检查（2018年1月3日中南大学湘雅二医院）：①血常规：白细胞$2.2×10^9$/L，余正常；②CEA、CA125、CA153（－）；③彩超检查结果：双侧腋窝多个淋巴结影像，甲状腺多发低回声结节影像，TI-RADS Ⅱ级，双侧颈部多个淋巴结影像。

症见：神疲乏力，偶尔心悸，偶尔双乳胀满不适，偶尔隐痛，稍干咳，无咽部不适，夜寐差，时常有口干、口苦，纳可，二便调。舌淡，苔薄白，脉弦细。

西医诊断：左乳腺癌综合治疗后，T2N0M0。

中医诊断：乳腺癌（肝郁脾虚，瘀毒内结证）。

治法：疏肝解郁，健脾益气，化瘀解毒。

处方：党参15g，黄芪20g，白术10g，茯苓15g，半夏9g，女贞子10g，旱莲草10g，白花蛇舌草20g，半枝莲20g，郁金15g，百合20g，枳壳8g，甘草6g，炒酸枣仁20g，麦冬10g，桔梗10g，灵芝15g，黄芩10g，夏枯草10g。15剂，水煎，每日1剂，分两次温服；配合肝喜片以疏肝健脾、解毒抗癌。

2018年2月26日二诊：服药30剂后双乳胀满感较前减轻，仍夜寐差，易醒，白天昏沉，双下肢乏力，纳可，二便调。舌红，苔薄白，脉弦细。患者症状较前缓解，继续守方加减治疗，在原方基础上去茯苓、酸枣仁、麦冬、桔梗、灵芝、黄芩、夏枯草，加入茯神10g，夜交藤25g，灵芝15g，重楼10g，薏苡仁30g；配合肝喜片以疏肝健脾、解毒抗癌。

2018年5月20日三诊：辅助检查（2018年5月 中南大学湘雅医院），结果如下：①血常规、肝功能、肾功能、CEA、CA125、CA153、胸片均正常；②彩超检查结果：双乳小叶增生；③SPET/CT未见明显异常。患者神疲乏力，无胃脘部疼痛，偶有乳房胀痛，时时欲寐，夜寐欠佳，纳可，口干，舌麻，小便调，大便多溏稀。舌淡红，苔薄黄，脉细。患者症状较前缓解，继续守方加减治疗，在原方基础上去灵芝、重楼、薏苡仁，加入竹茹10g，黄芩10g，葛根30g，合欢皮10g；配合肝喜片以疏肝健脾、解毒抗癌。

此后每三个月复诊，均在上方基础上随症加减，发病至今已近5年，仍坚持服用中药治疗，患者生活质量良好，病情稳定。

按语：患者为中年女性，感情脆弱、多愁善感，易造成肝失疏泄，气机失于调达，肝气郁而不散，日久克伐脾土，加之平素饮食不节，脾胃受损，两者相合导致脾胃虚弱，肝郁脾虚，津液输布排泄失常，水湿停聚为痰，痰浊凝聚，气血运行不畅，瘀血内生，湿毒与血、气、痰、瘀蕴结于乳腺而成癥块。根据患者症状体征及舌象、脉象，中医辨证为肝郁脾虚，瘀毒内结证，治宜疏肝解郁，健脾益气，化瘀解毒。方中党参、白术、茯苓、黄芪益气健脾，扶正固本；女贞子、旱莲草滋补肝肾，改善因肝肾阴虚所致口干、口苦等症；白花蛇舌草、半枝莲清热解毒，消肿散结抗癌；黄芩清热燥湿，郁金入肝经，行气解郁、活血止痛；夏枯草亦入肝经，清热泻火、散结消肿。全方共奏疏肝解郁、健脾益气、化瘀解毒之功效，标本兼顾，攻补兼施，消补并用，使患者达到阴平阳秘的平衡状态。

【案七】

刘某，女，46岁。2013年12月24日初诊。

主诉：左乳腺癌术后7年，肝转移7月。

病史：患者自诉于2006年7月在当地医院行左乳腺癌改良根治术。病理检查结果：左乳浸润性导管癌Ⅱ级，ER（75%＋），PR（80%＋），HER-2（＋＋），FISH（－），Ki-67（35%＋），腋下淋巴结转移（1/7）。术后予TAC方案辅助化疗6周期。2013年5月复查，彩超、CT检查提示"肝转移，左锁骨上淋巴结转移"，予TC方案化疗2周期，化疗疗效评估为PD，患者拒绝继续行放化疗，后行戈舍瑞林联合来曲唑内分泌治疗。2013年10月复查发现病灶稳定。现入我院门诊行中医治疗。

症见：腰背疼痛，酸软无力，晨起四肢僵硬，关节疼痛，右侧胁肋部隐痛，胸闷不适，纳可，夜寐可，二便调。舌淡红，苔白，脉弦细。

西医诊断：左乳乳腺癌术后肝转移、左锁骨上淋巴结转移。

中医诊断：乳腺癌（肝肾亏虚，寒湿阻络证）。

治法：补益肝肾，活血通络，散寒除湿。

处方：独活寄生汤加减内服，具体拟方如下：独活10g，桑寄生10g，杜仲10g，牛膝10g，茯苓15g，川芎10g，当归10g，赤芍10g，熟地黄20g，黄芪30g，桂枝8g，路路通10g，郁金15g，白花蛇舌草30g，石见穿15g，甘草5g。15剂，水煎，每日1剂，分两次温服；配合肝喜片以疏肝健脾、解毒抗癌。嘱患者注意补钙，适当运动。

二诊：2014年1月11日，患者腰背四肢疼痛减轻，感手足麻木，汗多。舌脉同前。上方去路路通、赤芍，加鸡血藤30g、煅牡蛎20g、白芍15g。20剂，水煎，每日1剂，分两次温服；嘱继续内分泌治疗。患者2014年7月复查发现肝转移病灶较前增大

（具体不详），口服卡培他滨化疗2个周期，复查彩超无效，遂停服卡培他滨。此后一直服用依西美坦，内分泌治疗配合中医药治疗，多次复诊症见胸肋部稍有隐痛，晨起四肢僵硬，余均可。每年行CT检查，肝转移灶基本同前，无锁骨上淋巴结肿大。

之后患者每2～3月复诊一次，患者发病至今已经近14年，发生转移瘤至今也已7年，随访至2020年5月，患者仍存活，生活可自理。

按语：更年期女性患者，易肝失疏泄，气机失于调达，肝气郁而不散，津液输布排泄失常，瘀毒内生，蕴结于乳腺而成乳腺肿块。患者术后多次化疗，损伤机体气血，气血运行不畅，肝失疏泄，肿块蕴结，故见肝转移，患者再次化疗，导致气血亏虚加重，患者不能继续耐受化疗，遂改为内分泌维持治疗。根据患者症状体征及舌象、脉象，中医辨证为肝肾亏虚、寒湿阻络，治宜补益肝肾、活血通络、散寒除湿。以独活寄生汤加减治疗，方中独活、桑寄生祛风除湿，养血和营，活络通痹，为主药；牛膝、杜仲、熟地黄补益肝肾，强壮筋骨，为辅药；川芎、当归、芍药补血活血；茯苓、甘草益气扶脾，为佐药，使气血旺盛，有助于祛除风湿；又佐以桂枝祛寒止痛，黄芪、桂枝与芍药合用，取益气温经、和营通痹之效；路路通为祛风活络之要药，郁金可行气止痛，以白花蛇舌草、石见穿清热解毒，消肿散结。各药合用，标本兼顾，攻补兼施，扶正祛邪，对寒湿凝于筋骨的痹证，为常用且有效的方剂。患者二诊时，腰背部及四肢疼痛较前明显缓解，汗多，考虑患者肿瘤晚期，多次化疗及内分泌维持治疗后，气血亏虚，气不摄津，加鸡血藤养血补血，煅牡蛎收敛固涩之力，白芍药与甘草配伍，酸甘化阴，调和肝脾，有柔筋止痛之效。至患者三诊时，患者临床症状较前均已明显改善，且患者在我院门诊治疗期间未使用放化疗、靶向治疗等治疗手段，现患者精神尚可，生存质量尚可，带瘤生存，病情稳定至今。

【案八】

肖某某，女，77岁。2015年8月12日初诊。

主诉：发现右乳包块，下肢疼痛3月。

病史：患者自诉2015年5月因双下肢疼痛，行走不利到某省医院就诊，经相关检查发现"右乳包块"，约2.5cm×3.3cm大小，质硬，固定，无按压痛。经彩超、MRI等检查，临床诊断为"乳腺癌伴髂骨、双股骨多发转移"。患者既往有冠心病、心功能不全病史，坚决拒绝穿刺活检，要求中医药保守治疗。

症见：右乳包块，无疼痛，双下肢疼痛，行走不利，四肢倦怠，胸闷心慌，气短，纳呆，睡眠欠佳，夜尿多，大便调。舌淡暗，苔白，脉细弦。

西医诊断：乳腺癌骨转移。

中医诊断：乳腺癌（脾肾亏虚，痰瘀毒结证）。

治法：健脾化痰，化瘀散结。

处方：六君子汤合二至丸加减，具体拟方如下：党参10g，白术10g，茯苓15g，半夏10g，浙贝母15g，郁金15g，女贞子10g，旱莲草10g，白花蛇舌草30g，夏枯草10g，黄芪20g，田三七5g，山茱萸10g，鸡血藤20g，甘草5g。20剂，水煎，每日1剂，分两次温服。并予唑来膦酸抗骨转移治疗。同时口服来曲唑2.5mg，每天一次，进行内分泌治疗。

2015年9月10日二诊：患者下肢疼痛减轻，肢体倦怠缓解，仍胸闷、纳呆、夜尿频。舌淡暗，苔白，脉细弦。上方去白术、女贞子、旱莲草，加炒山楂10g，炒麦芽15g。20剂，水煎，每日1剂，分两次温服。续予唑来膦酸和来曲唑治疗。

2015年10月12日三诊：患者右乳包块有所缩小，下肢疼痛缓解，仍胸闷、失眠、大便秘结。舌脉同前。上方去山茱萸、夏枯草，加丹参15g、半枝莲30g、酸枣仁20g、柏子仁30g。此后患者长期坚持中医治疗，均辨证施治，随症加减。

每月按时行唑来膦酸抗骨转移治疗，至1年半停止。内分泌治疗：服用来曲唑2年后改用依西美坦。病情一直稳定4年余，2020年1月，患者因冠心病、心力衰竭死亡。

按语：本案属于中医"乳岩"范畴，患者为老年女性，年老体衰，气血运行失调，瘀血内生，蕴结于乳腺而成肿块；肾主骨生髓，乳腺癌患者患病日久而肾精耗竭，影响人体骨骼的正常功能，为邪气入侵与转移提供条件，故见多发骨转移。根据患者症状、体征及舌脉，中医辨证为脾肾亏虚、痰瘀毒结证，治宜补益脾肾，化瘀散结。方中党参、白术、茯苓、黄芪益气健脾，扶正固本；女贞子、旱莲草滋补肝肾；白花蛇舌草清热解毒，消肿散结抗癌；郁金入肝经，行气解郁、活血止痛；夏枯草亦入肝经，清热泻火、散结消肿；浙贝母消肿散结解毒；三七消肿止痛，山茱萸补益肝肾，鸡血藤养血补血。全方共奏健脾化痰，化瘀散结之功效，标本兼顾，攻补兼施，以达阴平阳秘之平衡状态。患者二诊时，下肢疼痛较前缓解，纳差，加炒山楂、炒麦芽消食开胃，以顾护脾胃之功。患者三诊时仍觉胸闷、失眠、便秘，患者体质较前好转，加半枝莲清热、解毒、散结；《名医别录》记载丹参可养血，去心腹痼疾结气，腰脊强，脚痹，故加用丹参；患者夜寐欠安，加酸枣仁养肝，宁心安神，同时柏子仁既可养心安神，又可润肠通便，全方共奏攻补兼施、调和阴阳之功。

【案九】

付某某，女，36岁。浏阳人。2015年3月15日初诊。

主诉：右乳腺癌术后9月。

病史：患者于2014年6月因体检发现右乳肿块，考虑可能为"乳腺癌"，在某省医院行右乳腺癌改良根治术。术后病理检查结果：右乳浸润性导管癌Ⅲ级，ER（90%＋），PR（15%＋），HER-2（＋＋＋），Ki-67（20%＋），腋窝淋巴结转移（2/11）。术后行AC方案化疗4周期，序贯T方案化疗4周期及曲妥珠单抗靶向治疗，右乳术区及腋窝淋巴结放疗25次，于2015年2月15日结束放疗。然后予托瑞米芬片和醋酸戈舍瑞林缓释植入剂治疗。

症见：右胸时痛，胸闷善叹，心烦郁闷，时哭流泪，纳呆无味，口干、口苦，少寐多梦，二便调。患者诉2013年因丈夫外遇，情绪相当压抑，明显消瘦。舌淡紫，苔薄黄，脉弦。

西医诊断：右乳乳腺癌综合治疗后。

中医诊断：乳腺癌（肝气郁结，痰毒内结证）。

治法：疏肝解郁，化痰散结。

处方：逍遥散合甘麦大枣汤加减，具体拟方如下：柴胡10g，当归10g，白芍12g，茯苓15g，白术10g，太子参15g，香附10g，百合15g，浮小麦30g，大枣10g，佛手10g，郁金15g，合欢皮10g，白花蛇舌草30g，夏枯草10g，甘草5g。15剂，水煎，每日1剂，分两次服用。并予以肝喜片口服，清热散结，嘱患者心态平和，自尊自爱，自我调养，增强免疫力。

2015年4月20日二诊：患者心情明显改善，纳食增加，出现咽喉不适，食物梗塞，吞之不下，吐之不出，夜寐多梦，大便干燥。舌脉同前。处方：逍遥散合四七汤加减：柴胡10g，当归10g，白芍12g，茯苓15g，太子参15g，香附10g，百合15g，厚朴10g，半夏10g，苏梗10g，郁金15g，远志8g，柏子仁20g，白花蛇舌草30g，半枝莲10g，甘草5g。15剂，水煎，每日1剂，分两次服用。

2015年6月14日三诊：患者诉化疗期间，出现月经紊乱，2015年2月用托瑞米芬片和醋酸戈舍瑞林缓释植入剂后月经已停。患者潮热、面部烘热、汗出，心烦易怒，胸脘痞闷，纳食一般，口苦咽干，失眠多梦，二便调。舌尖、舌边红，苔薄黄，脉弦细。处方：丹栀逍遥散合二至丸加减：佛手10g，当归10g，白芍15g，茯神10g，太子参15g，百合15g，郁金15g，玫瑰花10g，女贞子10g，牡丹皮10g，旱莲草10g，栀子10g，合欢皮15g，煅牡蛎15g，白花蛇舌草30g，夏枯草10g，甘草5g。15剂，水煎，每日1剂，分两次服用。

后患者坚持每三个月去蒋益兰教授门诊复诊一次，目前患者存活已6年，生活自理。

按语：中医称"乳腺癌"为"乳岩"，《医宗金鉴》指出"乳癌由肝脾两伤，气郁凝结而成"，朱丹溪所著《格致余论》亦云"忧怒抑郁，朝夕积聚，脾气消阻，肝气横逆，遂成隐核，如大棋子，不痛不痒，名曰乳岩"。患者两年前因丈夫外遇而情绪抑郁，导致肝气郁结，肝气不疏，横逆犯脾，脾虚生痰，痰毒内结，而两乳为肝经所循行，故致乳房聚而成核。因此蒋益兰教授治疗"乳腺癌"强调从肝脾论治，注重疏肝解郁，化痰散结，以逍遥散疏肝解郁，甘麦大枣汤养心安神，配合疏肝理气之药。其中柴胡疏肝解郁，使肝气条达；白芍酸苦微寒，养血敛阴，柔肝缓急；当归甘辛苦温，养血和血且有轻微的活血之功，香气可理气，为血中之气药；当归、白芍与柴胡同用，意在补肝之阴，和肝之血，和肝之气。木郁则土衰，肝病易于传脾，故以太子参、白术、茯苓、甘草健脾益气，不但可实脾土以抑木，且使营血生化有源；浮小麦养心阴，益心气，安心神，除烦热；甘草补益心气，和中缓急；大枣甘平质润，益气和中，润燥缓急；白花蛇舌草、夏枯草清热解毒散结，加佛手、郁金、香附、合欢皮等疏散郁遏之气，透达肝经郁热；百合清心安神。患者二诊时心情较前改善明显，但出现明显的"梅核气"之症，在逍遥散的基础上，加四七汤行气散结，半夏降逆化痰，苏梗行气宽中，远志安神益智，柏子仁既可养心安神，又可润肠通便。患者三诊时出现更年期表现，与长期使用内分泌药物有关，以丹栀逍遥散养血健脾，疏肝清热，以牡丹皮清血中之伏火，炒栀子清肝热，导热下行，二至丸补益肝肾，兼滋阴，全方标本兼顾，攻补兼施，消补并用，使患者达到阴平阳秘的平衡状态。

第八节　胃　癌

一、疾病概述

胃癌是指起源于胃黏膜上皮细胞的恶性肿瘤，是全球第五常见的癌症，也是与癌症相关死亡的第三大主要病因，其发病率具有地理差异，东亚、东欧和南美洲为高发地区。在几乎所有国家，男性胃癌发病率约为女性的2～4倍。我国作为胃癌的高发国家，其发病率和死亡率在恶性肿瘤中均居第2位，我国胃癌发病率及死亡率远高于世界水平。

胃癌的病理组织学分类绝大多数属于腺癌，其余为未分化癌、印戒细胞癌、硬癌、鳞癌、类癌等。胃癌的病因尚不明确，幽门螺杆菌是发病的重要因素之一，可能还与EBV、某些化学致癌物质、饮食习惯、环境因素、遗传因素等相关。早期可无明显症状，以进行性胃脘痛、食少、消瘦、便血等为常见症状。我国早期胃癌确诊率低，发现时大多为进展期胃癌，因此提高我国早期胃癌的诊断率具有重大的临床意义。目前，胃癌以手术、放化疗、靶向治疗和免疫治疗等为主，根治性手术仍是其最主要的治疗手段，患者术后5年生存率为52.3%，而晚期胃癌的5年生存率仅为5%～10%。

中医学诊治胃癌由来已久，自《黄帝内经》以来，以"胃脘痛""反胃""噎膈""积聚""伏梁"等为病名的疾病及其相关治疗在历代医学著作中都有记载。《黄帝内经》所述"饮食不下，隔塞不通，邪在胃脘"，就与胃癌引起贲门狭窄，导致进行性吞咽困难，甚至食入即吐的症状非常相似。东汉著名医学家张仲景在《金匮要略》中言朝食暮吐，宿食不化，名曰"胃反"，和胃癌引起幽门狭窄或完全梗阻时出现的症状几乎完全一致。清代方肇权言"积聚……按之有形，或疼痛，仍居胃腑之间，或恶心呕吐，或恶阻饮食，或成坚硬者"，与胃癌的体征和症状十分相似。

二、诊治观点

蒋益兰教授认为，正虚与邪实是胃癌发病的两大重要因素。本病初起多由忧思过度，情志不遂，饮食不节，损伤脾胃，运化失司，痰湿内生，气结痰凝所致。病久常可因气机郁滞，血行失畅而致瘀血内结；脾胃损伤，宿谷不化，积而化热，耗伤胃阴，亦可因气郁日久化火伤阴；脾虚日久则可耗气伤阳，以致脾胃阳气虚，日久损伤肾阳。因此，其病位在胃，与肝、脾、肾的关系密切，多为本虚标实之证，常虚实夹杂，致使气滞、痰凝、湿聚、瘀血交结于胃腑，日久形成积块。

《景岳全书·杂证谟·反胃》中记载："治反胃之法，当辨其新久，及所致之因，或因酷饮无度，伤于酒湿；或以纵食生冷，败其真阳；或因七情忧郁，竭其中气，总之，无非内伤之甚，致损胃气而然。故凡治此者，必宜以扶助正气，健脾养胃为主。"胃之升降失调，气阴耗伤，甚至阴阳俱损，从而使机体处于内虚状态。因此，蒋益兰教授指出，理气、化痰、燥湿、活血化瘀是本病主要治标之法。而在胃癌的发病病机中，蒋教授认为尤以脾胃虚弱、瘀毒内结为主，因此以健脾和胃、化瘀解毒为主要治法，兼以消食化积、和胃降逆、燥湿化痰等。《素问·玉机真藏论》中说："五藏者，皆禀气于胃，胃者，五藏之本也。"《黄帝内经》言："人以胃气为本，有胃气则生，无胃气则死。"可见胃气的有无对机体的重要性，据此，蒋益兰教授在治疗中尤为强调要顾护胃气，只有胃气得充、脾气得健才能使气血生化有源，也才可助药以祛邪，从而达到改善临床症状、提高机体免疫、提高生存质量、防止复发转移，或带瘤生存的目标。

蒋益兰教授临床常以香砂六君子汤加减治疗胃癌，主要用药：藿香、砂仁、党参、茯苓、白术、甘草、半夏、竹茹、百合、白花蛇舌草、冬凌草、石见穿、郁金、三七。全方配伍精良，攻补兼具，共奏健脾和胃、化瘀解毒之功效。在辨病遣方基础上，强调辨证加减，胃偏热，加石斛、竹茹、黄精、牡丹皮、瓦楞子等；胃偏寒，加砂仁、藿香、高良姜、吴茱萸等；无明显寒热之征，可寒温并行，用左金丸加味。同时注重随症加减，湿浊偏盛者，加藿香、佩兰、竹茹等；失眠者，可加茯神、夜交藤、酸枣仁、柏子仁等；津少口干者，可加葛根、天花粉、麦冬等；食纳欠佳者，可加炒山楂、炒谷芽、炒麦芽、鸡内金等；小便短少者，可加车前草、大腹皮等；腑实便结者，加调胃承气汤、槟榔、火麻仁等；腹胀明显者，可加厚朴、枳壳、莱菔子、砂仁等；疼痛明显者，以逍遥散理气止痛为主，同时加五灵脂、延胡索、蜈蚣等。

三、验案举隅

【案一】

刘某某，男，53岁。2017年1月23日初诊。

主诉：反复腹胀3月余，胃癌术后2周，化疗1周期。

病史：2016年12月19日因腹胀2个月，加重1周于长沙市第三医院住院，胃镜检查显示：胃窦病变性质待定，十二指肠球炎。2017年1月10日于湘雅二医院行手术切除，术后快速病理检查示：（胃窦黏膜）低分化腺癌，CK（＋）、EMA（＋）、Ki-67（约60%＋），治疗上予SOX化疗1周期（末次化疗日期：2017年1月22日）。

症见：精神可，纳寐可，偶咳嗽、咳痰，痰少，色黑，易咳出，大便溏，小便调。舌淡红，苔白厚，脉弦细。

西医诊断：低分化胃腺癌术后。

中医诊断：胃癌（胃反脾失健运，痰气交阻证）。

治法：健脾理气，化痰散结。

处方：脾肾方加减内服。具体拟方如下：生晒参10g，黄芪20g，白术10g，茯苓15g，半夏9g，枸杞10g，菟丝子10g，女贞子10g，墨旱莲10g，淫羊藿10g，甘草6g，灵芝15g，枳壳8g，百合20g，川贝5g，葛根30g，黄芩10g，竹茹10g。15剂，水煎，每日1剂，分早晚两次温服。

2017年3月1日二诊：

患者术后病理检查结果：中低分化腺癌，侵犯胃壁分层及浆膜外脂肪组织，十二指肠切缘未见癌组织，小弯侧淋巴结未见癌转移（0/15），大弯侧淋巴结未见癌转移（0/6）。患者继续行SOX化疗2周期（末次化疗时间为2017年2月13日），服用上方后，患者诉已无明显咳嗽、咳痰，大小便正常，术区无疼痛不适，化疗后纳差，无恶心呕吐，无明显疲乏，夜寐可，无口干、口苦。舌暗红，少津，苔黄，脉弦细。辨为胃热伤阴、余毒未清证，治以清热和胃，养阴润燥，化瘀解毒，在上方基础上，去女贞子、墨旱莲、川贝、葛根，将百合减量至15g，另加炒山楂10g，麦芽15g，藿香12g。15剂，水煎，每日1剂，早晚分2次温服。配合参一胶囊以培元固本，补益气血。

2017年4月23日三诊：患者静脉化疗不耐受，改口服替吉奥治疗1周，服上方后患者诉食欲较前改善，期间检查发现肺转移。服用替吉奥1周后出现皮疹，皮肤瘙痒，纳一般，稍腹胀，无腹痛，矢气频，大便稀，1天2～3次，小便可，稍口干，无口苦，易上火、烦躁，夜寐可。舌红，苔黄厚腻，脉弦细。辨为湿热蕴脾、肝胃不和证，治以健脾利湿，清热泻火，清肝和胃，在上方基础上去藿香，加蝉蜕6g，葛根30g，砂仁5g。15剂，水煎，每日1剂，早晚分2次温服。并建议患者住院治疗。

2017年9月3日四诊：患者继续口服替吉奥。复查肿瘤标志物：癌胚抗原13.96ng/ml↑。患者诉服上方后皮疹情况明显改善，大便1天1次，多不成形，食欲较前好转，夜寐尚可，小便调。舌红，苔薄白，脉弦细。辨为脾气亏虚、余毒未清证，治以健脾益气，化瘀解毒，予香砂六君子汤加减，处方：党参15g，茯苓15g，白术10g，甘草6g，半夏9g，砂仁5g，黄芪20g，白花蛇舌草20g，半枝莲20g，郁金10g，薏苡仁30g，葛根30g，黄芩10g，怀山药15g，灵芝15g，百合15g，全蝎3g，冬凌草15g。15剂，水煎，每日1剂，分早晚两次温服。

2017年10月16日五诊：患者已停服替吉奥，服中药后大便已正常，一般情况可，腹部无特殊不适，偶有咳嗽，痰色黄而黏，晨起口苦，无口干，纳寐可，小便调。舌淡红，苔黄厚腻，脉弦细。辨为湿热蕴脾、余毒未清证，治以健脾祛湿、清热化痰、化瘀解毒，在上方基础上，去薏苡仁、葛根、怀山药、全蝎，将灵芝减量至10g，百合加量至20g，外加竹茹10g、桔梗10g。15剂，水煎，每日1剂，早晚分2次温服。

2018年9月24日六诊：期间患者坚持口服中药，CT检查示：双肺内多发小结节大致同前。患者稍咳嗽，咳少量灰白黏痰，咽痒，无胸闷气促，晨起口干、口苦，无腹痛、腹胀，纳寐可，二便调。舌淡红，苔薄黄，脉弦细。辨为脾失健运、痰气交阻证，治以健脾益气、化瘀解毒、止咳化痰，在上方基础上，去白术，改茯苓为土茯苓20g，将百合降至15g，外加浙贝母10g，太子参15g，紫草10g，土贝母6g。15剂，水煎，每日1剂，分早晚两次温服。

至今患者生存已近4年，患者一直口服中药汤剂治疗，此后未见明显咳嗽、咳痰、大便不成形等症状。患者生活质量得到极大改善，患者每三个月来门诊复查一次，调方，现病情稳定，带瘤生存质量高。

按语：《诸病源候论·虚劳痰饮候》言："劳伤之人，脾胃虚弱，不能克消水浆，故为痰也。"患者为中年男性，平素饮食不节，损伤脾胃，脾虚不能散布津液，而将痰液上输于肺，使脾胃之病累及肺，母病及子，致使肺失宣发肃降，故可见咳嗽、咳痰之症。叶天士说："纳食主胃，运化主脾，胃宜降宜和，脾宜升宜健。"脾胃功能失调，致使清阳不升，浊阴不降，可见大便溏；结合患者舌淡红，苔白厚，脉弦细，辨为脾失健运、痰气交阻证，方以脾肾方加减内服。初诊方中人参、白术、茯苓、甘草为四君子汤组成药物，重在健脾益气渗湿，补后天之源，而疗诸虚不足，达到扶正培本的目的，此为脾虚的基础方；黄芪甘温，加强补气健脾；半夏性辛散温燥，入脾胃经，取其降逆和胃理气；枸杞、菟丝子、女贞子、墨旱莲、淫羊藿补益肝肾；枳壳行气化痰；灵芝补气安神；联合百合、川贝润肺止咳，竹茹清热化痰。并用葛根升阳止泻、黄芩清肺热咳嗽。全方配伍精良，标本兼顾，共奏健脾和胃、理气化痰之效。二诊时，患者诉已无明显咳嗽、咳痰，大小便正常，术区无疼痛不适，但患者受化疗药物"毒邪"影响，使机体脾气更损，脾脏功能失调，则可见纳差之症，再结合舌暗红，少津，苔黄，脉弦细，此时可辨为胃热伤阴、余毒未清证，在上方基础上，去女贞子、墨旱莲、川贝、葛根，此四味药物多为寒凉之品，更易损伤脾胃，故去之。患者无明显咳嗽、咳痰，且百合甘寒易损脾胃，但可养阴润肺化痰，故减量，再加炒山楂、麦芽健脾开胃，藿香醒脾和中，以恢复脾主运化之功，改善患者纳差之症，并配合参一胶囊以培元固本，补益气血，调整患者全身脏腑功能，以加强人体正气之本。至三诊时，患者化疗后出现皮疹，属中医"药毒""药毒疹"等范畴。胃癌患者机体本处于内虚状态，易受邪毒侵袭而加重脏腑功能紊乱。内不稳则外不固，外邪乘虚入侵，与外泛之药毒相合，致使风、湿、热毒等客于皮毛肌表，使皮毛失养、气血失和，发为药疹。结合此时患者的症状及舌象、脉象，辨为湿热蕴脾、肝胃不和证，藿香为辛温之品，易助湿化热，故在上方基础上去之，加蝉蜕清热透疹，以解患者皮疹瘙痒之苦，再加砂仁化湿开胃、温脾止泻，健脾气而化湿清热，改善患者大便质稀、次数多的情况。四诊时，患者服上方后皮疹情况明显改善，大便情况、食欲均较前好转，检查癌胚抗原升高，因此患者继续口服替吉奥化疗。患者虽通过手术、化疗等治疗手段控制病情发展，但手术易伤及人体气血，化疗药物虽可"以毒攻毒"，但亦可耗伤人体正气，此时患者正气亏虚渐重，祛毒无力，癌毒残存，结合舌象、脉象，辨为脾气亏虚、余毒未清证，故予健脾益气之香砂六君子汤加减内服，方中党参、白术、茯苓、甘草为四君子汤主药，益气健脾，补而不峻，以补后天之源，而疗诸虚不足，达扶正培本的目的，此为脾虚的基础方；黄芪甘温，补气健脾，薏苡仁健脾渗湿，砂仁温中开胃，怀山药补脾胃、益肺肾，共奏健脾益气之效，配以灵芝补气安神、百合润肺化痰，此为扶正；半枝莲、白花蛇舌草清热解毒、消瘀散结以抗癌毒，郁金、半夏行气合中、消痰化瘀，联合葛根清热生津，黄芩、冬凌草清热解毒，患者癌胚抗原较前升高，故稍加抗癌攻伐之品全蝎以活血化瘀、解毒散结，以上共为祛邪之法。全方配伍精要，扶正抗癌，攻补兼施，标本兼顾。五诊时，患者已停服替吉奥，服药后大便已正常，此时患者化疗已结束，病情已控制，但患者正气仍虚、癌毒仍残存机体内，此时受湿热之邪侵袭，正气抗邪不足，致使湿热蕴结于脾，脾失健运，不能正常散布津液，湿热之邪凝结成痰，存储于肺，肺失宣肃，患者咳嗽，咳黄黏痰，此时可辨为湿热蕴脾、余毒未清证，因患者大便已正常，故在上方基础上去薏苡仁、怀山药、葛根；患者此时脾胃虚弱，不宜使用攻伐之品，故去全蝎；患者夜寐较前改善，偶有咳嗽，故将灵芝减量至10g；患者咳痰，故百合加量至20g，以润肺祛痰止咳，外加竹茹清热化痰、桔梗宣肺祛痰。六诊时，患者口服中药1年余，检查提示双肺结节大致同前，病情控制尚可，此时患者以咳嗽、咳痰为主诉，因脾胃虚弱贯穿胃癌全程，故结合舌苔、脉象，辨为脾失健运、痰气交阻证，但偏热象。因白术味苦，更易损伤脾胃之气，因而去之。因患者偏热象，故改茯苓为土茯苓20g，更利于清热健脾，再加紫草清热解毒；百合甘寒，恐伤脾胃，故降至15g，联合浙贝母、土贝母以清热化痰；患者病久，脾气亏虚，故加太子参以增强益气健脾之功。

【案二】

罗某某，男，70岁。2017年5月24日初诊。

主诉：胃癌术后9月余。

病史：患者2016年8月因黑便、反酸于去湘雅三医院就诊。胃镜检查提示胃癌。2016年8月28日行腹腔探查术，术后病理检查结果：高中分化腺癌。后行化疗8周期（末次化疗时间为2017年5月2日），口服阿帕替尼1周。现入我院门诊行中医治疗。

症见：纳一般，稍腹胀，无腹痛，反酸，有烧心感，恶心欲吐，无口干、口苦，夜寐差，二便调。舌淡，苔黄腻，脉弦细。

西医诊断：胃高中分化腺癌。

中医诊断：胃反（脾气亏虚，中焦湿热证）。

治法：健脾益气，清热利湿，化瘀解毒。

处方：香砂六君子汤加减内服。具体拟方如下：党参10g，茯苓15g，白术10g，甘草6g，半夏9g，藿香12g，竹茹10g，百合20g，白花蛇舌草20g，冬凌草15g，郁金10g，半枝莲20g，枳壳8g，黄芪20g，灵芝15g，夜交藤25g。15剂，每日1剂，水煎，分早晚两次温服。配合铝碳酸镁片口服抗酸护胃。

2017年10月22日二诊：患者期间间断服用阿帕替尼。复查肝功能：总胆红素43.5μmol/L↑，直接胆红素10.7μmol/L↑。服药后，患者食欲较前改善、夜寐较前稍好转，偶有胃脘饱胀感，（服用阿帕替尼后）烧心感，偶有呕吐，呕吐物为胆汁，口腔对热物敏感，无口干、口苦，双足后跟走路时疼痛，偶有头晕，易瞌睡，无视物旋转、重影，偶尔有睡时易醒，多梦，二便调。舌紫暗，苔黄，脉弦细。在上方基础上，将夜交藤减量至20g，另加黄芩10g、石菖蒲6g。15剂，水煎，每日1剂，分早晚两次温服。

2018年1月24日三诊：患者仍间断口服阿帕替尼，服中药后，患者呕吐、烧心及反酸症状较前减轻，无明显腹胀、腹痛，服靶向药后脱发，纳可，口干，无口苦，偶咳嗽，咯白痰，无头晕、头痛，夜寐差，醒后难入睡，二便调。舌红，苔润腻，脉弦细。在上方基础上去黄芩、石菖蒲，加炒枣仁20g，沙参10g，桔梗10g，怀牛膝10g。15剂，水煎，每日1剂，分早晚两次温服。

患者间断服用阿帕替尼至2019年，此后定期复查，病情无明显进展，控制可。现患者每三个月来门诊调方一次，未见明显腹胀、反酸、恶心呕吐等症状，睡眠质量较前改善，患者带瘤生存质量得到极大改善，生存期已达4年余。

按语：本例为胃癌术后化疗及靶向治疗患者。胃癌术后，邪毒未尽而正气更加亏虚，化疗、靶向药物作为"毒邪"直中脏腑，似是"以毒攻毒"，但极易损伤正气。《脉经》卷二："脾虚……病苦泄注，腹满，气逆，霍乱，呕吐，黄疸，心烦不得卧，肠鸣。"且患者年过七旬，年老体弱，脾胃虚弱，加之平素饮食不节，致使湿热蕴结脾胃，脾胃运化受阻，导致胃虚不能受纳水谷，脾虚不能化生精微，停积胃中，上逆为呕，则见恶心欲呕，纳呆、烧心反酸；脾胃失调，中焦气滞，则见腹胀不适；患者舌淡红，苔黄腻，脉弦细，辨证为脾气亏虚、中焦湿热证。治以健脾益气，清热利湿，化瘀解毒，方拟香砂六君子汤加减，初诊方中党参、白术、茯苓、甘草为四君子汤组成药物，重在健脾、益气、渗湿，补后天之源，而疗诸虚不足，达到扶正培本的目的，此为脾虚的基础方；半夏性辛散温燥，入脾胃经，取其降逆和胃理气；藿香健脾醒湿，和中止呕；再加甘温黄芪，以加强补气健脾之效；在扶正基础上，加半枝莲、白花蛇舌草、冬凌草清热解毒，消瘀散结以抗癌毒；郁金、枳壳行气消胀以缓解腹胀；竹茹归肺胃心胆经，取其清热、除烦、止呕之功效，以止呕、除烦、安神；联合夜交藤、灵芝、百合以安神助眠；全方药物配伍精要，药简效精，共奏健脾益气、清热利湿、化瘀解毒之功。患者二诊时，食欲及睡眠情况较前改善，故在原方基础上，将夜交藤减量，此时患者开始出现阿帕替尼不良反应，如胃胀呕吐、双足跟疼痛、胆红素升高；患者虽较初诊时症状好转，但体内湿热症状仍重，遂在原方基础上加黄芩、石菖蒲以清热化湿和胃。至患者三诊时，患者湿热之象较前稍改善，故去石菖蒲、黄芩；患者睡眠质量不高，故加炒枣仁养心安神；咳嗽、咳痰，加沙参润肺化痰、桔梗开宣肺气以助宣肺祛痰；同时用怀牛膝补肝肾以防脱发，再取其下行之功效，以引湿热下行。

【案三】

仇某某，男，52岁。2017年3月6日初诊。

主诉：反复腹痛7月余，胃癌术后5个月。

病史：2016年8月患者因反复腹痛就诊，检查后考虑胃癌，2016年10月5日于株洲中心医院做手术。术后病理检查结果：中低分化腺癌，未见淋巴结转移。免疫组织化学检查：HER-2(1＋)，Ki-67(60％＋)。2016年11月行奥沙利铂＋替吉奥化疗1周期，行顺铂＋紫杉醇化疗2周期，行顺铂＋紫杉醇脂质体化疗3周期。2017年2月于株洲中心医院行相关检查：①CT检查，双侧腋窝少许淋巴结，左肺尖及右中肺少许纤维钙化灶伴左上胸膜稍增厚，余正常；②彩超未发现明显异常。

症见：疲乏，纳少，进食后胃脘部疼痛，口干，无口苦，夜寐差，难以入睡，小便淋漓不尽，尿频，大便调。舌淡红，苔薄白，脉弦细。

西医诊断：中低分化胃腺癌。

中医诊断：胃脘痛（脾气亏虚，湿热下注证）。

治法：健脾益气，清热利湿，化瘀解毒。

处方：四君子汤加减内服。具体拟方如下：白参10g，白术10g，茯苓15g，半夏9g，黄芪20g，白花蛇舌草20g，半枝莲20g，枳壳8g，郁金10g，甘草6g，冬凌草15g，炒山楂10g，麦芽15g，百合20g，枸杞10g，夜交藤15g，车前草15g，灵芝15g，瞿麦15g。15剂，水煎，每日1剂，分早晚两次温服。配合消癌平胶囊，以清热散结。

2017年6月19日二诊：患者复查CT示右肺陈旧性肺结核，余同前。胃镜无明显异常。服药后，患者症状无明显改善，仍见神疲乏力，纳少，进食后胃脘疼痛，小便淋漓不尽，尿频，晨起口干，无口苦，现症见头晕，夜寐欠佳，多梦，大便调。舌红，苔薄白，脉弦细。在上方基础上去冬凌草、山楂、麦芽、车前草、瞿麦，改黄芪30g、夜交藤25g，另加竹茹10g，芡实10g，枸杞10g，怀山药20g。15剂，水煎，每日1剂，分早晚两次温服。

2017年10月22日三诊：患者复查血常规、CEA、Glu均无明显异常；胃镜检查：B-Ⅱ式术后胃；心电图：大致正常；CT检查：①胃癌术后，吻合口（－）；②肝内多发小囊性病变及左肾下极囊肿无明显变化。患者服药后食欲较前改善，腹胀、腹痛较前减轻，夜寐较前稍改善，神疲乏力，晨起口干、口苦；体位变换时易头晕，时心悸，进食后明显，便稀，色黄，1天1～2次；排尿不畅，小便频，量偏少，色淡黄。舌红少津，苔少，脉弦细。在上方基础上去芡实、枸杞、怀山药，将夜交藤、黄芪分别减至20g，外加葛根30g，黄芩10g，薏苡仁30g，枣皮10g，浮小麦30g。15剂，水煎，每日1剂，分早晚两次温服。配合枣珀安神片益气养心，安神定志。

2018年2月26日四诊：服药后，患者诉乏力、精神及大小便情况均较前改善，术区进食后牵扯痛，多处关节疼痛，纳尚可，晨起口干、口苦，心悸，夜寐差，尿涩。舌淡红，苔薄白，脉弦细。考虑患者肝胃不和，湿热困脾，在上方基础上去葛根、枣皮、浮小麦，将灵芝减量至10g，外加鸡血藤20g，车前草10g，冬凌草15g。15剂，水煎，每日1剂，分早晚两次温服。

现患者带瘤生存已4年余，每3个月于蒋益兰教授门诊复诊1次，此后乏力、纳食及睡眠均改善，未见腹胀、尿涩等症状，带瘤生存质量得到极大提高。

按语：本例为胃癌术后化疗患者，《医宗必读》载："积之成也，正气不足而后邪气踞之。"胃癌术后，邪毒未尽而正气更益亏虚，化疗药物作为"毒邪"直中脏腑，似是"以毒攻毒"，极易损伤正气。患者为中年男性，平素饮食不节，损伤脾胃，使脾胃运化失常，致使脾升清阳功能失调，不能散布津液，则见神疲乏力、口干；脾胃失调，中焦气滞，则见腹胀、腹痛、纳呆；脾胃升降失调，湿热外邪入侵，可见小便淋漓不尽、尿频、色黄。结合患者舌淡红，苔薄白，脉弦细。辨证为脾气亏虚、湿热下注证，治以健脾益气、清热利湿、化瘀解毒，方拟四君子汤加减，初诊方中白参、白术、茯苓、甘草为四君子汤组成药物，重在健脾、益气、化湿，补后天之源，而疗诸虚不足，达到扶正培本的目的，此为脾虚的基础方；黄芪甘温，增强补气健脾之功；加入脾胃经之半夏，取其降逆和胃理气之功效，以理气、和中、除胀；白花蛇舌草、半枝莲、冬凌草清热解毒、消瘀散结以抗癌；郁金、枳壳行气消胀，缓解患者腹胀、腹痛之症；联合炒山楂、麦芽健脾开胃，车前草、瞿麦清热利尿通淋，枸杞滋补肝肾；辅以夜交藤、灵芝、百合以安神助眠，改人参为白参，取白参安神之功；全方药物配伍精要，扶正与祛邪兼顾，缓急并重。患者二诊时，症状无明显改善，故去除冬凌草、车前草、瞿麦此三味偏寒凉药，以免加重脾胃之虚；山楂、麦芽健脾开胃之效不明显，故去之；将黄芪、夜交藤加量，以加大补气健脾及安神助眠之效；另加竹茹，取其清热、除烦、安神之功，芡实健脾除湿，怀山药健脾固肾。至患者三诊时，食欲、腹胀、腹痛、夜寐等症均较前改善，故夜交藤、黄芪减量，但患者脾气亏虚，湿热仍留滞机体，热邪不去，久而伤及气阴，故使病情发展为气阴两虚、湿热困脾证，故加葛根以鼓舞脾胃清阳之气上升，从而达到生津止渴之效；黄芩清肺胃之热而燥湿止利，薏苡仁清热利湿，枣皮补益肝肾、收敛固涩；重用浮小麦，以益气除热，并配合枣珀安神片以益气养心，安神定志。患者四诊时，神疲乏力较前改善，大便调，故在上方基础上去葛根、枣皮、浮小麦，灵芝减量，但患者术区及多处关节疼痛，故加鸡血藤、冬凌草活血止痛，尿涩辅以车前草清热、利尿、通淋。

【案四】

甘某某，女，64岁。2018年6月5日初诊。

主诉：反复胃胀8月余，胃癌术后1月余。

病史：患者反复胃胀8月余，2018年4月于湘雅医院行CT检查：胃体部胃壁下不均匀增厚：胃癌？脾内异常强化灶：血管瘤？食管稍扩张，原因待查，右骶髂关节相对缘关节面下可能形成骨岛。胃镜：胃体皱襞肥大合并陈旧性出血。2018年4月26日行手术，病理检查结果：胃低分化腺癌（肿块10cm×6cm），侵及全层，未见脉管内癌栓，可见神经侵犯，切缘净，未见淋巴结转移（0/18），ck-pan（＋），Ki-67（约10%＋），HER2（1＋）。因体虚未行化疗，一直于我院及长沙市第四医院对症支持治疗。现症见：神疲乏力，头胸部易汗出，畏寒，纳差，完谷不化，进食后胃脘不适，口中酸苦，夜寐安，小便调。舌淡红，苔薄白，脉沉细。

西医诊断：低分化胃腺癌。

中医诊断：胃反（脾胃虚寒，瘀毒内结证）。

治法：温中健脾，化瘀解毒。

处方：六君子汤加减内服。具体拟方如下：生晒参10g，茯苓15g，白术10g，甘草6g，半夏9g，竹茹10g，百合20g，白花蛇舌草20g，冬凌草15g，郁金10g，黄芪

25g，半枝莲20g，枳壳8g，神曲10g，枸杞10g，鸡内金6g，灵芝15g。15剂，水煎，每日1剂，分早晚两次温服。

2018年7月30日二诊：已行替吉奥化疗1周期，期间检查血常规、肝功能、肾功能均无明显异常。就诊时患者神疲乏力，头晕，易汗出，口干，夜晚尤甚，纳差，进食后胃脘部易不适，大便1天2～3次，时干时稀，小便调，寐差。舌红，苔黄剥，脉弦细。辨为气阴两虚，瘀毒内结证，治以益气养阴、化瘀解毒，辅以安神，在上方基础上去神曲、枸杞、鸡内金、冬凌草，将白花蛇舌草减为15g，白术加为15g，另加炒山楂10g，麦芽15g，夜交藤25g，薏苡仁30g。15剂，水煎，每日1剂，分早晚两次温服。

2018年9月13日三诊：已行替吉奥化疗2周期（末次化疗日期为2018年9月6日），期间CT检查结果：吻合口炎？骶血管瘤？骶髂骨岛形成，余同前。血常规：RBC 3.21×10^{12}/L↓。ANA：抗Ro-52（＋），抗SCL-70（＋）。肝、肾功能正常。服药后，患者大便情况改善，汗出较前减少，默默不欲食，口黏、口干，无口苦，食后呃逆腹胀，头晕，乏力，干咳，后背疼痛，寐差，小便尚可。舌黯，苔黄腻，脉弦细。辨为胆热犯胃、胃失和降证，治以清化胆热，降气和胃，在上方基础上去薏苡仁、夜交藤，加葛根30g，冬凌草15g。15剂，水煎，每日1剂，分早晚两次温服。

2018年11月1日四诊：已行替吉奥化疗3周期（末次化疗日期为2018年10月20日），注射胸腺法新2次。血常规：红细胞2.87×10^{12}/L，血红蛋白：106g/L↓；CT显示：肺间质性病变；肝、肾功能正常。服药后，患者食欲较前稍好转，进食后胃脘部不适，偶反酸，呃逆减少，行替吉奥化疗后皮肤脱皮，口干，夜间甚，寐差，易醒，偶感心悸，二便调。舌红，苔少，脉弦细。辨为胃热伤阴、瘀毒内结证，治以养阴清热，益胃生津，化瘀解毒，在上方基础上去葛根、炒山楂，将灵芝减量至10g，加夜交藤20g，枸杞10g。15剂，水煎，每日1剂，分早晚两次温服。配合参一胶囊培元固本，补益气血。

2018年12月20日五诊：患者现已停用替吉奥，服药后，患者无明显反酸、呃逆，皮肤脱皮症状明显改善，仍见纳少，进食后胃脘部不适，伴腹胀、腹痛，口干、口苦，夜间更重，全身阵发性乏力，治疗：在上方基础上去麦芽、夜交藤、枸杞，外加神曲10g，鸡内金6g，藿香10g，薏苡仁30g。15剂，水煎，每日1剂，早晚分两次温服。配合参一胶囊培元固本，补益气血。

患者发病至今已坚持口服中药2年余，现病情控制尚可，未见胃脘不适、腹胀、腹痛等症状，生活可自理，带瘤生存质量高。

按语：本例为胃癌术后化疗患者。胃癌术后化疗，热毒损伤脾胃，使脾升清功能失调，清阳不升，浊阴不降，则见神疲乏力；脾虚失运，故纳差、进食后胃脘不适；脾气亏虚，气虚不摄，可见头胸部汗出；脾胃虚寒，脾阳不振，则可见畏寒、完谷不化；患者舌淡红，苔薄白，脉沉细，辨证为脾胃虚寒证，方拟六君子汤加减，初诊方中生晒参、白术、茯苓、甘草为四君子汤组成药物，重在健脾益气，补而不峻，以补后天之源，而疗诸虚不足，进而达到扶正培本的目的，此为脾虚的基础方；黄芪甘温，增强补气健脾之功；半夏、郁金、枳壳行气消胀，以缓解进食后胃脘不适；再加半枝莲、白花蛇舌草、冬凌草清热解毒、消瘀散结以抗癌毒；患者纳少，加神曲、鸡内金以健脾开胃，辅以味甘之灵芝，取其补气之功，改善食纳；患者口中酸苦，加百合、竹茹养阴清热；再加枸杞以滋补肝肾。全方药物配伍精要，药简效精，共奏温中健脾、化瘀解毒之功。二诊时患者症状无明显改善，在上方基础上去神曲、枸杞、鸡内金、冬凌草，因脾虚失健，故将大补脾气之白术加量，以增强健脾益气之功效；白花蛇舌草苦寒，易伤脾胃，故减量以免更伤脾胃；另加炒山楂、麦芽健脾开胃，患者大便稀，次数稍多，故加薏苡仁以健脾止泻；夜寐差加夜交藤以增强安神助眠之功。至三诊时，患者大便情况改善，汗出较前减少，在上方基础上去薏苡仁、夜交藤，此时辨证为胆热犯胃、胃失和降证，加葛根清热生津、冬凌草清热解毒。四诊时，患者辨证为胃热伤阴之证，患者化疗后出现蜕皮现象，归属于手足综合征。癌症患者本就正气亏虚，脾胃虚弱，化疗药物乃大毒之物，更伤人体正气，此时受热邪侵犯，热邪易耗气伤津，加之胃热使脾胃运化功能失常，津液不能输布肌肤，使肌肤失于濡养，从而导致患者出现皮肤蜕皮。服中药后，患者食欲较前改善，呃逆较前减少，在上方基础上去葛根、炒山楂，将灵芝减量，加枸杞滋补肝肾、夜交藤养心安神。五诊时，患者反酸、呃逆较前改善，皮肤脱皮症状明显好转，在上方基础上去麦芽、夜交藤、枸杞，患者仍纳差，故加神曲、鸡内金以健脾开胃，患者腹胀、腹痛，故加藿香以理气和中，消胀止痛，再加薏苡仁健脾、解毒、散结以抗癌毒，并配合参一胶囊，以培元固本，补益气血。

【案五】

刘某，女，55岁。2018年4月28日初诊。

主诉：胃癌术后1年6个月余。

病史：患者上腹部疼痛，2016年至南华大学附属第一医院做胃镜检查，发现胃占位病变。2016年10月10日于湘雅医院行胃癌根治术。术后病理检查提示低分化腺癌，后行化疗8周期（末次化疗时间为2017年4月），病情稳定。2018年3月16日于湘雅医院行CT检查：胃癌术后，肝内多发囊性灶；彩超：子宫多发肌瘤；肠镜：结肠黏膜下隆起。

症见：神差，乏力，手足冰凉麻木，纳可，偶呃逆，无腹胀、腹痛，夜寐欠佳，易醒，夜间口干但不苦，二便调。舌淡红，苔黄腻，脉弦细。

西医诊断：低分化胃腺癌。

中医诊断：胃脘痛（脾气亏虚，中焦湿热证）。

治法：健脾益气，清热利湿，化瘀解毒。

处方：六君子汤加减。具体拟方如下：生晒参10g，茯苓15g，白术10g，甘草6g，半夏9g，百合20g，白花蛇舌草20g，冬凌草15g，郁金10g，砂仁3g，黄芪20g，半枝莲20g，枳壳8g，鸡血藤25g，枸杞10g，灵芝15g，石斛10g。15剂，水煎，每日1剂，分早晚两次温服。

2018年5月28日二诊：服药后患者诉夜寐、手脚冰凉麻木较前改善，但夜间口干仍明显，口不苦，现感胸闷，偶尔心悸，活动后乏力，纳可，二便调。舌淡红，苔白，脉弦细。辨为脾失健运、心阳不振证，治以健脾益气，温补心阳，化瘀解毒，在上方基础上去砂仁、枸杞、石斛，将鸡血藤减量至20g，另加夜交藤20g，麦冬10g，瓜蒌皮10g，竹茹10g。15剂，水煎，每日1剂，分早晚两次温服。

2018年7月2日三诊：患者期间复查B超，可见胆中泥沙样结石，炎症。服药后，患者手脚冰凉麻木较前明显改善，但仍感胸闷，偶尔夜间憋醒，夜间口干甚，口不苦，夜寐一般，易醒，食纳可，无胃脘胀痛、反酸，二便调。舌淡红，苔白，脉沉细。辨为脾阳不振，瘀毒内结证，治以温补脾阳，化瘀解毒，在上方基础上去枳壳、夜交藤、鸡血藤，加酸枣仁20g，三七5g，金钱草15g。15剂，水煎，每日1剂，分早晚两次温服。

至今，患者坚持服用中药3年余，现患者精神尚可，乏力、夜寐等症状较前改善，病情控制尚可，患者带瘤生存4年余，生存质量高，现仍定期于蒋益兰教授门诊调方治疗。

按语：本例为胃癌术后化疗患者。胃癌术后，邪毒未尽而正气更益亏虚，化疗药物作为"毒邪"直中脏腑，似是"以毒攻毒"，极易损伤正气。《脾胃论》曰："脾胃之虚，怠惰嗜卧，四肢不收。"脾虚则运化失常，身体四肢不得濡养，则表现为身体倦怠、乏力疲劳；脾主升清，脾虚失健运，升清受阻，津液不能上达，则可见口干、神差；脾与胃相表里，脾升胃降，脾病影响胃的功能，致使胃失和降，则可见呃逆、纳呆；结合患者舌淡红，苔黄腻，脉弦细。辨证为脾气亏虚、中焦湿热证，以六君子汤加减内服，初诊方中党参、白术、茯苓、甘草为四君子汤组成药物，重在健脾、益气、渗湿，补后天之源，而疗诸虚不足，以达扶正培本的目的，此为脾虚的基础方；加甘温黄芪，取之健脾、补气、生津之功；砂仁温中、行气、化湿；郁金、枳壳行气消胀；半夏性辛散温燥，入脾胃经，取其降逆和胃、理气燥湿；辅以灵芝、百合以补气清心、安神助眠；半枝莲、白花蛇舌草、冬凌草清热解毒、消瘀散结以抗癌毒；患者口干，加石斛以益胃生津；患者手足麻木欠温，配以鸡血藤活血舒筋、枸杞滋补肝肾。全方药物配伍精要，攻补兼具，共奏健脾益气、清热利湿、化瘀解毒之功效。二诊时患者诉呃逆、夜寐、手脚冰凉麻木较前改善，故在上方基础上去砂仁、枸杞、石斛，将鸡血藤减量，加入夜交藤以安神助眠，辅以麦冬养阴生津，竹茹清热除烦止呕，瓜蒌皮利气宽胸。至三诊时，患者手脚冰凉麻木较前明显改善，但睡眠质量不高，故在上方基础上去枳壳、夜交藤、鸡血藤，加酸枣仁宁心安神，加金钱草以抗炎排石，加三七以补虚强壮。

【案六】

姜某某，女，54岁。2018年9月13日初诊。

主诉：胃癌术后7月余。

病史：患者2017年11月因腹胀至深圳当地医院做胃镜及病理检查，诊断为胃癌。2017年12月至省肿瘤医院行化疗3周期（具体方案、末次时间不详）。2018年1月29日于省肿瘤医院行手术治疗（具体不详），2018年3月开始行化疗11周期（具体方案不详，末次化疗时间2018年8月），2018年5月CT复查提示肝转移，予阿帕替尼靶向治疗2个月。2018年9月11日在省肿瘤医院做肝功能检查：谷丙转氨酶（ALT）112.2U/L，谷草转氨酶（AST）41.5U/L。现入我院门诊行中医治疗。

症见：术区紧绷感，纳食一般，胃脘部稍疼痛，偶尔出汗，夜间有口苦、口干，夜寐可，二便调。舌淡红，苔薄白，脉细。

西医诊断：低分化胃腺癌。

中医诊断：胃脘痛（脾气亏虚，瘀毒内结证）。

治法：健脾益气，化瘀解毒。

处方：香砂六君子汤加减内服。具体拟方如下：生晒参10g，茯苓15g，白术10g，甘草6g，半夏9g，藿香10g，竹茹10g，百合20g，白花蛇舌草20g，冬凌草15g，郁金10g，半枝莲20g，枳壳8g，黄芪30g，枸杞10g，灵芝15g，麦芽15g。15剂，水煎，每日1剂，分早晚两次温服。

2018年11月1日二诊：患者已停服阿帕替尼，期间做检查。CT检查：①主动脉硬化，余双肺横断面CT平扫未见病变；②符合胃癌术后改变合并肝S8、6及腹腔淋巴结转移，考虑肝S7段钙化灶。彩超检查：肝实质性占位病变，胆囊颈部异常回声，性质待查，胆囊型胆固醇结晶，胰腺稍增厚，脾稍大，腹腔积液。患者服药后，食欲较前好转，胃脘部疼痛较前减轻，口苦症状较前缓解，考虑患者肝脾不和兼胃热伤阴证，治以疏肝健脾，清热生津，化瘀解毒，在上方基础上去枸杞、麦芽、竹茹、冬凌草、灵芝、藿香、麦芽，将黄芪减量至20g，改生晒参为党参15g，加厚朴10g，柴胡10g，白芍15g，柏子仁15g，石见穿15g，全蝎6g。15剂，水煎，每日1剂，分早晚两次温服，配合肝喜片疏肝健脾，解毒抗癌。

2018年12月20日三诊：患者服药后胃部疼痛较前缓解，无明显口苦，自觉发热，纳食尚可，胃脘部偶有隐痛，食后腹胀，无恶心、呕吐，大便1～2日1次，成形，夹未消化食物，口干，不苦，夜寐可，小便可。舌淡，苔白腻，脉弦细。辨为脾虚湿困、瘀毒内结证，治以健脾化湿，化瘀解毒，在上方基础上去厚朴、柴胡、白芍、柏子仁、全蝎、石见穿，加竹茹10g，灵芝10g，冬凌草15g，藿香10g，葛根30g，鸡内金6g。15剂，水煎，每日1剂，早晚分2次温服，配合肝喜片，以疏肝健脾，解毒抗癌。

2019年3月7日四诊：患者期间检查CT：①双肺少许纤维灶，主动脉硬化；②肝转移灶较前增大、增多；脾脏、盆腔新发转移，腹腔淋巴结转移，门静脉主干及肠系膜内癌栓；③腹腔、盆腔积液。患者服药后仍乏力，纳差，胃脘区、腹部胀痛，口干、口苦，小便少，3日未解大便，夜寐可。舌淡红，苔白腻，脉弦细。辨为脾虚湿困、瘀毒内结证，治以健脾化湿，化瘀解毒，在上方基础上去藿香、葛根、鸡内金、竹茹、冬凌草，将灵芝加量至15g，改茯苓为茯苓皮30g，外加大腹皮15g，冬瓜皮30g、厚朴10g、全蝎6g、石见穿15g。15剂，水煎，每日1剂，分早晚两次温服。

患者带瘤生存3年余，现患者定期至门诊调方治疗，精神可，乏力、食欲、腹痛等症状均较前好转，带瘤生存质量得以提高，病情稳定至今。

按语：患者为中年女性，忧思日久，损伤脾土，致使脾胃虚弱，胃虚不能受纳水谷，脾虚不能化生精微；且此例为胃癌术后化疗及靶向治疗患者，术后化疗，针对胃癌余毒，更损脾胃，邪毒未尽而正气更益亏虚，加之化疗、靶向药物作为"毒邪"，更是直中脏腑，似是"以毒攻毒"，却极易损伤正气。《景岳全书》载："凡脾胃不足及虚弱失调之人，多有积聚之病。"脾胃虚弱，脾升胃降功能失调，致使精微物质不能上布，胃受纳腐熟减弱，则可见纳少、口干；脾胃失调，中焦气滞，则见腹胀、腹痛不适；结合患者舌淡红，苔薄白，脉细，辨证为脾气亏虚、瘀毒内结证，治以健脾益气、化瘀解毒，方拟香砂六君子汤加减，方中生晒参、白术、茯苓、甘草为四君子汤组成药物，重在健脾、益气、渗湿，补后天之源，而疗诸虚不足，以达扶正培本之目的，此为脾虚的基础方；加甘温黄芪，取其健脾补气生津之功；半夏性辛散温燥，入脾胃经，取其降逆和胃理气之功；郁金、枳壳行气消胀；半枝莲、白花蛇舌草、冬凌草清热解毒、消瘀散结；竹茹归肺、胃、心、胆经，取其清热除烦之功；藿香健脾醒湿，和中止呕；联合枸杞补益肝肾、麦芽开胃健脾；辅以灵芝、百合，以安神助眠。全方药物配伍精要，药简效精，共奏健脾益气、化瘀解毒之功。患者二诊时食欲、胃脘部疼痛及口苦症状均较前好转，在原方基础上去枸杞、麦芽、竹茹、冬凌草、灵芝、藿香，将黄芪减量，改生晒参为党参可气血双补，从而气阴双补；患者肝脾不和，加厚朴、柴胡疏肝行气，白芍柔肝止痛；再加柏子仁养心安神；患者已有肝、腹腔淋巴结转移，故加石见穿清热解毒、全蝎攻毒散结。至患者三诊时，胃部疼痛较前缓解，无明显口苦，在上方基础上去厚朴、柴胡、白芍；患者大便夹杂未消化食物，故去润肠通便之柏子仁，全蝎、石见穿攻伐之力较强，恐伤脾胃，故去之。患者脾胃虚弱，湿邪困脾，故加藿香醒湿健脾、鸡内金健脾开胃；湿邪困脾化热，使脾胃不能向上散布津液，则患者自觉发热、口干，故加葛根、竹茹、冬凌草清热生津解毒；辅灵芝安神助眠。四诊时，患者纳差同前，在上方基础上去藿香、鸡内金，去葛根、竹茹、冬凌草性寒凉易伤脾胃，故去之；将灵芝加量，以增强安神助眠之效；患者腹腔、盆腔积液，改茯苓为茯苓皮，联合大腹皮、冬瓜皮以达利水消肿之效；患者大便3日未解，加厚朴燥湿下气除满；患者检查提示肝转移灶较前增大、增多，脾脏、盆腔新发转移，故加全蝎、石见穿清热解毒散结。

【案七】

黄某某，男，67岁。2015年6月25日初诊。

主诉：上腹疼痛5个月余，加剧1个月。

病史：2015年1月出现上腹隐痛，食后饱胀，嗳气。近月来疼痛加剧，6月20日到长沙某医院做胃镜检查，见胃体部浅表糜烂凹陷，面积约2.3cm×2.6cm大小，边缘不规则。活检病理报告显示为中分化胃腺癌，部分黏液细胞癌。CT扫描显示：肝右叶不均质性占位，2.4cm×3.1cm大小，多发肝囊肿，腹膜后多发淋巴结肿大。血常规及肝功能、肾功能等正常。诊断为胃癌肝转移、腹腔淋巴结转移。既往有高血压、糖尿病史。患者及家属拒绝化疗等治疗，要求中医药治疗。

症见：胃脘隐痛，灼热，嘈杂，右胁胀满不适，纳呆，体倦，二便调。舌淡紫，苔白厚，脉弦细。

西医诊断：中分化胃腺癌（伴肝转移、腹腔淋巴结转移）。

中医诊断：胃脘痛（肝郁脾虚，湿热瘀毒证）。

治法：疏肝健脾和胃，活血清热化湿。

处方：柴芍六君子汤加减，具体拟方如下：柴胡10g，白芍10g，党参10g，茯苓15g，半夏10g，竹茹5g，百合15g，藿香10g，白花蛇舌草30g，冬凌草15g，石见穿15g，郁金15g，牡丹皮10g，瓦楞子10g，甘草5g。15剂水煎，每日1剂，分早晚两次温服。

二诊：2015年7月17日，患者诉胃脘疼痛减轻，灼热、嘈杂缓解，仍胁胀，纳呆，体倦，大便溏，1日2～3次。舌淡紫，苔白，脉弦细。上方去竹茹、百合、丹皮，加炒麦芽15g，薏苡仁30g，黄芪20g。20剂，水煎，每日1剂，分早晚两次温服。

三诊：2015年12月20日，患者诉服中药后，胃脘疼痛有所减轻，精神好转。7月31日到省某医院复查，CT扫描显示肝右叶占位较前增大，3.1cm×4.0cm大小，多发肝囊肿，腹膜后多发淋巴结肿大，大致同前。未查胃镜。服用替吉奥胶囊，每日6粒，服2周休1周，共4周期。期间纳差，恶心欲呕，疲乏无力，消瘦。自行停服约20天。近查彩超，肝右叶原占位病变约3.5cm×4.7cm大小，并见肝内多个结节病灶，腹膜后多发淋巴肿大，大致同前。就诊时患者胃脘疼痛，痛处固定，入夜很痛，上腹胀痛，纳呆，口淡无味，神疲乏力，少寐多梦，时见黑便，大便成形。面睑唇色淡白无华。舌淡紫，苔白厚，脉细濡。考虑患者为脾虚血亏，瘀毒内结证。处方：香砂六君子汤加减。藿香10g，砂仁5g，百合15g，白参10g，茯苓15g，黄芪20g，灵芝10g，枸杞10g，五灵脂10g，白花蛇舌草30g，蚤休10g，郁金15g，三七5g，炒麦芽15g，炒谷芽15g，甘草5g。15剂，水煎，每日1剂，分早晚两次温服。

四诊：2016年2月9日，患者诉腹胀、胃痛缓解，精神好转，纳食较前增多，失眠梦多，形体消瘦，便黄成形。舌淡紫，苔白，脉濡。上方去砂仁、三七、炒麦芽、炒谷芽，加冬凌草15g，石见穿15g，夜交藤20g，远志5g。15剂，水煎，每日1剂，分早晚两次温服。

此后患者一直采用中医药治疗，均以上方随症加减，至2018年7月，患者病症基本稳定。随访家属告知患者于2018年10月去世，生存期3年4个月。

按语：患者为老年男性患者，平素情志不调，致肝失疏泄，经气郁滞，则可见右胁胀满不适，肝气不舒横逆犯脾，再加之患者为胃癌多发转移患者，本就脾气亏虚，再加之肝气犯脾，致使机体气机郁结，运化失常，津液不能正常输布，故可见胃脘隐痛、纳呆、体倦等。结合患者舌淡紫，苔白厚，脉弦细，辨为肝郁脾虚，湿热瘀毒证，治以疏肝健脾和胃，活血清热化湿，初诊方拟柴芍六君子汤加减，方中党参、茯苓、甘草为四君子汤组成药物，重在健脾、益气、渗湿，补后天之源，而疗诸虚不足，以达扶正培本之目的，此为脾虚基础方。柴胡、白芍二者配伍一散一收，重在疏肝柔肝，敛阴和营；半夏性辛散温燥，入脾胃经，取其降逆和胃理气；白花蛇舌草、瓦楞子、石见穿、牡丹皮、冬凌草清热解毒、消瘀散结；郁金行气解郁；竹茹归肺、胃、心、胆经，取其清热除烦之功；百合性甘，入肺、心经，以清心安神、养阴润燥为功，联合藿香健脾醒湿、和中止呕，全方药物配伍精要，扶正抗癌，攻补兼施，标本兼顾。二诊时患者胃脘疼痛减轻，灼热、嘈杂缓解，故在上方基础上去竹茹、百合、牡丹皮，但患者仍感胁胀，纳呆，体倦，大便溏，1日2～3次，故加炒麦芽健脾行气、薏苡仁健脾渗湿止泻，再加甘温之黄芪，以加强补气健脾之功。三诊时，患者胃脘疼痛有所减轻，精神较前好转，但病情较前进展，肝占位较前增大，患者开始口服替吉奥治疗。化疗药作为"毒邪"，针对胃癌余毒，难免损伤脾胃，邪毒未尽而正气更益亏虚。脾胃虚弱，脾升胃降，功能失调，致使精微物质不能上布，胃受纳腐熟功能减弱，则可见纳少、口淡无味、神疲乏力；脾胃为气血生化之源，脾胃虚弱，气血乏源，可见面睑唇色淡白无华；气为血之帅，血为气之母，脾气亏虚，不能正常统摄血液，致使血液瘀滞，停留胃脘，可见胃脘疼痛、黑便。结合患者舌淡紫，苔白厚，脉细濡，辨为脾虚血亏，瘀毒内结证，治以健脾益气，活血化瘀解毒，方拟香砂六君子汤加减，方中白参、茯苓、甘草为四君子汤组成药物，重在健脾益气，以补后天之源，而疗诸虚不足，以达扶正培本之目的，此为脾虚的基础方；黄芪甘温，加强补气健脾之功；白花蛇舌草、蚤休清热解毒、消瘀散结；郁金行气消胀；藿香、砂仁健脾醒湿，和中止呕；五灵脂、三七活血化瘀止痛；配合枸杞补益肝肾，谷芽、麦芽健脾行气开胃；辅以百合、灵芝以安神助眠；全方药物配伍精要，药简效精，共奏健脾益气、活血化瘀解毒之功。至四诊时，患者诉腹胀胃痛缓解，精神好转，纳食较前增多，故在上方基础上去炒麦芽、炒谷芽、三七；但仍失眠梦多，故加夜交藤、远志养心安神；患者大便尚调，故去砂仁；患者为胃癌多发转移患者，故另加冬凌草、石见穿清热解毒、消瘀散结，以加强抗癌毒之功效。

【案八】

陈某某，男，50岁。2018年8月14日初诊。

主诉：胃癌术后3个月余。

病史：患者2018年5月因胃部隐痛1个月余，于当地医院做胃镜检查，提示胃癌，后于长沙某医院做手术。术后病理检查：胃窦黏膜内多灶固有腺结构紊乱，上皮高级别异型增生，切片未见黏膜肌，灶性溃疡形成，考虑黏膜内高分化腺癌。免疫组织化学检查：CK(＋),cerbB-2(＋＋)。CT扫描：肺间质病变。患者及家属拒绝化疗等治疗，要求中医药治疗。

症见：咳嗽，少痰，纳一般，稍口干，无口苦，无腹胀、腹痛、恶心呕吐，夜寐可，二便调。舌淡红，苔薄白，脉弦细。

西医诊断：高分化胃腺癌。

中医诊断：胃脘痛（脾失健运，痰气交阻证）。

治法：健脾益气，止咳化痰，化瘀解毒。

处方：六君子汤加减，具体拟方如下：党参15g，茯苓15g，白术10g，甘草6g，半夏9g，白花蛇舌草20g，郁金10g，黄芪20g，半枝莲20g，枳壳8g，竹茹10g，蚤休

10g，冬凌草15g，灵芝15g，百合20g，桔梗10g，川贝5g。15剂，水煎，每日1剂，早晚分两次温服。

2018年10月15日二诊：期间患者行CT检查：双肺间质性病变，继发性？特发性？胃癌；淋巴结受累。血常规：白细胞$3.94×10^9$/L↓、红细胞$3.14×10^{12}$/L↓、中性粒细胞$1.84×10^9$/L↓、血红蛋白106g/L↓、血小板$38×10^9$/L↓。服上方后，患者食欲较前改善，但仍咳嗽、咳痰，痰色黄，无胸闷，活动后气促，大便时稀，1天1次，色黑，无腹胀，偶胃脘隐痛，稍口干，无口苦，纳尚可，夜寐安，小便调。舌淡红，苔薄白，脉弦细。在上方基础上去竹茹、蚤休、百合、桔梗、川贝，加葛根30g，黄芩10g，浙贝母15g，薏苡仁30g，三七5g。15剂，水煎，每日1剂，分早晚两次温服。配合消癌平片口服，以清热散结。

2018年7月12日三诊：服上方后，患者无明显口干，大便正常，但仍咳嗽，咯少量白色稀痰，发热，不恶寒，易汗出，无口干、口苦，纳寐可，二便调。舌淡红，苔薄白，脉弦细。在上方基础上加紫菀15g，款冬花15g，百合20g，桔梗10g，竹茹10g。15剂，水煎，每日1剂，分早晚两次温服。

2019年4月4日四诊：期间坚持服中药，患者诉无咳嗽、咳痰，仍出汗，但较前改善，精神可，胃脘部隐痛，无恶心、呕吐，偶感胸闷，无胸痛、气促，口干，无口苦，纳寐可，二便调。舌淡红，苔薄白，脉弦细。在上方基础上去紫菀、款冬花、浙贝母，加菝葜15g，浮小麦30g。15剂，水煎，每日1剂，分早晚两次温服。

此后患者一直未行化疗等其他西医治疗，坚持定期于门诊调方服中药治疗，患者出汗、口干、胃脘隐痛等症状较前明显改善，患者带瘤生存质量高，病情稳定，生存至今。

按语：《黄帝内经》言："脾胃者，仓廪之官，五味出焉。""脾主为胃行其津液者也。""饮食入胃，游溢精气，上输于脾，脾气散精，上归于肺。"患者为中年男性，平素饮食不节，损伤脾胃，脾虚不能散布津液，而将痰液上输于肺，使脾胃之病累及肺，母病及子，致使肺失宣发肃降，故可见咳嗽、咳痰之症；加之患者行手术治疗，机体处于内虚状态，脾虚失运，故纳食一般；患者舌淡红，苔薄白，脉弦细，辨为脾失健运，痰气交阻证，治以健脾益气、止咳化痰、化瘀解毒。方拟六君子汤加减，初诊方中党参、白术、茯苓、甘草为四君子汤组成药物，重在健脾益气，补而不峻，以补后天之源，而疗诸虚不足，以达扶正培本之目的，此为脾虚的基础方；黄芪甘温，加强补气健脾；半夏性辛散温燥，入脾胃经，取其降逆和胃理气，再加郁金、枳壳行气消胀；半枝莲、白花蛇舌草、冬凌草、蚤休清热解毒、消瘀散结；以桔梗开宣肺气，再配以川贝、竹茹清热止咳化痰；恐患者久咳伤肺阴，故以性甘、入肺心经之百合、灵芝养阴润肺；全方药物配伍精要，药简效精，共奏健脾益气、止咳化痰、化瘀解毒之功。二诊时，患者食欲较前改善，但仍咳嗽，咳黄色痰，此时痰热郁肺，在上方基础上去滋补之品百合、苦辛之品桔梗，精简用药，去清热之效相近之蚤休、竹茹，改川贝母为浙贝母，更利于清热散结、化痰止咳，加葛根清热生津、升阳止泻，黄芩清热解毒燥湿，薏苡仁健脾渗湿，患者大便色黑，胃脘隐痛，加三七散瘀、止血、止痛。三诊时，患者无明显口干，大便正常，但仍咳嗽、咯少量白色稀痰。患者咳嗽日久，极易耗及肺阴，故在上方基础上加百合养阴润肺，加紫菀、冬花、竹茹以润肺下气、止咳化痰，外加桔梗开宣肺气，使痰更易咳出排尽。至四诊时，患者无咳嗽、咳痰，仍出汗，但较前改善，患者无明显咳嗽、咳痰，故去紫菀、冬花、浙贝母，仍出汗，加浮小麦固表止汗，胃脘隐痛加菝葜下气止痛。

第九节　肝　　癌

一、疾病概述

原发性肝癌主要包括肝细胞癌（hepatocellular carcinoma，HCC）、肝内胆管癌（intrahepatic cholangiocarcinoma，ICC）和HCC-ICC混合型3种不同病理学类型，三者在发病机制、生物学行为、组织学形态、治疗方法以及预后等方面差异较大，其中HCC占85%～90%。

根据GLOBOCAN 2018公布的最新数据，全球肝癌的年新发病例数达到84.1万人，居于恶性肿瘤第6位，死亡78.2万人，居于恶性肿瘤的第2位。原发性肝癌在我国尤其高发，是第4位的常见恶性肿瘤和第2位的肿瘤致死病因。肝炎病毒、黄曲霉毒素、饮水污染等为肝癌的主要病因。肝癌早期无明显症状，中期主要表现为肝区疼痛、上腹肿块、纳差、腹胀、神疲乏力、恶心呕吐、腹泻、消瘦、发热等症状，晚期临床可见黄疸、臌胀（腹水）、恶病质和远处转移。手术切除仍然是其治疗的首选方法，由于其恶性程度高，发展变化快，早期即有肝内播散，就诊时往往已进入中晚期，加之患者多合并有肝硬化，因此能获得手术治疗的病例仅20%～30%。半个世纪以来，肝癌的治疗方法虽然有了显著进步，然而，肝癌总体的五年生存率仍然较低，在北美地区五年生存率为15%～19%，而在我国仅为12.1%，肝癌严重地威胁我国人民的生命和健康。

肝癌属中医学"积聚""肝积""癥瘕""黄疸""臌胀""胁痛"等范畴。

二、诊治观点

在肝癌的辨证论治方面，蒋益兰教授认为"瘀、毒、虚"是肝癌的基本病机，创立了"健脾理气、化瘀软坚、清热解毒"治疗肝癌的法则。张仲景云："见肝之病，知肝传脾，当先实脾。"蒋益兰教授强调肝癌治疗重在疏肝健脾，临床过程中根据肝癌患者症状、体征，望闻问切，四诊合参，进行辨证论治：①肝瘀脾虚证。主症：肝区胀痛或刺痛，腹胀纳减，舌淡或紫或有瘀斑、瘀点。治法：健脾理气，化瘀软坚，清热解毒。主方：肝复方加减。处方：黄芪20g，党参10g，白术10g，茯苓10g，香附10g，柴胡10g，陈皮10g，桃仁10g，丹参15g，鳖甲（先煎）15g，牡蛎（先煎）30g，蚤休30g，半枝莲30g，白花蛇舌草30g，甘草5g。随证加减：便稀者加吴茱萸5g，黄连5g。②脾虚湿困证。主症：腹大胀满，神疲乏力，身重纳呆，肢粗足肿，尿少。治法：健脾理气，化瘀软坚，利湿解毒。主方：四君子汤合五皮饮加减。处方：黄芪20g，党参10g，白术10g，茯苓皮15g，香附10g，枳壳10g，陈皮15g，桃仁10g，丹参15g，鳖甲（先煎）15g，大腹皮15g，冬瓜皮30g，龙葵30g，半枝莲30g，白花蛇舌草30g，甘草5g。③湿热结毒证。主症：肝区胀痛灼热，纳呆，脘闷，便结或黏滞不爽，苔白腻。治法：清热利湿，化瘀解毒。主方：茵陈蒿汤加减。处方：茵陈15g，栀子10g，大黄10g，赤芍20g，炮穿山甲（先煎）10g，柴胡10g，黄芩10g，猪苓15g，茯苓10g，大腹皮15g，厚朴10g，陈皮15g，龙葵30g，半枝莲30g，白花蛇舌草30g，甘草5g。（4）肝肾阴虚证。主症：肝区灼痛，腰膝酸软，持续低热或手足心热，舌红少苔或剥苔或光苔。治法：滋养肝肾，解毒化瘀。主方：一贯煎加减。处方：黄芪20g，党参10g，当归10g，枸杞子15g，菟丝子10g，女贞子30g，沙参10g，白术10g，茯苓10g，陈皮10g，赤芍15g，鳖甲（先煎）15g，仙鹤草30g，半枝莲30g，白花蛇舌草30g，甘草5g。临证时若患者胁腹胀痛，蒋益兰教授常合四逆汤、柴胡疏肝散。胁腹刺痛者，常合血府逐瘀汤、苏木等。肝阴虚者，常合一贯煎。若腹大胀满，下肢浮肿者，常合四君五皮饮加减或选用冬瓜皮、泽泻、泽兰、猪苓、半边莲等，同时注重气、血、水，注意温化水饮，常以苓桂术甘汤之类加减或用吴茱萸、小茴香等。有黄疸者，注重凉血、化瘀、解痉，常合茵陈蒿汤加减、三仁汤、甘露消毒丹加减，加用牡丹皮、赤芍、三七、葛根等。湿热阻络（肝功能异常）者，加茵陈、金钱草、虎杖、垂盆草、鸡骨草等。肝火旺者，加夏枯草、决明子、菊花等。

蒋益兰教授强调临床过程中必须在辨证的基础上辨病，并针对肝癌不同阶段和不同分期，分步骤实施治疗，衷中参西。肝癌早期：正气尚充足，肿块较小，包膜完整，手术是首选治疗方案，可明显延长患者生存期，降低复发转移率。术后患者，元气损伤，气血亏虚，症见神疲乏力，少气懒言，面色无华，易出汗，头晕，纳呆，舌质淡胖，苔薄白，脉细等。蒋教授认为：此类患者可以归结为"气血亏虚，余毒未尽"，治以补益气血，轻解余毒。方以八珍汤加减。肝癌中期：出现肝区疼痛、纳差、乏力、腹泻、发热等脾虚瘀毒症状，肿块增大，大多数患者已有肿瘤播散，蒋益兰教授主张加强局部治疗，稳定肿块，如介入、射频消融、氩氟刀、伽马刀等，尤其是对不能手术切除的肝癌、门脉主干无癌栓、无严重肝硬化及肝功能失代偿、无黄疸及腹水患者，可行经导管肝动脉化疗栓塞（TACE）术；对年纪较大、担心化疗药副作用重的患者，可行肝癌中药介入治疗（THCE），将TACE转换为THCE，常用灌注药物及栓塞剂包括鸦胆子油乳、榄香烯注射液、华蟾素注射液、碘油、明胶海绵载药微球等。TACE治疗后，由于化疗药物的毒副作用，患者会出现纳差、乏力、白细胞下降、肝功能异常、肾功能异常等，蒋益兰教授认为此类患者往往"肝郁脾虚、毒瘀互结、湿热内蕴",治以疏肝健脾、清利湿热。以柴芍六君子汤合三仁汤加减：柴胡、赤芍、党参、白术、茯苓、半夏、滑石、白蔻仁、竹叶、厚朴、薏苡仁、郁金、金钱草、甘草。肝癌晚期：瘀毒弥漫重症与脾气衰败并存，患者出现恶病质和远处转移，临床可见黄疸、腹水、肝昏迷、消化道出血、肝脏破裂等并发症，均系疑难重症和急症。此时，必须严密观察病情演变，恪守病机，审证求因，舌脉参合，应以中医经典著作中之经方、验方和《黄帝内经》学术思想为指导，结合蒋益兰教授的经验，以急则治其标的原则，采用多途径、多方法、中西医结合等综合手段治疗疑难重症。蒋益兰教授的经验是：

（1）并发黄疸者，治宜疏肝利胆，清热利湿，重凉血，重葛根，同时须辨明阳黄、阴黄。

（2）合并腹水者，此为血性腹水，治宜行气、利水、活血，同时温化水饮，以四君五皮饮为主方。

（3）合并消化道出血，以黄土汤为主，温脾止血。

（4）肝癌破裂出血者，以手术或介入治疗为主，辅予犀角地黄汤加减凉血止血。

（5）癌性发热，以青蒿鳖甲汤加味养阴清热。

（6）腹痛拒按，上下隔阻者予大承气汤急下存阴。在选药方面，蒋益兰教授认为应该选用祛瘀止血之品，忌用破血之品。蒋益兰教授常用大黄，大黄既可化瘀止血，又可清热解毒，为消化道出血首选；田三七有祛瘀止血之功，又有抗癌护肝之效，与健脾药物配伍，更可取长补短，非常适用于肝癌。

蒋益兰教授在中医药防治肿瘤，尤其在中医药防治肝癌方面卓有成效，成绩斐然，居国内领先水平。蒋益兰教授所在团队在其师潘敏求教授的带领下提出"瘀、毒、虚"是肝癌的基本病机，创立了"健脾理气、化瘀软坚、清热解毒"治疗肝癌的法则，发明了第一个治疗肝癌的国家三类中药新药——肝复乐，主持的"肝复方治疗原发性肝癌的临床和实验研究"，获国家中医药科技进步一等奖。蒋益兰教授致力于肿瘤研究工作三十多年，其所在团队在肝癌领域亦有突出贡献，先后主持原发性肝癌中西医临床协作试点项目、国家中医药管理局重大项目，先后开展了"肝复乐防止原发性肝癌术后复发转移的临床研究""单纯 TACE 与 TACE ＋中医药治疗中晚期肝癌的前瞻性队列研究""鸦胆子油乳注射液与化疗药物肝动脉灌注栓塞对比治疗中晚期肝癌临床研究""中医药治疗晚期原发性肝癌临床研究"，其中"多中心队列研究中医药对中晚期原发性肝癌生存期的影响"的，研究结果显示中医药治疗可以提高中晚期肝癌患者的生存期。

三、验案举隅

【案一】

李某，女，44岁。2019年5月28日初诊。

主诉：肝癌术后11月余，反复发热1月余。

病史：2018年6月患者因右胁疼痛，身目黄染10余天就诊于湘雅医院，经彩超、CT、生化检查等，考虑肝癌。2018年6月20日在该院行肝内肿块手术切除。病理检查结果为肝内胆管细胞癌，Ⅲ级，见血管淋巴管癌栓，肝门区淋巴结转移（1/3）。2019年2月底，复见身目黄染，小便深黄，纳差，恶心，消瘦。在湘雅医院住院治疗，考虑肝癌术后复发；2019年3月14日行胆道支架植入术，黄疸消退出院。2019年4月20日起发热，体温37.8～39℃，在当地医院多次就诊，抗炎退热，疗效不佳，反复发热，体温时高时低，胆汁引流通畅，CA199增高（217.5ng/ml），其他生化检查和血常规检查基本正常，CT显示肝门区肿块较前增大，腹膜后多发淋巴结肿大。

症见：发热，体温37.5～39.2℃，午后及夜间发热，手足心热，纳少，咽干，消瘦，疲乏，寐差，无畏寒，无黄疸，二便调。舌绛红，见裂纹，苔白少津，脉细弦数。

西医诊断：肝癌术后复发，癌性发热。

中医诊断：肝积（阴虚内热证）。

治法：养阴清热。

处方：青蒿鳖甲汤加味内服。具体拟方如下：青蒿10g，鳖甲10g，生地黄10g，知母10g，牡丹皮10g，白薇10g，银柴胡10g，黄芩10g，太子参10g，沙参10g，金钱草15g，蚤休10g。7剂，水煎，每日1剂，分两次温服。

2019年6月4日复诊：患者服药3天后体温降至38℃以下，7天后热退，食欲精神明显好转。续服原方加半夏10g，石见穿15g。15剂，水煎，每日1剂，分两次温服，未见复热。

后患者间断于蒋益兰教授门诊复诊，随诊至2020年1月患者去世，存活1年余。

按语：患者午后及夜间发热，手足心热，咽干，结合舌绛红，见裂纹，苔少津，符合典型的阴虚表现。阴液亏虚，体内精血津液不足，不能制约阳气，虚热内生，故出现发热，乏力等，故此辨证为阴虚发热，方以青蒿鳖甲汤加味内服，方中鳖甲滋阴退热，入络搜邪；青蒿芳香，清热透络，引邪外出；生地黄甘凉滋阴，凉血清热；知母、牡丹皮与鳖甲、青蒿配伍，共奏养阴清热之功。蒋益兰教授加入白薇、银柴胡、黄芩加强清热凉血功效；加太子参、沙参增强养阴功效；蚤休、金钱草清热解毒、消肿、利水通淋，使热从小便走。全方养阴清热解毒，标本兼顾，故用于癌性发热，疗效较好。

【案二】

周某某，男，56岁。2011年5月20日初诊。

主诉：胁痛、咳嗽、咯痰3个月余。

病史：患者2011年2月因胁痛、咳嗽、咯痰到湘雅医院就诊，通过病史、生化检查、肿瘤标记物检查、影像学检查及肝肿块穿刺活检，诊断为原发性肝癌肺转移。同年3月在该院行肝动脉血管介入和肺肿块射频消融治疗。2011年5月于本院就诊，CT显示肝脏弥漫性病变，肝右叶3个低密度占位病变，大的3.5cm×3.2cm，右肺下叶近胸膜处 2 个肿块影，分别为 3.2cm×4.6cm，2.5cm×2.0cm。AFP 升高（316ng/ml），肝功能异常。乙肝病毒表面抗原、e 抗体、核心抗体阳性。患者既往有乙肝病史 10 余年。

症见：肝区疼痛、右胸胁疼痛，咳嗽、咯少量白痰，纳呆，疲乏，便溏。舌淡紫，苔薄黄，脉弦细。

西医诊断：原发性肝癌肺转移。

中医诊断：胁痛（肝郁脾虚，瘀毒犯肺证）。

治法：疏肝健脾，化瘀软坚，清热解毒。

处方：肝复方加减内服。具体拟方如下：柴胡 10g，白芍 10g，党参 15g，白术 10g，茯苓 15g，郁金 10g，莪术 10g，佛手 10g，百合 15g，桔梗 10g，炒山楂 10g，炒麦芽 10g，薏苡仁 30g，白花蛇舌草 30g，蚤休 10g，甘草 5g。15 剂，水煎，每日 1 剂，分两次温服。

2011 年 6 月 5 日二诊：服中药后患者疼痛缓解，食欲改善，咳嗽、咯痰消失。继续守原方治疗，去桔梗、山楂、麦芽、佛手，加石见穿 15g、土贝母 6g、制鳖甲 10g、土鳖虫 3g。30 剂，水煎，每日 1 剂，分两次温服。配合服用我院肿瘤科院内制剂肝喜片，以疏肝健脾、解毒抗癌。

2011 年 9 月三诊：患者服中药后疼痛症状基本缓解，咳嗽、咳痰症状消失，食欲正常，大小便正常。原方去桔梗、山楂、麦芽、佛手，加制鳖甲 15g、石见穿 15g、全蝎 3g。30 剂，水煎，每日 1 剂，分两次温服。配合服用我院肿瘤科院内制剂肝喜片，以疏肝健脾、解毒抗癌。

之后患者长期随症加减坚持治疗，从每 1～2 个月复诊 1 次到每 3 个月复诊 1 次，再到现在每半年左右复诊 1 次，病情一直稳定，一般情况良好，没有特殊不适。2019 年 6 月复查 CT，结果显示肝肺病灶大致同前，肝功能、AFP 基本正常。现患者仍坚持服用中药，每半年左右调整处方，目前仍身体健康，能正常工作，存活已 8 年余。

按语：患者纳呆、疲乏、便溏，为脾虚表现，脾气亏虚，运化失司，水液代谢失常，水停脉中，化为痰饮之邪，停于肺部，故咳嗽、咳痰；血停脉中，化为瘀血，阻滞气机，不通则痛，故出现肝区疼痛、右胸胁疼痛，结合患者舌脉，考虑辨证肝郁脾虚，瘀毒犯肺证，方以肝复方加减治疗。方中党参健脾益气，《本草正义》曰"党参能补脾养胃，健运中气，本与人参不甚相远，其尤可贵者，则健脾胃而不燥，滋胃阴而不湿"；醋鳖甲入肝，化瘀软坚，《药性本草》云其"主治癥块，下瘀血"；蚤休入肝经，清热解毒，消滞止痛，三者共为君药。臣以白术补脾益胃，助党参益脾胃之气；白芍养血柔肝，缓中止痛；土鳖虫、莪术功擅活血化瘀，助鳖甲化瘀散结；白花蛇舌草、石见穿清热解毒，散瘀止痛，助蚤休解毒。佐以茯苓、薏苡仁健脾利湿，以增强脾胃运化之力；百合、桔梗润肺止咳祛痰；炒山楂、炒麦芽健胃消食；《灵台要览》云"治积之法，理气为先"，用郁金、佛手疏肝理气，和胃降逆，助诸药健运脾胃，活血通络。柴胡为使，其作用有二：一则疏肝解郁，以佐上药；二则引经，使他药直达病所，如《医学启源》所云："柴胡，少阳、厥阴引经之药也。"诸药合用，共奏疏肝健脾、化瘀软坚、清热解毒之功。

【案三】

李某某，男，69岁。2018年5月28日初诊。

主诉：左肝中低分化腺癌，术后3月余，肝区隐痛9天。

病史：患者2018年2月因肝区隐痛到湘雅医院就诊，通过病史、生化检查、肿瘤标记物检查、影像学检查，考虑为肝癌，在该院行手术治疗，术后病理检查结果：左肝中低分化腺癌。2018年5月19日因肝区隐痛、下腹胀在湘雅医院复诊，行MRI检查：术区切缘异常信号灶，肝门异常信号灶伴胆管突然截断，近端胆管扩张，肝门淋巴稍增大，胆管扩张，胆管炎。肿瘤标志物：CA199，191.63U/ml；肝功能：总胆红素45.5μmol/L，直接胆红素26.1μmol/L，ALT 66.8U/L，AST 75.8U/L，GGT 1339.9U/L。

症见：肝区隐痛，下腹胀，巩膜黄染，大便1天3～4次，色黑质稀，小便黄，纳寐可。舌淡红，苔黄腻，脉弦细。

西医诊断：肝癌术后复发；梗阻性黄疸。

中医诊断：黄疸（肝郁脾虚，湿热结毒证）。

治法：疏肝健脾，清热利湿，化瘀解毒。

处方：肝复方合茵陈蒿汤加减。具体拟方如下：柴胡10g，党参10g，白术10g，茯苓10g，香附10g，丹参15g，鳖甲（先煎）15g，煅牡蛎（先煎）30g，半枝莲30g，白花蛇舌草30g，甘草5g，炒山楂15g，金钱草15g，茵陈15g，黄芩10g，厚朴10g，蚤休10g，葛根30g。30剂，水煎，每日1剂，分两次温服。

2018年8月27日二诊：服药90剂后症状改变，2018年8月26日在湘雅医院复查CT：左肝内胆管多发结石可能；彩超：肝内胆管多发结石扩张；肿瘤标志物：CA 199，8.04U/ml；肝功能：白蛋白38.6g/L，总胆红素30.7μmol/L，直接胆红素17.8μmol/L，ALT 72.4U/L，AST 88.7U/L，ALP 800.8U/L，GGT 1150U/L。就诊时患者一般情况可，无明显腹胀，食纳可，夜寐安，右下腹偶隐痛，大便可，小便稍黄，无口干、口苦。舌淡红，苔黄腻，脉弦细。在上方基础上去白术、炒山楂、黄芩、厚朴，加赤芍10g，田基黄15g，鸡内金6g。配合服用我院肿瘤科院内制剂肝喜片，以疏肝健脾、解毒抗癌；服用复方胆宁片，以疏肝利胆。

现患者仍坚持服用中药，每3个月调整处方，现已存活2年余，目前仍身体健康，能正常生活。

按语：在本案例中，蒋益兰教授在肝复方和茵陈蒿汤基础上加用金钱草清热利尿、利湿退黄；黄芩归胆、大肠经，能清肝胆、大肠的湿热；厚朴归胃、大肠经，能宽肠理气，消腹胀；蒋益兰教授认为治疗肝癌黄疸，以疏肝利胆、清热利湿为主，重凉血，《本草纲目》记载："葛，性甘、辛、平、无毒，主治：消渴、身大热、呕吐、诸弊、起阴气，解诸毒。"《本草拾遗》云："生者破血，合疮，堕胎，解酒毒，身热赤，酒黄，小便赤涩。"故重葛根。

【案四】

白某，男，56岁。2018年10月16日初诊。

主诉：低分化肝癌术后、介入术后3月余。

病史：患者2018年5月初因纳差、乏力至湘雅医院行MRI检查发现右肝巨大肿块。2018年6月2日在该院行肝穿刺活检：肝癌。2018年6月29日在该院行手术治疗，术后病理学检查：肝门淋巴结转移低分化癌，考虑肝细胞来源（2/2），免疫组化：AFP（＋），Ki-67（35%＋）。2018年7月9日行肝癌TACE术，出院后于2018年7月15日开始一直服用阿帕替尼和恩替卡韦。既往有乙型肝炎病史。2018年9月29日到湘雅医院复查：AFP，508ng/ml；CEA，3.75ng/ml；CA 242，2.46kU/L。CT检查：①肝右叶肿块，由右肝动脉及其分支参与供血，肿块较前稍缩小，其内碘油散在沉积，肿块基本液化（14cm×12.4cm×13.1cm→12cm×12cm×13cm）；②门静脉右支充盈缺损同前；③原右肝前段结节灶未见碘油显示；④新见腹水，肝门区、腹膜后肿大淋巴结同前。

症见：一般情况可，无恶心，厌油腻，纳差，无腹痛、腹胀，寐可，大便调，小便茶色，偶有口干，夜晚更重，无口苦。舌淡红，苔黄腻，脉弦细。

西医诊断：肝癌术后，介入后，淋巴结继发性恶性肿瘤，腹水。

中医诊断：臌胀（脾虚湿困证）。

治法：健脾理气，化瘀软坚，利湿解毒。

处方：四君子汤合五皮饮加减内服。具体拟方如下：柴胡10g，白芍10g，白参10g，白术10g，茯苓皮30g，香附10g，枳壳10g，陈皮15g，丹参15g，鳖甲（先煎）15g，大腹皮15g，龙葵30g，半枝莲30g，白花蛇舌草30g，甘草5g，炒山楂12g，炒麦芽15g，蚤休10g。15剂，水煎，每日1剂，分两次温服。配合服用我院肿瘤科院内制剂肝喜片，以疏肝健脾、解毒抗癌。

2018年12月10日二诊：服药15剂后，患者纳差好转，继续在家抓药，近半月余，纳差、腹胀加重，出现腹泻。2018年11月27日在当地医院做彩超检查：腹水。就诊时患者纳差，有饱腹感，时常腹痛，大便后可缓解，寐可，时常腹泻，大便1天5～6次，小便黄，排尿无不适，晨起口干、口苦。舌暗红，边齿痕，苔薄黄，脉细。在上方基础上去枳壳、白芍，加葛根30g，黄芩10g，神曲15g，炒吴茱萸3g；配合服用我院肿瘤科内制剂肝喜片，以疏肝健脾、解毒抗癌。服用枯草杆菌二联活菌肠溶胶囊调节肠道菌群。

患者坚持服用中药至今，每两个月调整处方，已存活2年余，目前身体健康，能正常工作。

按语：在本案例中，蒋益兰教授用白参，因为白参较党参健脾益气力量更强，茯苓皮利水渗湿，兼以补脾助运化；醋鳖甲入肝，化瘀软坚，《药性本草》云其"主治癥块，下瘀血"；蚤休入肝经，清热解毒，消滞止痛，四者共为君药。臣以白术补脾益胃，助白参益脾胃之气；白芍养血柔肝，缓中止痛；龙葵、丹参助鳖甲化瘀消肿散结；白花蛇舌草、半枝莲清热解毒，散瘀止痛，助蚤休解毒；大腹皮行水气，消胀满；陈皮和胃气，化湿浊。佐以炒山楂、炒麦芽健胃消食；《灵台要览》云"治积之法，理气为先"，用郁金疏肝理气，和胃降逆，助诸药健运脾胃，活血通络。柴胡为使，其作用有二：一则疏肝解郁，以佐上药；二则引经，使他药直达病所，如《医学启源》所云："柴胡，少阳、厥阴引经之药也。"诸药合用，共奏健脾理气、化瘀软坚、利温解毒之功。

【案五】

王某，男，63岁。2018年3月5日初诊。

主诉：肝胆管细胞癌术后1年5个月。

病史：患者2016年10月在湖南省肿瘤医院行肝内肿块切除术。术后病理检查结果：肝内胆管细胞癌。术后行4周期GP方案化疗，之后定期复查。2018年2月28日至湖南省肿瘤医院行腹部彩超、胸片均未见明显异常，肿瘤标志物检查结果：CA242，84.04kU/L↑；CEA，6.04ng/ml↑；CA199，160.34U/ml↑；CA153，214.39U/ml↑。

症见：患者上呼吸道感染后稍咳嗽，少痰、口干、口苦，无畏寒、发热，无胸闷气促，小便黄，大便可，食纳一般，夜寐可。舌红，苔黄腻，脉弦细。

西医诊断：肝胆管细胞癌术后。

中医诊断：肝积（肝郁脾虚，瘀毒未净证）。

治法：疏肝健脾，化瘀解毒，清热利湿。

处方：柴芍六君子汤加减内服。具体拟方如下：柴胡10g，白芍10g，党参15g，黄芪20g，白术10g，茯苓15g，半夏9g，百合15g，桔梗10g，灵芝15g，葛根30g，郁金15g，百部15g，白花蛇舌草30g，半枝莲30g，全蝎3g，金钱草15g，甘草6g。15剂，水煎，每日1剂，分两次温服。配合服用我院肿瘤科院内制剂肝喜片，以疏肝健脾、解毒抗癌。

2018年5月24日二诊：复查肿瘤标志物：CA199，123.22U/ml；CA242，34.9kU/L。MRI检查：肝内胆管不同程度扩张，脾稍大。诉口干、口苦，稍乏力，无腹胀、腹痛，无恶心、呕吐，纳可，夜寐可，大便调，小便黄。舌红，苔黄厚，脉弦细。在上方的基础上加黄芩10g，牡丹皮10g，蜈蚣4g。续服肝喜片，加八宝丹以活血、解毒、止痛。

2018年6月28日三诊：患者诉口干症状缓解，无口苦，稍乏力，无腹痛、腹胀，无恶心、呕吐，纳寐可，梦多，二便调。舌淡红，苔白，脉弦细。原方去白术，加夜交藤20g，黄芩10g。续服肝喜片、八宝丹清热散结。

2018年10月8日四诊：患者无明显肝区疼痛，无口苦，无反酸恶心，双上肢及腹股沟可见红色斑点，伴瘙痒，纳寐可，二便调。舌红，苔白厚腻，脉弦细。原方加紫草10g，蝉蜕6g。

此后患者每2~3个月复诊一次，每月服中药15~20剂，均以初诊方酌情调整，间服肝喜片，定期复查腹部CT或MRI，均未见肿瘤复发，肿瘤标志物波动不明显，现已存活3年，生活能自理，一如常人。

按语：患者为老年男性，肝胆管细胞癌术后化疗，正气亏虚，邪毒未尽，脾胃失调，脾胃受纳、腐熟及水液运化功能失常，精微输布失调，则见口干、口苦，结合患者舌红，苔黄腻，脉弦细，辨证为肝郁脾虚，瘀毒未净。治以疏肝健脾、化瘀解毒、清热利湿，方拟柴芍六君子汤加减，方中党参、白术、茯苓、甘草为四君子汤组成药物，重在健脾、益气、渗湿，补后天之源，而疗诸虚不足，以达扶正培本之目的，此为脾虚的基础方；黄芪甘温，加强补气健脾，灵芝15g，大补元气，滋补强壮；柴胡、白芍二者配伍，一散一收，重在疏肝柔肝，敛阴和营；半夏性辛散温燥，入脾胃经，取其降逆和胃理气；半枝莲、白花蛇舌草清热解毒、消瘀散结；郁金行气解郁，联合全蝎、葛根以凉血、活血、通络，佐以金钱草清热利尿；百部、桔梗止咳，全方药物配伍精要，扶正抗癌，攻补兼施，标本兼顾。患者二诊时仍口干、口苦，小便黄，苔黄厚，加黄芩、丹皮，以清热、燥湿、凉血；加用蜈蚣4g通络、化瘀、散结，加强祛邪之力。至三诊时，患者临床症状较前已明显缓解。患者在我院门诊治疗期间未使用任何西医治疗手段，现患者精神尚可，未见明显肿瘤复发，生活如常人。

第十节 胆 囊 癌

一、疾病概述

胆囊癌是指发生于胆囊（包括胆囊底部、体部、颈部以及胆囊管）的恶性肿瘤，是常见的胆道系统恶性肿瘤。

我国的胆囊癌平均死亡率为0.45/10万，占消化道肿瘤第6位。发病率随年龄增加呈上升趋势，女性发病率较男性高2～6倍。胆囊癌的发病机制目前尚不完全清楚，其主要的流行病学危险因素及病因有胆囊结石、胆囊慢性炎症（瓷性胆囊）、胆囊息肉样变、胰胆管汇合异常、遗传学因素、肥胖症和糖尿病等。主要临床表现为腰痛、乏力、低热、食欲不振、嗳气、恶心、腹胀、体重减轻、幽门梗阻、恶病质表现等。体征主要为腹块及黄疸。胆囊癌起病隐匿，恶性程度高，易发生肝脏、胆管、淋巴、神经、腹腔邻近脏器的侵犯和转移，很容易与良性胆囊病变（如胆结石、胆囊息肉样变和胆囊炎）相混淆，当出现右上腹疼痛、不思饮食、黄疸、进行性消瘦等临床表现时，大多数都已属中晚期，已失去最佳手术时机，且对放化疗均不敏感，预后极差。胆囊癌的首选治疗仍以手术为主，近年来，尽管手术技术不断进步，但胆囊癌的5年生存率并未得到显著改善，因此，为了获得更好的临床治疗效果，结合中医药治疗等新辅助治疗的综合治疗模式已成为发展趋势。

中医文献中虽无"胆囊癌"的名称，但多属于"胁痛""积聚""痞块""黄疸""腹痛"及"虚劳"等范畴。古书相关记载有："胆胀者，胁下胀痛"（《灵枢·胀论》）；"胆，足少阳之脉……是动则病口苦，善太息，心胁痛，不能转侧"（《灵枢·经脉》）；"膈内疼痛，拒按，气短，心下部坚硬胀满，身发黄"（《伤寒论》）等。其所描述的症状与胆囊癌颇为相似。

二、诊治观点

蒋益兰教授认为，从解剖位置看，肝胆同居右胁下，胆附于肝叶之间，肝胆联系密切，胆汁来源于肝，为肝血化生，或由肝之余气凝聚而成，足厥阴肝经与足少阳胆经表里相合，肝胆同司疏泄，胆汁生成后，在肝气的疏泄作用下注入肠中，以助脾胃消化。肝气疏泄正常，则胆汁排泄无阻，若肝气郁滞，则胆失和降，进而气血瘀滞抑或蕴热成毒，均易致癌变。因此，胆囊癌主要病因病机为肝气郁结，疏泄不利，脾气虚弱，水湿不化，致痰湿互结，湿热交蒸，瘀毒内阻，日久而成。

《素问·玉机真脏论》："五脏相通，移皆有次，五脏有病，则各传其所胜。"蒋益兰教授认为本病虽在胆，但源在肝；主张胆病当以肝求之。从肝脾论治，以和解法为主。因此，临证时，蒋益兰教授常以疏肝理气为主，兼以健脾益气、软坚散结、解毒抗癌为法，处方以茵陈蒿汤合三仁汤加减（茵陈、栀子、薏苡仁、豆蔻仁、甘草、厚朴、车前草、淡竹叶、郁金、金钱草、白花蛇舌草、半枝莲）。现代药理及临床研究表明这些药物有直接抗肿瘤作用。

临证多变通，蒋益兰教授常根据患者病情酌情加减：腹胀气结者，加苏梗、佛手、炒莱菔子、香附等药；伴胆汁反流反酸烧心明显者，加白及、煅瓦楞子、煅牡蛎等；呕吐、恶心、吐津甚者，加麦冬、玄参、沙参、玉竹等；气虚甚者加黄芪、黄精、南沙参、北沙参等；血虚者加当归、鸡血藤等；黄疸者，加凌霄花、八月札，酌加茵陈、金钱草、败酱草、田基黄、虎杖、栀子、连翘、蒲公英等，并配伍茯苓、猪苓、泽泻等淡渗之品，使湿热从小便去；腹痛明显者可用延胡索、荜茇、细辛，剂量依疼痛程度酌情加减；病久阳气不足者，则可予少量干姜、肉桂同煎；积症邪实深重者，可予藤梨根、白花蛇舌草、石见穿等兼顾消积散结。除此以外，蒋益兰教授认为胆囊癌患者发现时多属晚期，求治于中医时多已行手术、放化疗或介入治疗等，患者多已损伤正气、耗伤气血，脾胃失运，气血化生乏源，五脏生理功能皆受影响，所谓"百病皆由脾胃衰而生也"。患者正气难存，不耐攻伐，预后多较差，所以在用药上，不急于求成，忌用药峻猛，损伤正气。若上腹积块，时有发热，口苦咽干、大便秘结等胆火瘀结者，酌加桃仁、土鳖虫、天花粉、连翘、滑石、车前草、麦冬、玄参等化瘀泄热、养阴生津；若头晕目眩、午后潮热、舌红少苔、脉细等肝肾阴虚者，酌加鳖甲、枸杞子、当归、白芍、生地、肉苁蓉、首乌藤等补肾柔肝，以稳固素虚之体。

三、验案举隅

【案一】

刘某某，男，70岁。2014年4月2日初诊。

主诉：发现胆囊占位半月余。

病史：患者2014年3月因咳嗽不适，至长好医院就诊，CT检查显示胆囊占位，当时未予特殊治疗。2014年3月30日至长沙市第四医院行增强CT：①双上下肺继发性肺结核合并空洞形成；②双侧胸膜增厚；③肝脏多发性结节及肝十二指肠韧带多发性肿大淋巴结，考虑恶性癌，来源待查。胆囊颈部区富血供结节灶，性质待查，考虑胆囊癌可能；④胆囊多发结石。未予特殊治疗。患者为求进一步中医治疗，遂来蒋益兰教授门诊就诊。

症见：右腹隐痛，无腹胀，右侧上肢胀痛，无活动受限，厌油，口干、口苦，偶右侧牙痛，食纳可，夜寐可，大便调，小便淋漓不尽，每晚4～5次。舌红，苔黄腻，脉弦细。

西医诊断：胆囊占位，考虑恶性肿瘤可能性大。

中医诊断：胆囊癌（肝胆湿热证）。

治法：疏肝利胆，清热利湿。

处方：茵陈蒿汤合三仁汤加减，具体中药如下：茵陈30g，栀子25g，薏苡仁30g，豆蔻仁20g，甘草6g，厚朴12g，车前草15g，淡竹叶15g，郁金15g，金钱草15g，白花蛇舌草30g，半枝莲20g，全蝎3g。30剂，水煎，每日1剂，分早晚两次温服。

2014年5月21日二诊：期间检查肿瘤标志物：AFP，317ng/ml↑；CEA，178.5ng/ml↑；CA199，115U/ml↑。患者服药后，右侧上肢胀痛、厌油、右侧牙痛症状缓解，口干、口苦减轻。就诊时症状表现：腹部疼痛，乏力，食纳差，无腹胀，夜寐可，腹泻1天5～7次，稀水样，小便可，稍口干、口苦。舌淡红，苔黄，脉弦细。考虑患者脾虚湿阻，瘀毒内结证，治以健脾利湿，化瘀解毒，以健脾消癌方加减：党参15g，白术10g，茯苓10g，半夏10g，黄芪15g，白花蛇舌草30g，半枝莲30g，郁金15g，甘草5g，柴胡10g，黄芩10g，葛根30g，薏苡仁30g，山楂15g，神曲15g，灵芝15g，吴茱萸5g。15剂，水煎，每日1剂，分两次温服。

2015年2月12日三诊：患者食欲改善，腹泻减轻，腹部偶有疼痛，时感乏力，食纳差，无腹胀，夜寐可，腹泻1天5～7次，稀水样，小便可，稍口干、口苦。舌淡红，苔黄，脉弦细。上方重用黄芪20g，余守原方治疗。

2017年7月25日四诊：患者乏力改善，无明显腹泻，偶有腹痛，食纳尚可，无腹胀，夜寐可，小便可，稍口干、口苦。舌淡红，苔黄，脉弦细。继续守原方治疗。

2018年9月20日五诊：患者服药后上症均明显改善，守方巩固治疗。

此后患者每2～3个月于蒋益兰教授门诊复查，随访至2019年8月，患者去世，患者发病后存活5年余。

按语：本案系胆囊占位，考虑恶性肿瘤可能性大，合并肝脏、肝十二指肠韧带多发性淋巴结转移，初诊时患者以右侧腹隐痛为主症，结合舌脉，辨证为肝胆湿热证，方用茵陈蒿汤合三仁汤加减，茵陈蒿汤主治阳黄，但临床观察发现该方对有肝胆湿热证而无黄疸患者疗效亦佳，三仁汤既可除外湿，也可治内湿，尤其适宜内湿兼邪热患者，方中茵陈、栀子、薏苡仁健脾利湿，清泄肝胆湿热；豆蔻仁、厚朴、郁金合用以行气破瘀，疏肝利胆；金钱草清热、解毒、退黄、利尿排石；加用车前草、淡竹叶，以清热、除烦、利尿；全蝎攻毒散结，通络止痛；白花蛇舌草、半枝莲清热解毒散结；甘草调和诸药。纵观全方，在健脾基础上，运用疏肝利胆、清热利湿行气之药，所谓湿化气亦化，对晚期胆囊癌伴有多发转移患者可起到扶正祛邪、标本兼治的作用。二诊时，患者右侧上肢胀痛、厌油、右侧牙痛症状已缓解，考虑患者脾虚湿阻，瘀毒内结，予以健脾消癌方加减，方中四君子汤益气健脾，以健生化之源，而疗诸虚不足，从而达到扶正固本的目的，黄芪甘温，益气补虚健脾，枳壳、郁金行气除痞，白花蛇舌草、半枝莲清热解毒、消痈散结，半夏燥湿化痰，甘草调和诸药。服药后患者右侧上肢胀痛及右侧牙痛消失，但腹泻，脾虚湿盛，上方加用柴胡、黄芩、灵芝，以清热解毒、益气燥湿；加用葛根、薏苡仁、吴茱萸，以健脾渗湿，升阳止泻，缓解腹痛、腹泻；山楂、神曲健脾和胃，改善食欲。服后患者食欲改善，腹泻减轻，食纳及夜寐可。胆囊癌晚期患者依靠纯中医药治疗，生存期超过5年。

【案二】

陈某某，女，67岁。2019年9月5日初诊。

主诉：胆囊肿块切除术后1年2个月余。

病史：患者2018年6月因身目发黄就诊于当地医院，行腹部CT检查后，考虑"胆囊癌？"。2018年6月26日至湖南省人民医院进行相关检查后，行胰十二指肠切除术。术后病理检查结果如下所述：①胆总管中分化腺癌，肿块1.8cm×1.5cm×1cm，侵及胆管壁全层，累及胰腺及十二指肠乳头，侵犯神经，各切缘干净；②胆总管旁淋巴结可见转移（3/4）；③大网膜未见转移。胆囊：中分化腺癌侵及胆囊壁浆膜层，癌侵及胆囊切缘。术后分别予吉西他滨＋S-1化疗6周期、吉西他滨＋白蛋白紫杉醇方案化疗3周期。2019年4月23日至湖南省肿瘤医院行PET-CT检查：胰体部结节状浓聚影，考虑转移；右前下腹壁结节状浓聚影，考虑转移。后换化疗方案，予奥沙利铂＋白蛋白紫杉醇化疗2周期，末次化疗时间为2019年8月14日。患者寻求中医治疗，遂来蒋益兰教授门诊就诊。

症见：右下腹疼痛，头晕，手足麻木，肢软，无恶心、呕吐，纳可，寐可，二便调。舌暗红，苔白腻，脉细。

西医诊断：胆囊中分化腺癌术后化疗后，胰腺、右前下腹壁化疗后转移。

中医诊断：胆囊癌（脾虚湿阻，瘀毒内结证）。

治法：益气健脾，化瘀解毒。

处方：健脾消癌方加减。具体方药如下：党参15g，白术10g，茯苓10g，半夏10g，黄芪15g，白花蛇舌草30g，半枝莲30g，枳壳10g，郁金10g，甘草5g，田三七4g，蜂房10g，鸡血藤15g，全蝎5g，百合15g，枸杞10g，太子参15g。15剂，水煎，每日1剂，分两次温服。

2019年9月24日二诊：服药15剂后，右下腹疼痛及手足麻木感减轻，头晕、肢软已明显缓解，偶有术区皮肤疼痛，有挛缩感，无恶心、呕吐，纳寐可，大便稀溏，小便可，夜间口干欲饮。舌黯淡，苔薄白，脉细弦。上方去田三七、蜂房、百合、枸杞，加葛根30g，黄芩10g，灵芝10g，金钱草15g。30剂，水煎，每日1剂，分两次温服。

上剂服完后，患者术区皮肤疼痛减轻，偶有手足麻木感，无其他特殊不适，食纳及夜寐可，此后患者一直在蒋益兰教授门诊复诊，每2～3个月一次，患者生存期已1年余，仍健在。

按语：患者为老年女性，胆囊癌晚期，伴有转移，行手术切除后，消化功能受损，术后多次化疗，气血双亏，脾胃更虚，致气血乏源，机体衰弱，生化无力，易损及各脏。治疗以益气健脾、化瘀解毒为法，方予健脾消癌方加减，方中四君子汤益气健脾，加用百合、枸杞、太子参，以加强扶正固本。黄芪甘温，益气补虚健脾；枳壳、郁金行气除痞；白花蛇舌草、半枝莲清热解毒、消痈散结；半夏燥湿化痰；田三七、鸡血藤、全蝎去瘀生新，补血通络散结；蜂房祛风止痛攻毒；甘草调和诸药。二诊时，患者右下腹疼痛及手足麻木感明显减轻，头晕、肢软已缓解，守方加减，患者大便稀溏，加葛根、黄芩以升阳燥湿止泻，灵芝补气固本，金钱草清热退黄，治疗得法，患者症状好转。

脾胃为后天之本，气血生化之源，脾胃虚则百病生，在晚期胆囊癌术后患者中，此点尤为明显，肝胆郁积，克郁脾土，气血乏源，生化无力，久病损及各脏，功能失常，脾胃更虚。患者行手术切除后，衰弱之躯益损，消化功能亦受到明显破坏。手术及化疗不可避免会损伤人体正气，正气亏虚，脾胃不足，水液运化失常，因此治疗时需特别注意固护脾胃，益气补血，扶后天之气血，以固先天之本，调和机体气血阴阳平衡，以达到抗邪的目的。

第十一节　胰　腺　癌

一、疾病概述

胰腺癌是较为常见的一种消化道恶性肿瘤，根据其发病部位不同，可分为胰头癌、胰体癌和胰尾癌。

胰腺癌的发病率近年在世界范围内普遍增高，2019年美国癌症协会发布的数据显示，美国胰腺癌发病率在男性恶性肿瘤发病率中位居第10位，女性中居第9位。病死率在所有恶性肿瘤中占第4位。我国国家癌症中心发布的2014年统计结果显示，2014年我国胰腺癌发病率和死亡率分别位居恶性肿瘤的第10位和第6位。本病以男性多见，男女之比为（1.5～2.1）∶1，发病年龄多在40岁以上。胰腺癌发生的病因尚未明确，可能与吸烟、饮酒、慢性胰腺炎、高脂肪和高蛋白饮食、遗传因素等相关。

胰腺癌早期症状不典型，最初仅表现为上腹部的隐痛不适，易被忽略或误认为肠道疾病，随着肿瘤发展，可侵及腹腔神经丛，从而引起腰背部疼痛，肿瘤压迫阻碍胰液、胆汁排泄出现恶心、呕吐、黄疸以及可触及的腹部肿块等。胰腺癌早期患者缺乏特异性症状，诊断困难，大多数患者确诊时已属于中晚期，错失手术机会，其5年生存率仅4%，预后极差，被称为"癌症之王"。治疗上，目前根治性手术仍是唯一可以治愈本病手段，但由于确诊后只有12%～15%患者有手术机会，手术切除率低，早期易出现远处转移，术后易复发转移。手术、化疗、放疗、生物治疗、中医药治疗等综合治疗是目前胰腺癌治疗的主要方法。

中国古代医籍未见对胰腺的专门描述，"脾重二斤三两，扁广三寸，长五寸，有散膏半斤"，其中所提"散膏"被认为是对胰腺最早的记载。《医林改错》中"津管一物，最难查看，因上有总提遮盖，总提俗名胰子，其体长于贲门之右，幽门之左，正盖津门，总提下前连气府，接小肠"，首次明确了胰腺的解剖部位及名称。虽古代文献中的明确描述寥寥无几，但根据其临床症状，可归属于"积聚""胃脘痛""痞气""伏梁""黄疸"等范畴。

二、诊治观点

古代未见相关疾病明确记载。蒋益兰教授在长期的临床实践中认识到，胰腺癌的病因病机为正气亏虚，肝脾受损，湿热郁积，瘀毒内结。胰腺癌的发病病位在胰，与肝、胆、脾、胃密切相关。患者或因情志不遂致气机郁结，肝失疏泄，横逆犯脾，脾失健运，升降失常，水湿不运，血行不畅，湿热内聚，瘀结成瘤；或因饮食不节，嗜食肥甘厚味伤脾损胃，聚湿生痰化热，日久形成癥积；或因先天禀赋不足、后天劳倦，耗伤元气，而致脾虚失调，湿浊阻遏，气血瘀滞，日久形成本病。蒋益兰教授认为本病本质上属于脾胃病范畴，为脾胃损伤、正气亏虚、癌毒侵犯所致的恶性病变。临床上胰腺癌患者常有腹痛、消瘦、恶心呕吐、厌食、黄疸、腹泻等症状，其皆可由脾胃受损，运化失常所致。脾气亏虚，气血生化不足，四肢肌肉无以充养，则疲倦消瘦；脾失健运，水谷不化，清浊不分，则大便溏泄；脾虚湿盛，郁久化热，肝失于疏泄，气机郁滞，湿热瘀积日久易阻塞胆道形成黄疸等。

蒋益兰教授认为，在胰腺癌发病机制中，中焦脾胃功能失调是关键，在治疗时应以益气健脾为基本原则，并疏肝理气、清热利湿、化瘀散结，临床常以柴芍六君子汤加减治疗，组方药物：柴胡、白芍、党参、白术、茯苓、半夏、白花蛇舌草、石见穿、黄芩、郁金、金钱草、田三七、枳壳、甘草。方中柴胡疏散解郁退热，白芍养血柔肝止痛，两者一散一收，养肝柔肝；党参甘温益气健中，白术苦温健脾燥湿，茯苓甘淡补脾渗湿，甘草补脾和中，半夏和胃运脾燥湿，三七、郁金行气活血化瘀，白花蛇舌草清热解毒，石见穿散结消肿，金钱草、黄芩清热利湿退黄，全方使脾胃运化有权，气血化生有源，肝气得疏，湿热能利，达到祛邪不伤正、扶正不留邪的效果。临证运用随症加减：胁痛明显者，可加乳香、没药、延胡索等；纳呆者，加炒山楂、炒麦芽、鸡内金等；大便秘结，腹胀、腹满者，加大黄、枳实、厚朴；兼气虚者，可加黄芪、太子参；低热者，可加青蒿、银柴胡、地骨皮等；腹大有水，小便短少者，可加白茅根、车前草、大腹皮、茯苓皮、冬瓜皮等；出现黄疸者，可加茵陈、牡丹皮、栀子等。

三、验案举隅

【案一】

何某某，女，50岁。2015年2月1日初诊。

主诉：发现胰头肿物2月余。

病史：患者2014年12月因乏力、尿黄、目黄、面黄至医院就诊。当地医院CT检查结果：胰腺占位。为进一步明确诊断，2015年1月13日患者至省人民医院就诊，腹部增强CT检查结果：①肝内外胆管及主胰管扩张，胆总管下段区梗阻；胰腺钩突癌并肠系膜上静脉及邻近分支受累，门静脉右支受压变窄，腹膜后多发淋巴结增大，转移？肝S5段结节性质待定。为改善梗阻性黄疸病情，2015年1月23日行PTCD引流术。现患者寻求中医治疗，来我院门诊就诊。

症见：胸胁胀痛，面目微黄，厌油，不思饮食，口苦，嗳气，易疲倦，小便黄，大便黏滞不爽，每日1～2次。舌红，苔黄腻，脉弦细。

西医诊断：胰腺癌T3N1M Ⅲ期。

中医诊断：胰腺癌（脾虚肝郁，热毒内蕴证）。

治法：健脾疏肝，清热解毒。

处方：柴芍六君子汤加减内服，具体拟方如下：柴胡10g，白芍10g，党参15g，黄芪20g，白术10g，茯苓15g，半夏9g，郁金15g，金钱草15g，鸡内金6g，黄芩10g，葛根30g，竹茹10g，白花蛇舌草30g，半枝莲20g，全蝎3g，炒山楂10g，栀子10g。15剂，水煎，每日1剂，分两次温服。

2015年3月20日二诊：患者服药1个月后，患者胁胀痛较前缓解，面黄较前改善，无明显目黄，厌油好转，时感腹胀，口干渴，二便可。舌红，苔黄，脉细弦。患者症状较前改善，在上方基础上去金钱草、半枝莲、白花蛇舌草，加百合20g，芦根10g，天花粉10g，僵蚕10g，猫爪草15g。配合西黄胶囊口服，以清热散结。

2015年5月25日三诊：患者诉未感明显胁肋疼痛，已无厌油恶心，偶感右上腹隐痛，无腹胀，纳寐一般，二便调，无口干、口苦，稍乏力，面色无发黄。舌淡红，苔薄黄，脉细弦。在二诊基础上去僵蚕、天花粉、白芍、芦根，加黄芪30g，夜交藤25g，酸枣仁20g。

患者坚持服用中药至今，每3个月来医院复查1次，依症状加减用药，发病至今已5年余，目前日常生活能正常进行。

按语：胰腺癌在病程发展中易发生阻塞性黄疸，尤其是胰头癌，更为常见。本病案为湿热内蕴，毒瘀结聚，壅塞气机，损伤脾胃，日久而形成积聚。患者平素嗜食肥甘厚味，致痰湿蕴结化热，内蕴中焦，脾失运化，流注肝胆、胆汁疏泄不畅、外溢肌肤而出现黄疸，邪积中焦，脾胃损伤，运化失调，气机不畅，则食少纳差厌油，肝失疏泄，肝火上炎则口苦，湿热下注则大便黏滞；患者舌红，苔黄腻，脉细弦，辨证为肝郁脾虚，热毒内蕴证。治以健脾疏肝，清热解毒，方拟柴芍六君子汤加减，其中柴胡疏肝泄胆，调畅郁气，白芍微寒，归肝脾两经，养血柔肝，缓急止痛，与柴胡相伍，养肝之体，利肝之用；金钱草除湿退黄，解毒消肿，栀子、黄芩泄热降火清利，除脾胃肝胆湿热浊邪；白花蛇舌草、半枝莲清热解毒、化积抗癌，郁金活血行气，凉血退黄，通经止痛，葛根解肌退热，鼓舞脾胃清阳之气上升，竹茹清热燥湿，枳壳理气宽中，行滞消胀，鸡内金、炒山楂消食开胃，磨坚助脾，全蝎攻毒散结，党参、白术、茯苓、半夏、甘草等健脾和胃、补土安中；全方配伍，清热利湿兼消肿散结，补益脾胃兼疏肝理气。患者二诊时，续予原方，去金钱草、半枝莲、白花蛇舌草，加百合养阴清热除烦，芦根、天花粉益气生津，僵蚕、猫爪草活血祛瘀消肿。配合西黄胶囊清热解毒，活血散结。至患者三诊时，患者临床症状较前明显缓解，考虑患者仍有乏力感，予以黄芪补脾益气，夜交藤、酸枣仁养心安神。患者在我院门诊治疗期间未使用任何西医治疗手段，现患者精神尚可，带瘤生存，病情稳定至今。

【案二】

范某，男，49岁。2019年1月9日初诊。

主诉：胰腺癌术后1年。左上腹部疼痛半月。

病史：患者1年前因反复腹泻至当地医院就诊，腹部彩超提示：胰腺弥漫性肿大。为进一步明确病情，患者2018年1月4日前往湘雅医院就诊，增强CT提示胰头区占位，胰周、腹膜后多发淋巴结肿大，2018年1月10日行胰十二指肠切除术＋胆囊切除术，病理检查结果：低分化腺癌，免疫组织化学检查：CK7(＋)，CEA(＋)，Ki-67(＋)，CK19(＋)，ViLlin(＋)，AACT(＋)。2018年2月开始化疗（紫杉醇＋吉西他滨），共完成8周期化疗（末次化疗为2018年11月）。近半月来，左上腹部反复疼痛，2019年1月9日来我院就诊。

症见：左上腹部夜间疼痛，时有腹胀，寐欠佳，食纳差，乏力，化疗后手背痒、脱皮，无口干、口苦，大便偏干，小便调。舌暗有瘀斑，苔黄厚，脉弦细。

西医诊断：胰腺癌T3N1M0 ⅡB。

中医诊断：胰腺癌（脾虚气滞，痰瘀内结证）。

治法：健脾化痰，理气祛瘀。

处方：健脾消癌方加减，具体拟方如下：生晒参10g，茯苓10g，白术10g，黄芪30g，郁金10g，枳壳10g，莪术10g，重楼10g，半夏10g，白花蛇舌草15g，半枝莲15g，百合25g，厚朴10g，延胡索15g，田三七5g，灵芝15g，炒山楂15g，炒麦芽15g，甘草5g。30剂，水煎，每日1剂，分两次温服。

2019年2月10日二诊：患者服药1个月后，诉上腹疼痛明显好转，食纳好转，偶有恶心呃逆，乏力感较前减轻，但睡眠仍较差，易醒，口干。舌暗，苔薄黄，脉弦细。患者症状较前好转，续予原方加减，去厚朴、半夏、莪术、炒山楂，另加沙参10g，竹茹10g，陈皮10g，黄芩10g，酸枣仁25g，夜交藤25g。配合服用我院肿瘤科院内制剂肝喜片，以疏肝健脾，软坚化瘀，解毒抗癌。

2019年4月5日三诊：患者诉无明显腹痛，睡眠较前好转，食纳好转，纳后偶感腹胀，无恶心呕吐，大便1日1~2次，质稍稀，小便可。舌淡暗，苔薄白，脉弦。在二诊方基础上加薏苡仁20g，藿香10g，去枳壳、陈皮、夜交藤。患者此后一直坚持定期复诊。

2019年12月25日复诊：复查CT结果：①胰十二指肠切除术后＋胆囊切除术后化疗，吻合口壁较均匀，稍增厚，未见明显复发征象；②胰周、肠系膜内及腹膜后多发大小不等淋巴结，基本同前；③肠系膜间隙模糊同前。患者诉无明显腹痛，食纳较前好转，无明显恶心呕吐，精神较前好转，夜寐可，二便调。舌淡暗，苔薄白，脉细弦。病情较稳定。继续服用前方。

此后患者坚持定期于蒋益兰教授门诊复诊，发病至今已2年余，仍健在。

按语：胰腺癌病机多端，本病案属脾虚气滞，痰瘀内结。脾胃为后天之本，运化水谷，化生精微，洒陈六腑，调和五脏，患者手术后又完成8周期化疗，易伤脾胃，脾胃虚弱，纳化失司，则不思饮食，脾不运化，气血生化乏源，血虚受风，蕴热化燥可致皮肤瘙痒，脾主四肢肌肉，脾虚则体倦乏力，脾胃为气机升降之枢纽，脾虚升降失司，进而影响肝之疏泄，肝郁则气机阻滞不畅，不通则痛，故时有腹部胀痛，加之患者舌暗有瘀斑，苔黄厚，脉弦细，均为因虚而气聚湿阻、瘀血留滞的征象。治疗上应健脾化痰，理气祛瘀。故予以生晒参、黄芪益气健中，白术苦温健脾燥湿，茯苓甘淡补脾渗湿，枳壳、厚朴、半夏和胃宽中，理气导滞，郁金、田三七、莪术、延胡索活血化瘀消癥止痛，重楼、白花蛇舌草、半枝莲清热解毒、化积抗癌，百合、灵芝宁心安神扶正，炒山楂、炒麦芽消食化痞健胃。全方配伍相辅相成，以补为主，消补并用，从而共达扶正抗癌之目的。患者二诊时疼痛较前好转，精神状态较前改善，治疗上仍以原方为基础，去厚朴、半夏、莪术、炒山楂，另加沙参益气生津，竹茹、陈皮理气健脾，化痰止呕，黄芩、酸枣仁、夜交藤宁心安神。三诊时患者腹胀、夜寐不安症状明显缓解，在二诊方基础上去枳壳、陈皮、夜交藤，考虑患者大便偏稀，予以藿香、薏苡仁健脾止泻，化湿和胃。此后患者定期复查，2019年12月CT检查表明，病灶稳定，患者生活质量改善，说明中医药的维持治疗有明显疗效。

【案三】

裴某，男，61岁。2018年1月15日初诊。

主诉：发现胰腺肿物5月余，疲倦乏力1月。

病史：患者2017年8月因持续性背部疼痛至当地医院就诊，CT检查提示胰腺占位，建议至上级医院明确诊断，遂至省肿瘤医院行进一步检查，胸部及腹部增强CT检查结果：①胰腺尾部占位并腹膜后大淋巴结，考虑胰腺癌并腹膜后淋巴结转移，累及脾门，左肾上腺转移可能性大；②双肺多发结节灶，考虑转移，右侧多发。根据检查结果考虑患者全身多发转移，无法手术，建议化疗，2017年9月2日行2周期化疗（吉西他滨＋卡培他滨）后，改方案为吉西他滨＋紫杉醇，化疗3周期（末次化疗为2018年1月9日）。现为求中西医结合治疗来我院就诊。

症见：易疲倦，双下肢麻木乏力，偶有腹胀，无腹痛，夜寐差，难以入睡，食纳一般，二便调，无咳嗽、咳痰，无口干、口苦。舌淡紫，苔薄白，脉细弦。

西医诊断：胰腺癌 T3N1M1 Ⅳ期。

中医诊断：胰腺癌（脾肾亏虚，瘀毒内结证）。

治则：补益脾肾，化瘀解毒。

处方：党参10g，茯苓15g，白术10g，甘草5g，黄芪20g，半枝莲20g，白花蛇舌草20g，郁金10g，枳壳10g，半夏9g，酸枣仁20g，鸡血藤25g，灵芝15g，土贝母6g，怀牛膝10g，猫爪草10g。30剂，水煎，每日1剂，分两次温服。

2018年3月8日二诊：患者2018年2月11日于湘雅一医院复查CT：大致同前，病灶疗效评估稳定。2018年2月14日再次行一周期吉西他滨＋紫杉醇化疗。患者现精神状态好转，睡眠质量提升，双下肢稍麻木，乏力缓解，食纳一般，二便调，无口干、口苦。舌淡，苔薄黄，脉弦细。在原方基础上去土贝母、猫爪草，改党参为生晒参10g，加大黄芪用量为30g，加百合20g，全蝎3g，砂仁3g，并联合枣珀安神片口服，以安神。

2018年6月11日三诊：患者于4月、5月再次行两周期化疗（吉西他滨＋紫杉醇）。现患者胸闷，干咳无痰，无腹胀、腹痛，稍恶心欲呕，纳呆，夜寐欠佳，大便难解。舌淡，苔白厚，脉细弦。处方：在二诊方剂上改枳壳为枳实10g，加竹茹10g，炒山楂10g，柏子仁30g，桔梗10g，百部15g，夜交藤20g。

此后患者定期于蒋益兰教授门诊复诊，发病至今已3年，仍健在。

按语：本病案患者发现胰腺癌时已全身多发转移，属晚期，初诊时完成了5周期化疗，化疗药物毒性易伤正气，易致虚、致瘀，脾胃失健，故可见腹胀；脾为气血化生之源，而心主血脉，脾虚气血生化乏源，可致心血亏虚，夜寐不安，再者肾为先天之本，有赖于脾气运化水谷精微滋养，脾胃之气既伤，元气亦不能充，易出现脾肾两虚，出现疲倦及双下肢乏力，加之患者舌淡紫，苔薄白，脉弦细，故辨证为脾肾亏虚，瘀毒内结。治疗上应健脾益肾，化瘀解毒。故予以党参、茯苓、白术、甘草、黄芪共奏益气补中，健脾养胃之功，枳壳、半夏调气和胃，合前述诸药补气而不助满，生土而不壅塞；怀牛膝补益肝肾，鸡血藤补血活血，郁金行气活血祛瘀，半枝莲、白花蛇舌草解毒、清热、抗癌、消肿，土贝母、猫爪草消肿散结，灵芝补气安神，酸枣仁养心安神。二诊时患者行一周期化疗，故去土贝母、猫爪草，改党参为生晒参，大补元气，加大黄芪用量益气健脾，加百合养阴清心安神，加全蝎通络散结，加砂仁理气化湿开胃，并配合枣珀安神片宁心安神，健脾益肾。三诊时患者再次行二周期化疗，出现干咳，加桔梗、百部宣肺止咳，大便干结改枳壳为枳实，以破气消积，柏子仁润肠通便，纳呆加竹茹清热降逆止呕，炒山楂消食健胃，夜寐不安加夜交藤养心安神。患者进行中西医结合治疗，服中药后既降低了化疗的毒副作用，又加强稳定瘤体的作用，患者至今状态良好，坚持定期中医治疗。

第十二节 大 肠 癌

一、疾病概述

肠癌是指发生在肠管的恶性肿瘤，临床以大肠癌（结肠癌和直肠癌）多见。

在世界范围内，大肠癌年发病超过50万，发病率仅次于肺癌和胃癌，居第三位。据美国癌症协会估计，1990年美国有15.5万患者确诊为大肠癌，并有6万人死亡。面对如此高的发病率和死亡率，其治疗却并未取得突破性进展。在世界许多著名的医疗中心，大肠癌5年生存率仅为50%～55%。从总体看，平均5年生存率只有20%～25%。大肠癌主要发生在40岁以上中老年人，结肠癌男女发病率较为接近，直肠癌则以男性多见。我国直肠癌发病率较高，欧美国家结肠癌发病率较高。肠癌的具体病因尚未明确，目前普遍认为是环境、饮食习惯、遗传等多种因素协同作用的结果。早期肠癌可以无明显症状，随着疾病的进展，不同部位的肠癌临床会出现不同的表现，直肠癌会出现便血、排便习惯的改变以及大便性状的改变，左半结肠癌会出现完全或部分肠梗阻的表现，右半结肠癌以腹部包块、贫血、消瘦以及腹痛为主要临床表现。早期肠癌经过积极的手术治疗，5年生存率可达90%，中晚期结肠癌极易发生肝、肺转移，预后不良。目前，大肠癌的治疗手段主要有手术、放化疗、靶向治疗及免疫治疗等，疗效一般，且副作用明显。

中医古代文献无大肠癌病名，可将其归属于中医学"肠覃""脏毒""肠澼""锁肛痔"等范畴。

二、诊治观点

隋代医家巢元方的《诸病源候论》中记载："积聚者，由阴阳不和，脏腑虚弱，受于风邪，搏于脏腑之气所为也。"《灵枢·水胀》载："肠覃何如？岐伯曰：寒气客于肠外，与卫气相搏，气不得营，因有所系，瘕而内着，恶气乃起，息肉乃生。"蒋益兰教授认为大肠癌多因正气内虚，加之饮食不节，情志不遂，致使脾胃升降失调，气机不畅，日久邪毒结聚而成瘤块。故而大肠癌病机以脾气亏虚、瘀毒内结为主。其治法应当强调补土、健脾。以补后天之本，气血生化之源为主要治疗原则，同时强调胃气的重要性。

1. 早期以扶正祛邪为主

早期肠癌可用手术有效切除，术后肠癌患者常见神疲乏力、头晕、纳呆、面色萎黄等临床表现，蒋益兰教授认为此属"气血亏虚，瘀毒未尽"，故以六君子汤为基础，自拟健脾消癌饮扶助正气，祛除余邪。临床治疗时，可根据患者不同症状表现灵活运用。术后常见的病机主要是"虚、瘀、毒",且术后肝、肺转移发生率高达50%以上。《难经·七十七难》亦载："见肝之病,则知肝当传之于脾,故先实其脾气,无令得受肝之邪。"蒋益兰教授认为大肠癌肝转移,均属气血乏源,瘀毒内阻征象,中医药治疗当以"治未病"为原则,以健脾来实肝,防止肝转移的发生。同时,针对肠癌患者出现的其他一些症状,进行对症治疗。如脾虚湿盛腹泻者,可用参苓白术散加减;湿热腹泻者,可用葛根芩连汤加减;肾虚腹泻者,可用四神丸加减、淮山药等;水样腹泻、泻下无度者,加吴茱萸、肉豆蔻、赤石脂、炮姜、石榴皮、山茱萸、诃子、五味子、五倍子、金樱子、乌梅等;气滞腹胀者,可用四磨汤;中气下陷者,运用补中益气汤,或加黄芪、升麻、葛根等;湿热下注者(肛门),可加黄芩、黄连、黄柏、苦参、薏苡仁等;便血者,加地榆炭、槐花炭、蒲黄炭、石榴皮等。治疗出现胃肠病症的患者,应当以辛开苦降、寒温并用为治则,如半夏泻心汤加减、泻心汤加减、香连丸等。

2. 中期以减毒增效为主

中晚期肠癌患者以手术、放化疗为主要治疗方式。蒋益兰教授临床观察到,部分患者对放化疗敏感度低,且不良反应较重。放疗患者常见食欲下降、口干、大便干结、舌干瘦质红、苔薄黄、脉细弱等症状,此为"脾胃亏虚,热毒阴伤",用沙参麦冬汤合四君子汤加减健脾和胃,滋阴清热。针对放疗后患者所出现的放射性肠炎,当以健脾益气、清化湿热为主要治则,后期酌情增加养阴、活血等药物。方药以四君子汤合葛根芩连汤加减(党参、白术、茯苓、葛根、黄芩、黄连、厚朴、苦参、薏苡仁、怀山药、甘草)为主,且第1、2次以煎药口服为主,第3次以煎药局部熏蒸坐浴为主。化疗后患者常见消化道严重反应,骨髓抑制明显,属"肾气不足,脾肾亏虚"之证,以脾肾方加减补肾、健脾、纳气。

3. 晚期重在扶正,内外兼治

晚期肠癌患者多为不宜或不能手术治疗的人群,临床均多以腹部及肠道不适、全身多器官衰竭为主,生活质量较差,生存期较短。蒋益兰教授通过中医辨证论治,结合四诊合参,认为此期患者大致可分为四型:①脾虚血亏、瘀毒内结证,治以健脾养血、化瘀解毒,用健脾消癌方加减治疗。大便溏稀者,加炒吴茱萸;腹痛者,加白芍、延胡索;腹胀满者,加枳壳、厚朴;血虚者加当归。②湿热内蕴、瘀毒内结证,治以清热祛湿、化瘀解毒,用白头翁汤加减治疗,胁痛者,加柴胡、郁金;热结便秘者,加大黄、枳实、厚朴。③脾胃虚寒、瘀毒内结证,治以温阳健脾、化瘀解毒,用理中汤加减治疗。里急后重者,加广木香、川黄连;便血暗红量多者,加炒艾叶、地榆炭;大便泻下无度者,加诃子、五倍子。④脾虚下陷、瘀毒内结证,治以益气升阳、化瘀解毒,用补中益气汤加减治疗。针对肠癌晚期出现的不完全性肠梗阻,可选用四磨汤或者小承气汤,同时配合中药灌肠。

直肠癌患者常常在术后出现腹泻等一些不良反应,严重影响患者的生活质量。西医常使用抗生素等治疗手段,但效果不佳,病情易反复。而中医药对于防治术后腹泻有较大的优势，运用健脾、利湿、疏肝等方药，同时配合针灸、灌肠等传统中医治疗方法，往往能取得十分显著的疗效。

中医学认为大肠癌的复发转移因素主要包括虚、实两方面，正气亏虚在先，癌毒趁虚而入，加之气滞血瘀、痰凝内阻所致。治疗上多以益气健脾为治法，佐以清热利湿、化瘀解毒，在增效减毒、提高机体免疫功能、降低大肠癌复发转移率、延长生存期等方面具有不可替代的积极作用。

中医药治疗肠癌，始终坚持辨证论治、内外治疗相结合的治疗原则，如针灸、坐浴及中药灌肠等。中药灌肠不仅能够促进肠道蠕动，减小肠道阻力，而且能够通过药物成分调节患者阴阳气血，抑制肿瘤生长，进而有效地提高患者生存质量，延长患者寿命。

三、验案举隅

【案一】

杨某，男，68岁。2017年12月25日初诊。

主诉：便血、肛门重坠1年余。

病史：患者2016年12月开始出现便血、肛门坠胀，未予重视。2017年11月因便血加重，至当地某医院就诊，肠镜肿块病理活检：绒毛状腺瘤。11月30日至省某医院再次行肠镜检查，病理活检诊断：直肠腺癌。12月13日行直肠癌根治术，术后病理报告：中低分化腺癌，侵及深肌层，未见脉管及神经侵犯，膀胱旁淋巴结反应性增生。免疫组织化学检查：PMS2（＋），MSH2（＋），MSH6（＋），MLH1（＋），CK7（－），CK20（－），CDX2（＋），Ki-67（80%＋）。患者于12月25日来蒋益兰教授门诊求中医治疗。

症见：肛门坠胀灼痛，大便溏稀，1天7～9次，便中带血和黏液，里急后重，伴纳少，神疲乏力，头晕，小便可。舌淡，苔黄腻，脉细。

西医诊断：直肠癌，中低分化腺癌。

中医诊断：直肠癌（脾虚气陷，湿热余毒证）。

治法：健脾益气，升阳举陷，清热利湿。

处方：四君子汤合葛根芩连汤加减。具体拟方如下：党参15g，茯苓15g，白术10g，甘草6g，黄芪30g，升麻10g，葛根30g，黄芩10g，黄连5g，白花蛇舌草15g，半枝莲15g，云木香10g，薏苡仁30g，白芍12g，蒲黄炭10g。15剂，水煎，每天1剂。并配合中药外用，以黄芩15g，黄连10g，黄柏15g，苦参15g，苍术15g，五倍子10g，当归15g，15剂，每日1剂，水煎，分两次温服；第3次煎液熏蒸后坐浴15min，每天1次。

2018年1月15日二诊：患者诉精神明显好转，大便次数较前减少，1天5～6次，无便血和黏液，里急后重和肛门坠胀灼痛缓解，仍纳差、便溏，稍腹胀。舌淡，苔黄腻，脉细滑。原方去蒲黄炭，加鸡内金6g，炒麦芽10g，厚朴10g，服药30剂。

2018年3月6日三诊：患者食欲转佳，无明显肛门坠胀疼痛，亦无里急后重、神疲乏力感，大便稍不成形，1天3～4次。舌淡，苔白，脉细。调整处方：党参15g，茯苓15g，白术10g，甘草6g，葛根30g，白花蛇舌草20g，菝葜15g，黄芪20g，薏苡仁30g，怀山药15g，灵芝15g。后患者续服2个月，大便基本如常，食欲精神均可。

按语：患者经手术攻伐，正气不足，无力运行气血，故见神疲乏力，头晕，纳少，大便溏稀，其中肛门坠胀灼痛，里急后重，舌淡，苔黄腻，则为湿热的表现，故初诊为脾气亏虚，湿热余毒未尽，蒋益兰教授以四君子汤益气健脾，以葛根芩连汤清热利湿，配合清热解毒药品，达到补中气、渗湿浊、行气滞、清热毒，使脾气健运，毒邪得去，并配合清热燥湿解毒、活血散结中药熏蒸坐浴，改善术后直肠及肛门局部症状。二诊患者仍纳差，脾虚运化无力，故加用健脾消食之品，配合行气醒脾之药改善症状。三诊患者湿热余毒已渐消散，改方以益气健脾，清热解毒，扶正祛邪，预防癌症复发。

【案二】

李某，男，69岁。2013年11月10日初诊。

主诉：结肠肿块伴肝转移2月余。

病史：2013年9月1日，患者因腹痛1个月余于当地医院就诊，腹部彩超、CT显示"结肠癌肝转移"。遂行肠镜检查，病理活检显示：乙状结肠癌。2013年9月20日在全身麻醉下行乙状结肠癌根治术，术后常规病理检查：乙状结肠肠节20cm，肠内见7cm×3.5cm×1.5cm肿块，中分化腺癌，侵犯肠壁全层达浆膜下组织，未突破浆膜，灶性侵犯神经组织，结肠手术两切缘切片未见癌细胞。家属拒绝化疗治疗，要求中医药治疗。遂于2013年11月10日前来就诊。查体：体温正常，腹部触诊肝区有深压痛，小腹可触及质硬结节，无黄疸，移动性浊音（－）。

症见：腹痛、腹胀，便溏不爽，口干不欲饮，纳少，偶尔呃逆，自觉发热。舌淡紫，苔薄黄，脉弦。

西医诊断：结肠癌肝转移。

中医诊断：结肠癌（气血亏虚，瘀毒内结证）。

治法：健脾养血，行气活血，解毒散结。

处方：自拟健脾消癌方加减。具体拟方如下：白参15g，白术10g，茯苓10g，半夏10g，黄芪30g，灵芝10g，厚朴10g，枳壳10g，柴胡10g，郁金15g，田三七10g，当归10g，白花蛇舌草20g，石见穿20g，山药15g，甘草6g。7剂，每日1剂，水煎，分两次温服。

二诊：2013年11月17日。患者精神好转，腹胀痛减轻，大便成形。上方加菝葜15g，重楼9g，沉香粉6g，夏枯草10g。10剂，水煎，分两次服用。并予肝喜片5瓶，一次8片，一日3次。

1个月后患者复诊，症状均改善。患者长期服中药调治，健脾消癌方随症加减，随访至今病情稳定。

按语：患者因脏腑气血亏虚，脾胃亏虚，无力运化，气机不畅，故见腹痛、腹胀，便溏不爽，口干不欲饮，呃逆，自觉发热。蒋益兰教授通过中医辨证论治，认为肠癌患者多"瘀"、多"毒"，辨为气血亏虚、瘀毒内结证候，故应将"活血化瘀"与"清热解毒"相结合。针对此类体质虚弱，无法采取任何积极治疗手段的患者，解毒化瘀之余，应辅以调理脾胃，扶助正气，从整体观念出发，才能达到延长生存期的目的。以健脾消癌方为基本，运用厚朴、枳壳等行气止痛；运用郁金、三七、当归等活血散瘀；加入白花蛇舌草、石见穿等清热解毒，散结抗癌。二诊患者体质逐渐恢复，增加清热解毒药物以祛邪外出。蒋益兰教授用药从肝脾二脏入手，脾主运化，生化气血；肝主疏泄，调畅气机；气血互相依赖，气行则血行，通调血脉，通则不痛，达到化瘀、散结、止痛的目的，祛邪不伤正。

【案三】

刘某，男，53岁。2016年11月8日初诊。

主诉：腹痛、腹泻、便血2月余。

病史：2016年6月因"排便习惯及大便性状改变2月余"求治于某肿瘤医院，进行肠镜及其他相关检查，考虑直肠癌，遂于6月18日行直肠癌根治术，术后病理检查结果：中低分化腺癌（ⅡB期）。术后予放化疗，放疗后2个月出现腹痛、腹泻、排黏液脓血便，至外院行肠镜检查，结果显示放射性肠炎，给予内科对症支持治疗（具体不详），症状缓解不明显。患者寻求中医药治疗，遂来蒋益兰教授处就诊。

症见：乏力，倦怠，腹痛，里急后重，大便日行7～8次，质稀，便血夹黏液，便后肛门坠胀伴灼热感，小便短赤，纳呆，寐尚可，口干，无口苦。舌红，苔黄腻，脉滑数。

西医诊断：直肠癌。

中医诊断：肠癌（脾气亏虚，湿热下注证）。

治法：健脾益气，清热利湿，解毒凉血。

处方：四君子汤合葛根芩连汤加减。具体方药如下：明党参15g，茯苓15g，白术10g，黄芪20g，灵芝15g，薏苡仁30g，郁金10g，木香8g，白花蛇舌草15g，半枝莲15g，葛根30g，黄芩10g，三七5g，白茅根30g，炒山楂15g，炒麦芽15g，甘草6g。15剂，水煎，每日1剂，分早晚2次温服。

2016年11月23日二诊：患者腹痛减轻，大便次数有所减少，食纳好转，仍有排便不尽感，上方加厚朴10g，继服15剂。

2016年12月8日三诊：患者神疲乏力较前好转，无明显腹胀、腹痛，大便日行3～4次，溏结不调，偶带血便，无里急后重，小便调，纳寐可，口干不苦。舌淡红，苔薄白，脉弦细。此时考虑患者湿热毒邪稍去，正气稍复，可在顾护脾胃同时，再加用清热解毒之品。调整处方为：生晒参10g，黄芪30g，茯苓15g，白术10g，半夏9g，郁金10g，木香8g，白花蛇舌草20g，半枝莲20g，葛根30g，薏苡仁30g，三七5g，灵芝15g，夏枯草10g，猫爪草15g，牡丹皮10g，甘草6g。

此后患者一直口服中药汤剂，未见明显腹痛、腹泻、里急后重、黏液脓血便等症状，患者生活质量得到很大改善，每3个月复查1次，病情稳定。

按语：此患者直肠癌术后放疗后 2 月余出现腹痛、腹泻、里急后重、排便次数增多、便血夹黏液等放射性肠炎症状，接受西医治疗无果。患者接受放疗的同时损伤了机体正气，脏腑亏虚，脾气不升，无力运化，故见乏力，倦怠，纳呆，腹痛，大便次数增多，质稀，加之患者肛门坠胀伴有灼热，小便短赤，口干，舌红，苔黄腻，脉滑数，此为湿热下注的表现。蒋益兰教授四诊合参，辨证为脾气亏虚、湿热下注证候。首诊治以健脾益气、清热利湿、解毒凉血，方中明党参、茯苓、白术益气健脾渗湿为君，配伍黄芪、灵芝、薏苡仁，共奏健脾之功，白花蛇舌草、半枝莲用以清热解毒，葛根升发脾胃清阳之气而治下利，黄芩清热燥湿、泻火解毒，白茅根、三七、郁金共用凉血、止血、活血，山楂、麦芽健脾和胃，木香行气而除后重，甘草佐使，甘缓和中，调和诸药。服药 15 剂后，患者症状较前好转，仍感排便后重，气滞运行不畅，遂加厚朴以增强理气之功效，继服 15 剂后复诊，肠炎之症明显缓解，疗效确切。三诊，蒋教授考虑患者湿热毒邪稍去，正气稍复，可在健脾益气的同时，再加用清热解毒之品，以加强抗癌之力，防止复发转移。

【案四】

严某某，女，59 岁。2018 年 9 月 24 日初诊。

主诉：腹痛 2 年余，加重 3 月。

病史：2017 年 4 月，患者因腹痛于当地医院行肠镜检查，发现结肠肿块，怀疑癌症。病理学检查结果：绒毛状腺癌合并高级别上皮内瘤变。增强 CT 检查：怀疑右肺转移。PET/CT 检查：升结肠癌，肺转移，肠周受侵。开始 4 周期化疗。2017 年 7 月 3 日，湘潭中心医院行结肠癌根治术。术后化疗 8 周期并联合靶向药物（奥沙利铂＋贝伐珠单抗）。免疫组织化学检查结果：溃疡型高中分化腺癌，CDX-2（＋），CEA（＋），CK20（＋），CK7（灶＋），GST-π（＋），Ki-67（60%），MLH1（＋），MLH2（＋），TOP-Ⅱ，Villin（＋），2018 年 5 月基因检测后（结果未见）改服瑞戈非尼至今（用药 21 天，停 7 天）。

症见：服瑞戈非尼后手脚皮肤硬化起皮，疼痛明显，无法受力，伴麻木；声嘶，偶有头晕，纳可，寐一般，醒后难入睡，无腹痛、腹胀，大小便尚可，偶有脐下疼痛，休息后好转。舌紫黯，苔薄白，脉细弦。

西医诊断：结肠癌。

中医诊断：肠癌（脾虚血亏，瘀毒内结证）。

治法：健脾养血，化瘀解毒。

处方：健脾消癌方加减。具体拟方如下：白参 15g，白术 10g，茯苓 10g，半夏 10g，黄芪 30g，灵芝 10g，枳壳 10g，郁金 15g，白花蛇舌草 20g，甘草 6g，鸡血藤 15g，夜交藤 15g，田三七 5g，藤梨根 15g，菝葜 15g，薏苡仁 30g。15 剂，水煎，每日 1 剂，早晚分两次服。

半个月后，患者自诉皮肤硬化起皮、疼痛明显、无法受力、麻木等症状均明显好转，寐尚可，精神状态良好，嘱患者继续用药，随时复诊。

按语：放疗后 2 月余，患者出现手脚皮肤硬化起皮、疼痛明显、无法受力、麻木等毒副作用和周围神经损害症状，遂来我院寻求中医治疗。患者术后体质虚弱，正气亏虚，气血不足，内有余毒，无力运血，气血不荣于筋脉肌肤，故出现皮肤硬化起皮、疼痛明显、无法受力、麻木等症状，加之患者舌紫黯，苔薄白，蒋益兰教授通过中医四诊合参，辨证论治，辨为脾虚血亏，瘀毒内结证。首以健脾养血、化瘀解毒为法，予健脾消癌方加减。方中以健脾消癌方为基础，加入鸡血藤、灵芝益气养血，气行则血行，活血化瘀；夜交藤、薏苡仁宁心安神助眠；田三七、藤梨根、菝葜解毒散结，消除瘤块。蒋益兰教授着重强调补土健脾，补后天之本，气血生化之源，脾胃足则气血生化有源，气血足则经脉荣，病自去矣。

【案五】

郭某某，女，82岁。2003年11月17日初诊。

主诉：腹痛1年余。

病史：2003年10月，患者因腹痛、腹部肿块至某省级医院行开腹探查术。术中发现升结肠一巨大肿瘤（103mm×100mm），且跟腹壁、肠系膜广泛粘连，不能进行肿块切除，取病灶组织活检，关腹。随后病理报告显示：结肠中分化腺癌。由于年事已高，患者及家属拒绝接受化疗，寻求中医药治疗。患者有高血压、冠心病史。

症见：腹胀痛，腹部肿块，触压痛明显，纳少，大便秘结，4～5天1次，消瘦，乏力，寐可。舌淡暗，苔白，脉沉细。

西医诊断：结肠癌。

中医诊断：肠癌（脾虚血亏，瘀毒内结证）。

治法：健脾养血，化瘀解毒。

处方：健脾消癌方加减。具体拟方如下：党参15g，茯苓15g，黄芪15g，灵芝10g，当归15g，白芍15g，火麻仁30g，枳壳10g，厚朴10g，白花蛇舌草30g，半枝莲30g，藤梨根15g，郁金15g，田三七粉6g（兑），甘草5g。15剂，水煎，每日1剂，早晚分服。

2003年12月2日二诊：服药后患者腹痛明显缓解，便秘改善，但依旧纳少，乏力。舌淡暗，苔薄白，脉沉细。考虑患者年事已高，虚证明显，脾肾亏虚，于原方加入炒麦芽30g，山药20g，增强健脾和胃之功效。

之后患者从每月1次，到每2个月、3个月1次前来复诊，长期坚持中药治疗。依据她腹部不适、食欲、睡眠、便秘等情况，择方用药，随症加减，一直坚持了10年。直到2013年12月，患者生活完全自理，且精神状况较好，饮食、睡眠、二便均正常，她当时复查的CT提示腹部肿块为113mm×110mm，且没有发生肿瘤扩散、转移，也没有肠梗阻、肠穿孔等并发症。遗憾的是，2014年2月，家人专程告之，患者因心脏病去世。

按语：患者老年女性，82岁高龄，身体状况较差，对于放化疗等治疗方式不可耐受，遂来求助于中医治疗，考虑患者年龄以及肿瘤状况，治疗重点在于扶正，带瘤生存。患者暮年，脏腑虚弱，正气不存，脾虚无力运化，加之饮食不节，情志不遂，使脾胃升降失调,气机不畅,日久邪毒结聚而成瘤块,舌黯淡,苔白,考虑患者属于脾虚血亏,瘀毒内结证,蒋益兰教授予健脾消癌方加减健脾补血,解毒散结。方中党参、茯苓健脾和胃;黄芪、灵芝补气养血,气行则血行,血行则瘀去;当归、白芍养血柔肝,肝舒则气达;火麻仁润肠通便,枳壳、厚朴行肠道之气助运化,三药合用解决患者便秘问题;白花蛇舌草、半枝莲、藤梨根、郁金、田三七解毒散结,消腹部瘤块;甘草调和诸药。二诊时患者便秘情况缓解,但虚象依旧,补虚扶正切不可操之过急,贸然加大补益药恐邪气不去,为今之计只能缓缓补之,原方加炒麦芽、山药,加强健脾和胃之功效,增加气血生化来源,后根据患者症状随症加减。

蒋益兰教授指出,肿瘤往往来势汹汹,该患者发现疾病时症状严重,肿块大,分期晚,病情复杂,但我们不要被其"凶猛"所吓退,不要认为治疗"凶猛怪兽",必须大肆攻伐杀戮。面对巨大肿块,面对复杂病情,只能西医手术、放化疗吗?否则就束手无策?其实不然,单纯中医治疗,可以调节机体平衡,有效控制肿瘤。尤其对老年患者,体质虚弱,不能耐受手术、放化疗者,不要勉强治疗,不要过度治疗,可根据患者具体情况进行中医辨证论治,只要辨证准确,用药精当,坚持治疗,单纯中医治疗可扶正抗癌,改善患者临床症状,提高患者生活质量,使患者长期带瘤生存。

【案六】

杨某某,女,71岁。2019年3月21日初诊。

主诉:腹痛1年余,加重伴便血2月余。

病史:患者2014年6月因阑尾黏液腺瘤进行手术治疗,术后恢复尚可。2018年起,偶尔出现腹痛,持续时间约5分钟,活动时加重,休息时缓解,患者未做任何治疗,近2月,腹痛发作频繁,且伴有便血症状,遂当地医院就诊,行肠镜检查,活检结果为结肠癌,CT示全身转移(子宫、肺、肝转移)。患者年纪大,身体状况差,拒绝放化疗。既往病史:类风湿性关节炎。辅助检查:2019年3月CT检查结果:①乙状结肠管壁不规则增厚,周围脂肪间隙内多发淋巴结,结肠癌待排查;②子宫占位性病变;③右肺多发占位性病变,肝右后叶下段弱强化结节,考虑转移瘤,CEA 101.4ng/ml↑。

症见:精神尚可,手指关节肿胀、麻木感,无晨僵,无咳嗽、咳痰,无头晕、头痛,无胸闷、胸痛,口苦,无口干,纳可,夜寐差,二便调。舌红,苔白,脉弦细。

西医诊断:结肠癌。

中医诊断:肠癌(脾虚血亏,瘀毒内结证)。

治法:健脾养血,化瘀解毒。

处方:健脾消癌方加减。具体拟方如下:白参15g,白术10g,茯苓10g,半夏10g,黄芪30g,灵芝10g,枳壳10g,郁金15g,白花蛇舌草20g,甘草6g,葛根30g,鸡血藤20g,藤梨根15g,灵芝15g,砂仁5g,全蝎6g,三七5g。15剂,水煎,每日1剂,早晚分服。

患者自诉服药后症状明显好转,后未见明显腹痛、腹泻、里急后重、黏液脓血便等症状,中医治疗有效地延长了患者的生存周期,提高了患者的生活质量。

按语：患者为老年女性，身体状况较差，患有结肠癌，全身性转移，患者年龄较大且拒绝化疗，以中药改善临床症状，延长患者生存周期，是比较适合老年结肠癌患者的治疗方法。患者年龄较大，身体差，脏腑功能衰退，正气亏虚，气血不足，同时有腹痛、便血的症状，气血亏虚，运行不畅，瘀血阻滞，瘀毒内结，不通则痛。辨证为脾虚血亏、瘀毒内结证候，蒋益兰教授以扶正祛邪，内外兼治为主要治法，在综合辨证的基础上，拟健脾消癌方加减来健脾补血、解毒散结、活血化瘀。方中灵芝补气养血，气行则血行，血行则瘀去以治本；全蝎、三七、葛根、鸡血藤等解毒化痰散结，活血化瘀以治标。

第十三节　肾　癌

一、疾病概述

肾细胞癌是指起源于肾实质泌尿小管上皮系统的恶性肿瘤，简称肾癌，包括起源于泌尿小管不同部位的各种肾细胞癌亚型，但不包括来源于肾间质的肿瘤和肾盂肿瘤。

肾癌约占成年恶性肿瘤的2%～3%。世界各国或各地区的发病率各不相同，总体上发达国家发病率高于发展中国家，城市地区高于农村地区，男性多于女性，男女患者比例约为2∶1，发病年龄可见于各年龄段，高发年龄为50～70岁，大多数地区发病率呈上升趋势。肾癌目前病因不明，与遗传、吸烟、肥胖、高血压等有关。肾癌早期症状常不明显，最常见的症状是腰痛、血尿、腹部肿块。10%～40%的患者出现副瘤综合征，表现为高血压、贫血、体重减轻、恶病质、发热、红细胞增多症、肝功能异常、高钙血症、高血糖、红细胞沉降率增大、神经肌肉病变、淀粉样变性、溢乳症、凝血机制异常等改变。20%～30%的患者因肿瘤转移所致的骨痛、骨折、咳嗽、咯血等症状就诊。既往经典"肾癌三联征"（血尿、腰痛、腹部肿块）目前在临床出现率已经不到15%，这些患者诊断时往往为晚期。肾癌的西医治疗目前以手术、靶向治疗、免疫治疗为主。一般局限性肾癌预后较好，晚期肾癌则总体预后不佳。

中医学无肾癌的病名，肾癌属于中医"腰痛""血尿""肾积""癥积"等病证范畴。

二、诊治观点

中医学认为，本病多因肾气亏虚，外受湿热邪毒，入里蓄毒，蕴结于水道所致。蒋益兰教授结合多年临床经验，认为本病发生一方面与正气不足相关：先天不足或年老肾精亏虚，气化不利，水湿不行，瘀积成毒，滞留腰部而成癌肿；或肾阳虚，致脾虚不运，湿浊内生，痰湿阻遏，久而成块；肾气不足，不能摄血，血尿日久，致气血两亏，脏腑功能失调；另一方面与外感湿热之邪入里相关：如过食肥甘厚味，嗜酒损伤脾胃，脾失健运，湿浊内生，湿毒化热，下注膀胱，烁灼经络，络脉受损，出现尿血而发病。

蒋益兰教授认为，本病病位在肾，与脾关系密切。肾为先天之本，乃一身阴阳之根，脾为后天之本，气血生化之源，"脾非先天之气不能化，肾非后天之气不能生"，二者相互资生以维持人体的生命活动，故蒋益兰教授治疗本病以补肾健脾为主，并化瘀解毒，方以大补元煎加减：白参、山药、熟地黄、杜仲、当归、山茱萸、枸杞、茯苓、白花蛇舌草、蚤休、莪术、枳壳、炙甘草。人参大补元气，熟地黄、当归滋阴补血，枸杞、山茱萸、山药补肝肾，杜仲温肾阳，茯苓健脾行气利湿，枳壳、莪术行气活血化瘀，甘草助补益而和诸药。随症加减：肾阳虚者，加淫羊藿、巴戟天、锁阳、菟丝子等温肾壮阳；肾阴虚甚者，加龟板、鳖甲等滋阴潜阳，软坚散结；瘀毒甚者，加全蝎、三七、守宫等活血化瘀散结；尿血者，加白茅根、蒲黄炭、小蓟、牡丹皮等凉血止血；遗精者，加桑螵蛸、金樱子等补肾固精；尿失禁者，加益智仁、山茱萸、山药、乌药等补肾缩泉。

辨病、辨证的同时结合现代医学分期治疗，如手术多耗伤气血，故术后宜气血双补，多采用八珍汤加减，治以健脾补肾、化瘀解毒，防止术后复发转移。中晚期患者，常以靶向药物配合中医药治疗，辨证用药以达减毒增效之目的，如靶向药物致皮疹、瘙痒、手足综合征，常以凉血活血、祛风除湿药治之；出现腹泻，则以健脾益气、清热利湿药为主；出现眩晕，则以滋肾平肝潜阳药为主。

三、验案举隅

【案一】

欧阳某，男，54岁。2017年12月12日初诊。

主诉：发现左肾肿块6月余。

病史：患者6个月前查腹部CT，CT检查显示左肾占位，结合病史及病理学检查，考虑肾癌。患者拒绝手术治疗，遂行4次化疗，具体方案不详。化疗后复查CT，CT检查显示左肾占位大致同前，出现锁骨上淋巴结转移，骨转移。

症见：左侧肾区胀痛，左下肢稍疼痛，纳一般，易恶心呕吐，夜寐差，尿频，尿不尽，便秘，口干、口苦。舌淡红，苔白腻，脉细弦。

西医诊断：肾癌。

中医诊断：肾积（脾肾亏虚，阴虚毒蕴证）。

治法：健脾补肾，化瘀解毒。

处方：自拟健脾消癌方加减，具体拟方如下：党参15g，白术10g，茯苓15g，半夏9g，黄芪20g，白花蛇舌草20g，半枝莲20g，枳实10g，郁金10g，甘草6g，全蝎6g，蜈蚣4g，厚朴10g，车前草15g，百合20g，灵芝15g，白芍20g，桃仁10g，柏子仁30g。10剂，每日1剂，水煎，早晚温服。配合化癥回生胶囊，以化瘀散结。

2018年2月5日二诊：服药10剂后，恶心呕吐较前好转，仍有背胀，左腹股沟及左下肢疼痛，尿频，尿不尽，大便干，纳少等症状，寐尚可，无口苦、口干。舌淡红，苔白腻，脉细弦。在原方基础上去全蝎、蜈蚣、车前草、百合、白芍、桃仁，加葛根30g、田三七5g、牡丹皮10g、石见穿15g。30剂，水煎，每日1剂，早晚温服。

2018年3月28日三诊：患者服药后恶心呕吐明显好转，食纳较前好转，尿频，尿不尽，二便调，夜寐安。继续守方治疗。

此后患者一直于蒋益兰教授门诊复诊，从发病至今已3年余，患者症状明显缓解，无特殊不适。

按语：患者肾癌出现淋巴结转移、骨转移。化疗损伤脾胃，患者恶心呕吐，食纳差，口干、口苦，大便干结；肾精亏虚，气化不利，水湿不行，瘀积成毒，见肾区胀痛，尿频，尿不尽；结合舌象、脉象，辨为脾肾亏虚，阴虚毒蕴证。治疗以健脾补肾，化瘀解毒为主，方中党参、白术、茯苓、黄芪、半夏、厚朴健脾益气，百合、灵芝扶正固本；患者癌肿仍在，应加强解毒抗癌的功效，以郁金、白花蛇舌草、半枝莲、车前子清热解毒，桃仁、枳实化瘀散结；患者出现骨转移，加全蝎、蜈蚣搜风活络，解毒散结；柏子仁润肠通便，甘草调和诸药，配合化癥回生胶囊化瘀散结。二诊时患者恶心呕吐、口干、口苦症状较前好转，说明脾的运化功能恢复，为防止滋腻碍脾，遂去百合、芍药，加田三七、牡丹皮凉血活血，患者诉左腹股沟及左下肢疼痛，加用葛根增液舒筋。后患者症状均明显好转，继续健脾补肾、祛瘀解毒。

【案二】

吴某，女，77岁。2018年6月21日初诊。

主诉：发现右肾占位半月余。

病史：患者体检行B超检查，提示右肾占位，有肾癌可能，拟行手术治疗。既往有梅尼埃病、高血压病病史。

症见：头晕、头痛，无腹胀、腹痛、恶心呕吐，无腰痛，进食后咽部有梗阻感，纳差，夜寐欠安，便秘，小便调，口干不苦。舌红，苔薄白，脉沉细。

西医诊断：肾癌。

中医诊断：肾积（脾肾亏虚，瘀毒内阻证）。

治法：健脾补肾，化瘀解毒。

处方：大补元煎加减。具体拟方如下：人参15g，白术10g，茯苓15g，半夏9g，黄芪20g，白花蛇舌草20g，半枝莲20g，郁金10g，甘草6g，枳实10g，厚朴10g，竹茹10g，炒山楂12g，肉苁蓉15g，车前草15g，枸杞10g，灵芝15g。15剂，每日1剂，水煎，早晚温服。

2018年7月9日二诊：期间服药15剂并行右肾癌切除术，术后病理检查示右肾透明细胞癌。此次就诊患者头晕、头痛较前好转，全身出现散在红色皮疹，瘙痒，术区稍痛，右下腹疼痛，四肢麻木，纳寐可，大便干结，小便淋漓不尽，无口干、口苦。舌淡，苔薄黄，脉弦细。辨证为气血两亏，血虚风燥，治宜补气生血，疏风止痒，在原方基础上去竹茹、炒山楂、肉苁蓉、车前草、枸杞、灵芝，加紫草10g、蝉蜕5g、牡丹皮10g、防风10g、当归10g、生地黄12g、火麻仁30g。20剂，每日1剂，水煎，早晚温服；并配合院内制剂参黄洗液外用祛风止痒。

2018年8月2日三诊：服药20剂后，患者全身皮疹逐渐消退，无明显瘙痒，右下腹疼痛，四肢麻木较前缓解，后背部胀痛，双下肢疼痛，乏力，胸闷，二便调，纳寐可，无口干、口苦、嗳气。舌淡红，苔薄黄，脉弦细。辨证为正气亏虚，脉络闭阻。治以扶正祛邪，通络止痛。在上方的基础去紫草、牡丹皮、防风、当归、生地黄、厚朴、火麻仁，加怀牛膝10g、鸡血藤25g、葛根30g、百合20g、竹茹10g、三七5g。15剂，每日1剂，水煎，早晚温服。

患者坚持服药1年后精神体力均可，无特殊不适，复查病情无复发。现仍健在。

按语：人体气血贵在流通，患者年逾古稀，禀赋不足，脾肾亏虚，无力推动气血运行，浊瘀内阻，阻于胸中则见咽部梗阻感，阻于中焦则见纳差，气血不能上荣头部，故见头晕、头痛，治以补肾健脾，化瘀解毒，方以大补元煎加减，方中人参、茯苓、白术、黄芪、灵芝健脾益气扶正，肉苁蓉、枸杞补肾，厚朴、枳实、半夏宽胸行气，白花蛇舌草、半枝莲、郁金清热解毒，炒山楂、竹茹益胃，车前草清利下焦湿热。二诊时患者已行手术治疗，考虑手术更伤气血，血虚精亏风燥，出现红色皮疹、瘙痒、右下腹疼痛，四肢麻木，大便干结，治宜补气生血，疏风止痒，在原方的基础上去滋腻温燥药物，加防风、蝉蜕透疹止痒，紫草、牡丹皮清热凉血，生地黄、当归养血活血，火麻仁润肠通便，配合院内制剂参黄洗液外用祛风止痒。三诊时患者皮疹消退，去凉血活血、疏风止痒药物，考虑年老者本就血虚，行气药应中病即止，去白术、厚朴等行气药，加人参大补元气，怀牛膝补肝肾，鸡血藤、葛根、田三七活血通经，百合、竹茹滋阴益胃降逆。

【案三】

郑某，男，56岁。2018年5月24日初诊。

主诉：左肾肿块切除术后5月。

病史：患者5月前因体检时发现左肾占位，遂于2017年12月29日行腹腔镜下左肾根治术。2018年1月CT检查显示双肺多发结节，左侧胸腔少量积液，隆突前淋巴结肿大，腋窝、纵隔、肺门淋巴结稍大，遂服用舒尼替尼2个月，后产生耐药，2018年2月开始口服阿昔替尼，无明显不良反应。现入我院门诊求中医治疗。既往有高血压病病史。

症见：咳嗽，咯白稀痰，背痛，无胸闷，无肾区叩击痛，余无特殊不适，纳一般，寐可，口干、口苦，二便调。舌暗红，苔少，脉细弦。

西医诊断：肾癌。

中医诊断：肾癌（肺肾阴虚，痰瘀内阻证）。

治法：益肾养肺，散瘀解毒。

处方：党参15g，白术10g，茯苓15g，半夏9g，黄芪20g，白花蛇舌草20g，半枝莲20g，郁金10g，甘草6g，枳壳10g，百合20g，桔梗10g，川贝母5g，紫菀15g，木蝴蝶6g，枸杞10g，全蝎3g。15剂，每日1剂，水煎，早晚温服。

2018年6月28日二诊：服药15剂后咳嗽、咳痰较前好转，靶向药物疗效评价为肾癌进展，停用。患者偶有胸闷气促、胸痛，无腰痛，无腹胀、腹痛，纳可，夜寐可，大便稀，小便可，稍口干。舌淡红，苔白，脉弦细，在原方基础上去枳壳、百合、桔梗、木蝴蝶、全蝎，加瓜蒌皮10g、葛根30g、黄芩10g、灵芝15g、淫羊藿10g。10剂，每日1剂，水煎，早晚温服。建议联合免疫治疗，患者拒绝。

此后每3个月一次在蒋益兰教授门诊复诊，随访至2020年8月，患者仍健在。

按语：患者肾癌术后，余毒未清，出现复发转移，使用靶向药物治疗，靶向药物治疗是治疗晚期肾癌的有效手段，蒋益兰教授认为对于靶向药物治疗的患者，中药可以发挥减毒增效的作用，提高患者生存质量，延缓耐药时间，但靶向药物寒凉，易伤脾胃。患者出现肺转移，故此病病位在肾，与肺、脾相关，治疗时注意顾护脏腑间平衡。方中党参、白术、茯苓、黄芪扶正固本，培土生金，紫菀、川贝母止咳化痰，桔梗、木蝴蝶、半夏清肺利咽止咳，百合养阴清肺，佐以枳壳、郁金理气，白花蛇舌草、半枝莲清热解毒抗肿瘤，全蝎化瘀通络散结，甘草调和诸药。二诊时患者咳嗽、咳痰症状好转，治疗仍以健脾补肾为主，去部分止咳行气药物，患者久咳伤阴，予以瓜蒌皮、葛根、灵芝扶正养阴，黄芩清肺热，淫羊藿温肾，整个过程体现了扶正祛邪的治疗大法。

【案四】

彭某，男，55岁。2018年7月16日初诊。

主诉：左肾肿块切除术后2年余，复发再次手术后4月余。

病史：患者2015年于湘雅医院行左肾全切术，术后病理检查结果：左肾透明细胞癌。2017年11月29日复查PET/CT，显示癌症局部复发。2018年3月6日在中山大学肿瘤防治中心行转移灶次全切术，2018年4月复查显示癌症再次复发，2018年5月行放疗1周期。2018年7月2日在中山大学肿瘤防治中心做辅助检查，下腹部MRI检查：左肾缺失，术区少量包裹积液，较前减少；左肾术区及右肾周筋膜、邻近腹膜见多发结节灶，最大26mm×21mm，考虑转移瘤；部分结节位于左、右腹壁肌肉，考虑转移；骨质未明显破坏。

症见：左肾区有灼热感，时有胸闷，无气促，纳可，无口干、口苦，夜寐可，排便不规律，小便可。舌质暗，舌体略胖，苔薄白，脉弦细。

西医诊断：肾透明细胞癌。

中医诊断：肾积（脾肾亏虚，阴虚毒蕴证）。

治法：滋阴补肾，散结止痛。

处方：脾肾方加减。党参15g，白术10g，茯苓15g，半夏9g，黄芪20g，白花蛇舌草20g，半枝莲20g，郁金10g，甘草6g，枳壳10g，全蝎6g，石见穿15g，百合20g，灵芝15g，桔梗10g，土贝母6g，夜交藤25g。20剂，每日1剂，水煎，早晚温服。配合至灵胶囊口服，以补肺益肾。

2019年1月8日二诊：患者期间行局部放疗，自感左肾区有灼热感，胸闷、大便均较前好转，左肾区胀痛，有热感，无腹胀、腹痛，纳寐可，二便调，无口干、口苦。舌淡，苔薄白，脉弦细。在原方基础上去全蝎、石见穿、百合、灵芝、桔梗、土贝母、夜交藤，加太子参10g、龙葵15g、臭牡丹15g、女贞子10g、枸杞10g、黄芩10g。15剂，每日1剂，水煎，早晚温服。口服乌苯美司胶囊，增强免疫力。

此后患者坚持服用中药，随访至2020年6月，患者去世。

按语：蒋益兰教授认为放疗属于"热毒"，极易耗气伤阴，治疗以益气养阴，清热解毒为主。方以党参、黄芪、茯苓健脾补中，百合、黄芪、灵芝益气养阴，半夏燥湿化痰，郁金、白花蛇舌草、半枝莲、全蝎清热解毒抗癌，枳壳行气，石见穿、土贝母软坚散结，桔梗引药上行，夜交藤养血安神，配合至灵胶囊扶正固本。二诊时，患者完成局部放疗，为了清热养阴，加龙葵、黄芩、臭牡丹清热解毒散结，去活血行气散结药物，辅以太子参、女贞子、枸杞益气补肾益精；口服乌苯美司胶囊，以增强免疫力。

【案五】

刘某，男，67岁。2018年9月10日初诊。

主诉：左肾肿块切除术后11月余。

病史：2017年10月因左肾占位性病变至深圳市人民医院就诊。CT检查显示：左肾中下部有肿块影，考虑为肾癌，腹膜后多发淋巴结转移。肺部CT检查显示：左肺下叶结节影，双肺散在数个结节，不排除转移。2017年10月行左肾癌切除术。术后病理检查：透明细胞癌伴横纹肌分化。WHO/ISUP分级：4级。周围脉管可见癌栓。患者于1个月前开始服用索拉非尼。CT检查：双肺多发结节，肿块影较前增大，增多，考虑转移，左肺上叶前段阻塞性肺不张，邻近胸大肌受侵，有骨转移可能，纵隔及双肺门多发淋巴结肿大。骨扫描：双侧髂骨转移。

症见：左胸部疼痛，影响睡眠，大便难解，无咳嗽咳痰，食纳可，小便可，夜尿每晚3次，无口干口苦。舌淡，苔黄，脉弦细。

西医诊断：肾透明细胞癌。

中医诊断：肾积（脾肾亏虚，痰毒瘀阻证）。

治法：健脾益肾，解毒消瘀化痰。

处方：健脾消癌方加减。具体拟方如下：党参15g，白术10g，茯苓15g，半夏9g，黄芪20g，白花蛇舌草20g，半枝莲20g，郁金10g，甘草6g，枳实10g，厚朴10g，全蝎6g，苏木10g，蜂房10g，竹茹10g，灵芝15g，白芍15g。15剂，每日1剂，水煎，早晚温服。

2018年10月22日二诊：继续服用索拉非尼，服药15剂后疼痛较前缓解，左胸壁见一直径约5cm×5cm大小包块，质韧，胸痛，尿频，夜尿每晚6～7次，大便欠规律，不成形，纳一般。舌淡红，苔薄黄，脉弦。在原方的基础上去厚朴、苏木、蜂房、竹茹、白芍，加田三七5g、山药15g、灵芝10g、女贞子10g、葛根30g、黄芩10g。45剂，每日1剂，水煎，早晚温服。口服乌苯美司胶囊，以增强免疫力。

2018年12月10日三诊：继续服用索拉非尼，患者胸痛，气促，乏力，胸壁肿物同前，尿多，纳差，寐安，大便调。舌淡红，苔白腻，脉细。在原方基础上，党参改人参10g、去山药、灵芝、女贞子、葛根、黄芩，加苏木10g、骨碎补10g、竹茹10g、山茱萸10g、炒山楂10g。15剂，每日1剂，水煎，早晚温服。口服参丹散结胶囊，以清热、化瘀、散结。

此后患者坚持服用中药，随访至2019年11月，患者去世。

按语：患者属于肾癌术后多发转移，蒋益兰教授认为癌毒入骨，痰瘀中络入里，非草木药物之攻逐可以奏效，临床常选用土鳖虫、斑蝥、全蝎、壁虎等虫类药，搜剔络中之邪，达常药之所不能达处。由于该类药物多峻猛，而转移癌患者多虚，不能耐受大剂量的峻猛破血之剂，临床常选一到两种配伍使用。党参、黄芪、茯苓扶正，黄芪、灵芝、竹茹益气养阴，郁金、白花蛇舌草、半枝莲清热解毒抗癌，全蝎、蜂房解毒散结，苏木活血化瘀，枳实、厚朴行气，半夏燥湿化痰，甘草、白芍缓急止痛。患者二诊时，疼痛较前缓解，改用田三七、葛根活血通络，加黄芩清肺热，山药、女贞子益气养阴，健脾益肾，配合乌苯美司，以增强免疫力。三诊时患者疼痛无缓解，以苏木活血化瘀，加补骨脂、山茱萸、炒山楂健脾补肾，配合参丹散结胶囊，以散结止痛。

第十四节 膀 胱 癌

一、疾病概述

膀胱癌是指发生在膀胱黏膜上的恶性肿瘤，是泌尿系统最常见的恶性肿瘤之一，发病率居泌尿生殖系统肿瘤的第2位，仅次于前列腺癌。膀胱癌可发生于任何年龄，其发病率随年龄增长而增加，高发年龄段为55～75岁。男性膀胱癌发病率约为女性的3～4倍。临床上，非肌层浸润性膀胱癌（nonmuscle invasive bladder cancer，NMIBC）约占75%，肌层浸润性膀胱癌（muscle invasive bladder cancer，MIBC）约占25%。大约60% NMIBC会复发，且20%～30%会进展为MIBC，MIBC 5年生存率为60%。

膀胱癌的发生是多因素、多步骤的长期病理变化过程，是内在的遗传因素和外在的环境因素共同作用的结果，目前较为明确的两大致病因素为吸烟和长期接触化学物质，尤其是芳香胺类化合物。临床上，以间歇性、无痛性肉眼血尿最为常见，晚期可表现为尿路刺激症状、排尿困难、体重下降及腰胁部疼痛等。大部分膀胱癌患者阳性体征不多，膀胱癌患者触及盆腔包块多是局部进展性肿瘤的证据。

本病属于中医学中"溺血""癃闭""淋病"等范畴。《素问·宣明五气论》记载："膀胱不利为癃……"《素问·气厥论》记载："胞移热于膀胱，则癃溺血。"隋代巢元方所著《诸病源候论》记载："血淋者，是热淋之甚者，即尿血，谓之血淋。"

二、诊治观点

中医学认为膀胱癌是毒邪长期侵袭致脾肾两亏或身体素虚，脾肾不足引起的。脾主运化，肾主气化，运化失司，气化不利，则水湿内停，湿邪内停日久而生热，湿热下注于膀胱，而致尿频、尿急、尿痛。热灼络脉，迫血妄行，或气虚摄血无力而致血离经脉发为血淋、溺血。瘀血不去，新血不生，瘀热交搏，渐化为毒，毒热交织，腐蚀肌肉，致发热、贫血、衰竭等征象。其主要病因病机是湿热久郁下焦，热毒瘀结膀胱，日久脾肾两虚，膀胱气化不利。

蒋益兰教授认为膀胱癌的发病与肾、膀胱、脾、胃、肝、肺经密切相关，脾肾亏虚、湿热下注是膀胱癌发生、发展的主要病机。《灵枢·百病始生》曰："壮人无积，虚则有之"，本虚主要是指脾肾亏虚，是膀胱癌发生的关键因素，标实主要是"湿热""瘀积""热毒"。湿邪内停日久而生热，湿热下注于膀胱，热灼络脉，迫血妄行，或气虚摄血无力，或患病日久，水不利而为血，瘀水互结于膀胱。脾胃为后天之本，气血生化之源，肾为先天之本，故常补脾益肾，资先后天之本以恢复正气，脾主运化水饮，肾主水，二者与水液代谢密切相关，故常调理脾肾以运化水湿。蒋益兰教授治疗本病常用中药之药味以甘、苦、辛、淡为主，药性以平、寒、温、微寒、微温、凉为主，一般少用甚至不用大温大寒之品。"甘"能补、能和、能缓。"本虚"是膀胱癌发生的关键，因此善用甘平之品扶正补虚，调和诸药，缓和病情，如党参、甘草。"苦"能燥、能泄、能坚。苦能燥湿，湿去热孤，要注意清代吴鞠通《温病条辨》所说"徒清热则湿不退，徒祛湿则热愈炽"，治疗湿热之证，应祛湿清热并行，权衡湿与热孰重孰轻。苦能泄热，如黄芩、郁金、牡丹皮等。"辛"能散、能行，具有发散、行气、行血的作用，如枳壳、木香等能行气，牡丹皮活血散瘀，郁金行气活血止痛等。"淡"能渗、能利，如茯苓、薏苡仁等淡味中药有利水渗湿的作用。临床上，蒋益兰教授治疗膀胱癌常用具有健脾益肾、清利湿热、清热解毒、凉血活血、化瘀止血、缓急止痛等功效的中药并随证加减。

在中医"整体观念"和"辨证论治"的指导下，蒋益兰教授治疗膀胱癌常用四君子汤合八正散加减：党参、白术、茯苓、甘草梢、车前草、萹蓄、瞿麦、滑石、猪苓、三七、黄芩、薏苡仁、蒲黄、山药、重楼、石见穿。临床上强调随症加减，如尿血者，常加小蓟、蒲黄、藕节、血余炭、三七、白茅根、牡丹皮等；尿频、夜尿多、失禁者，予山药、山茱萸、益智仁、桑螵蛸、金樱子、补骨脂、五味子等；尿急、尿痛、小便短少者，可加白茅根、瞿麦、车前子、薏苡仁等；胃脘部不适者，可加砂仁、厚朴、竹茹等；腹痛者，可加延胡索、郁金、白芍等；泄泻者，可加葛根、黄芩，参苓白术散等；热毒内盛者，常加白花蛇舌草、半枝莲、蒲公英、黄芩、夏枯草等；瘀结甚者，可加全蝎、三七、重楼、石见穿、牡丹皮等；失眠者，可加茯神、夜交藤、酸枣仁、百合、柏子仁、合欢皮等。亦常配合其他中成药进行治疗，如至灵胶囊、枣柏安神片、参一胶囊、六神胶囊、裸花紫珠分散片等。

三、验案举隅

【案一】

郭某某，男，60岁。2018年4月10日初诊。

主诉：尿血6个月，膀胱癌术后4个月余。

病史：患者2017年10月27日因尿血至中南大学湘雅医院就诊，进行相关检查后，考虑为膀胱癌。2017年11月1日于湘雅医院行经尿道膀胱肿瘤电切术。术后病理检查结果：低级别乳头状尿路上皮癌，局灶为高级别，病变大小为2cm×3cm，浸润黏膜固有层，基底部未见癌细胞。术后3天开行2周期吉西他滨灌注化疗。2017年11月16日开始行卡介苗灌注，完成11周期化疗。2018年2月23日复查，各项指标相对稳定，病情未见进展。

症见：灌注后可见血尿，夜寐差，易醒，醒后难入睡，纳可，口干、口苦，大便调。舌暗，苔黄腻，脉细。

西医诊断：膀胱癌术后。

中医诊断：膀胱癌（湿热下注，瘀毒内结证）。

治法：清利湿热，化瘀解毒散结。

处方：四君子汤加减治疗。具体拟方如下：党参15g，茯苓15g，白术10g，甘草6g，黄芪20g，灵芝15g，车前草10g，薏苡仁30g，半夏9g，枳壳8g，白花蛇舌草20g，半枝莲20g，郁金10g，百合20g，夜交藤20g，合欢皮10g，石见穿15g。15剂，水煎，每日1剂，分两次温服。并口服枣柏安神片，以宁心安神。

2018年5月7日二诊：服上方后夜寐差较前稍缓解，仍易醒，患者诉口服中药后偶尔肠鸣音亢进，纳可，大便调，口稍苦，不干，一诊后行2周期卡介苗膀胱灌注，灌注后出现小腹隐痛，稍尿频、尿急、尿痛，无尿血。舌红，苔黄腻，脉弦细。在上方基础上去枳壳、石见穿、薏苡仁、合欢皮，夜交藤剂量调整为25g，车前草剂量调整为15g，加厚朴10g、砂仁3g、竹茹10g。15剂，水煎，每日1剂，分两次温服。

2018年9月3日三诊：二诊后行卡介苗膀胱灌注3次，此次就诊时，发热、出汗、夜晚鼻塞，日间流清涕，纳可，夜寐差，患者诉服中药后腹痛，大便调，小便无力，口干，偶尔口苦。舌淡红，苔薄白，脉弦。在上方基础上，去砂仁、厚朴、竹茹、车前草，加黄芩10g、蝉蜕5g、茯神10g、酸枣仁20g、柏子仁15g。15剂，水煎，每日1剂，分两次温服。

患者目前病情稳定，定期至门诊调方治疗，现已存活3年。

按语：本例为膀胱癌术后患者，中医认为下焦湿热蕴积膀胱，气化不利，灼伤津液，脉络不畅，气血瘀滞，形成瘤块，湿热蕴结日久，损伤络脉，迫血妄行，出现尿血等症状。湿热下注，津液不能布达于口唇，出现口干、口苦等症状。结合舌象、脉象、症状，辨为湿热瘀毒内结证。方药予四君子汤联合八正散加减，其中车前草、薏苡仁利水渗湿；白花蛇舌草、半枝莲清热解毒散结；半夏燥湿、化痰、散结；郁金、石见穿活血化瘀；党参、茯苓、白术、甘草、黄芪、灵芝益气扶正；百合、夜交藤、合欢皮安神助眠，并辅以中成药枣柏安神片宁心安神。患者二诊时症状稍缓解，仍夜寐欠佳，去合欢皮，夜交藤剂量调整为25g；诉口服中药后偶尔肠鸣音亢进，卡介苗膀胱灌注后出现小腹隐痛，去枳壳、石见穿，加厚朴、砂仁化湿和胃，竹茹清胃热。三诊时夜寐差未见明显改善，予酸枣仁、百合、夜交藤、柏子仁、茯神以加强助眠安神之功效；诉服中药后腹部隐痛，予郁金活血行气止痛；另外予蝉蜕疏散风热，余药大致同前。目前患者病情稳定，定期至门诊调方治疗。

【案二】

刘某某，男，66岁。2018年1月18日初诊。

主诉：尿血5月余，膀胱癌术后20余天。

病史：患者因尿潜血4月余，血尿半月余于2017年12月至湘雅医院就诊。CT检查结果：膀胱左侧壁结节灶。膀胱镜示膀胱左侧壁约2点方向见多个菜花样肿块（1cm）。病理活检结果：膀胱左侧壁极少量乳头状尿路上皮肿瘤，低恶性潜能的乳头状尿路上皮肿瘤。术前活检：膀胱癌。2017年12月26日行经尿道膀胱肿瘤切除术，术后行膀胱内灌注化疗1次。

症见：小便余沥不尽，无血尿，无腹胀、腹痛，纳可，夜寐安，大便调，无口苦、口干。舌红，苔白，脉细。

西医诊断：膀胱癌术后。

中医诊断：膀胱癌（脾肾亏虚，湿热瘀毒证）。

治法：补脾益肾，清热祛湿，化瘀解毒。

处方：脾肾方加减。具体拟方如下：党参15g，茯苓15g，白术10g，甘草6g，黄芪20g，灵芝15g，半夏9g，枳壳8g，白花蛇舌草20g，半枝莲20g，山茱萸10g，山药20g，芡实10g，枸杞10g，郁金10g，牡丹皮10g，重楼10g。15剂，水煎，每日1剂，分早晚两次温服。口服至灵胶囊，以扶正益肾。

2018年3月8日二诊：服上述中药后，小便状况基本正常，大便稍稀，每天1次，无腹痛、腹胀，纳可，寐欠安，无口干、口苦。舌淡，苔黄腻，脉弦细。在上方基础上，去山茱萸、芡实、山药、枸杞、牡丹皮、重楼，加车前草15g、薏苡仁30g、葛根30g、黄芩10g、夏枯草10g、百合15g。15剂，水煎，每日1剂，分早晚两次温服，另予六神胶囊口服。

2018年4月23日三诊：服上方后小便调，色黄，无腹痛、腹胀，纳寐可，大便调，无口干、口苦。舌淡红，苔薄黄，脉弦细。在上方基础上，去车前草、薏苡仁、葛根、夏枯草、百合，加重楼10g、山药15g、枸杞10g。15剂，水煎，每日1剂，分早晚两次温服。

2018年7月30日四诊：患者目前无尿频、尿急、尿痛，口腔溃疡，无口干、口苦，无腹胀、腹痛，纳寐可，大便稍稀。舌红，苔薄黄，脉弦细。在上方基础上，去重楼、山药、枸杞，加葛根30g、麦冬10g、竹茹10g、牡丹皮10g、车前草15g。15剂，水煎，每日1剂，分早晚两次温服。

目前患者病情稳定，一般状况良好，生活质量明显改善，现已存活2年余。

按语：患者为老年男性，脾肾不足，脾主运化，肾主气化，运化失司，气化不利，则水湿内停于膀胱，水不利则为血，瘀水互结于膀胱，水湿日久化热，湿热瘀毒之邪胶结，日久化瘤。患者已行手术，气血受损，结合舌象、脉象、症状，辨证为脾肾亏虚，湿热瘀毒证。治疗上，予脾肾方加减，其中四君子汤加黄芪、灵芝益气扶正；半夏燥湿化痰散结，枳壳理气行滞；白花蛇舌草、半枝莲清热解毒散结；郁金、丹皮、重楼活血化瘀；山茱萸、枸杞补肝肾，山药、芡实补脾益肾，并予中成药至灵胶囊扶正益肾。二诊时患者大便稀，予葛根和黄芩升脾阳止泻；舌苔黄腻，予车前草、薏苡仁清利湿热；夏枯草清热泻火散结；配合中成药六神胶囊清热解毒，消炎止痛。三诊时患者未诉特殊不适，小便色黄，予黄芩清热燥湿，予山药、枸杞补益脾肾，余中药大致同前。四诊时出现口腔溃疡，《素问·至真要大论》曰："诸痛痒疮，皆属于心"，脾开窍于口，因此口腔溃疡与心、脾胃等脏腑关系密切。故予竹茹清胃热，麦冬益胃生津、清心除烦。患者大便稍稀，予葛根和黄芩止泻。患者目前病情稳定，小便等状况较前好转，现继续加强巩固治疗。

【案三】

秦某某，男，79岁。2018年11月1日初诊。

主诉：发现膀胱占位，术后2月。

病史：患者2017年12月出现尿血，未予特殊处理。2018年8月再次出现尿血，仍未积极进行治疗。2018年9月连续尿血几天，内有血凝块，后于株洲恺德心血管医院就诊，CT及B超等检查发现膀胱肿块。彩超检查：①胆囊息肉样病变；②双肾囊肿；③膀胱声像改变；④前列腺增生并钙化。CT检查：①膀胱内异常密度影，膀胱癌？出血？其他？②双肾囊肿，前列腺钙化。增强CT：①膀胱癌可能性大；②双肾囊肿；③前列腺钙化；④肝脏多发囊肿；⑤右侧髂骨骨岛。2018年9月29日行经尿道膀胱肿瘤电切术。术后病理检查结果：高级别乳头状尿路上皮细胞癌。暂未做放化疗。

症见：小便少，点滴不尽，无尿血，左侧脸部疼痛，不能进食硬食，口干，无口苦，纳可，夜寐可，大便调。舌红，苔少，脉弦细。

西医诊断：膀胱癌术后。

中医诊断：膀胱癌（脾气亏虚，瘀毒内结证）。

治法：补气健脾，化瘀解毒散结。

处方：四君子汤加减。具体拟方如下：太子参10g，茯苓15g，白术10g，甘草6g，黄芪20g，半夏9g，枳壳8g，白花蛇舌草20g，半枝莲20g，郁金10g，丹皮10g，夏枯草10g，山药20g，黄芩10g，葛根30g，薏苡仁30g，车前草15g，白茅根30g。15剂，水煎，每日1剂，分早晚两次服；口服参一胶囊，以补益气血、培元固本。

2018年12月17日二诊：一诊后于12月7日行吡柔比星膀胱内灌注化疗1周期。就诊时诉小便经导尿管排出，尿管口处疼痛，解大便时尤甚，大便稀，色偏黄绿，不成形，纳可，夜寐安，口干、不苦。舌红，苔白厚，脉弦细。在上方基础上，去牡丹皮、夏枯草、山药、薏苡仁，加灵芝10g、蒲公英15g。15剂，水煎，每日1剂，分早晚两次服。

2019年6月4日三诊：二诊后行吡柔比星膀胱内灌注化疗3次。2019年3月23日CT检查结果：膀胱占位病变术后较前病灶消失，余无显著异常。患者就诊时诉尿急，夜尿频，淋漓不尽，尿痛，夜间口干、口苦，多梦，精神差，常头晕，左脸疼痛，服卡马西平后改善，咽部有异物感，咳脓痰，无腹胀、腹痛，大便调。舌红，苔黄白厚腻，脉细弦。在上方基础上，去葛根、白茅根，太子参改为党参15g，加百合20g、桔梗10g、浙贝母15g、瞿麦15g、山药20g。15剂，水煎，每日1剂，分早晚两次服。

2019年10月15日四诊：三诊后行吡柔比星膀胱内灌注化疗2次。2019年10月14日株洲恺德心血管医院CT检查结果：①膀胱占位术后，同前，未见复发转移；②肝囊肿，钙化灶；③肾囊肿；④前列腺钙化。患者目前夜尿4～5次，尿痛，尿不尽，咯较多黄白黏痰，纳寐可，大便调，口干。舌暗红，苔白腻，脉细弦。在上方基础上，去瞿麦、蒲公英、山药，加山茱萸10g、白茅根30g。15剂，水煎，每日1剂，分早晚两次服。

后间断于蒋益兰教授门诊就诊，随诊至2020年8月，患者仍存活，生活自理。

按语：此患者年事已高，吸烟五十余年，吸烟日久，热盛伤阴，阴血亏损，络脉失养，热与湿瘀毒等蓄积膀胱，发为癌肿。舌红，苔少，脉弦细。结合患者当前舌象、脉象、症状，辨证为脾气亏虚，瘀毒内结证。治疗上，予四君子汤加黄芪益气健脾，使用太子参，因太子参性平，补脾气，养胃阴，可用于气阴不足之轻症；薏苡仁、车前草、白茅根清热利尿；半夏燥湿化痰散结，枳壳理气行滞；白花蛇舌草、半枝莲、夏枯草清热解毒散结；郁金活血行气止痛；牡丹皮活血化瘀；葛根补气、生津、养血，行滞通痹；黄芩清热、泻火、解毒。中成药参一胶囊补益气血，培元固本。二诊时因膀胱内灌注化疗插管，尿道口疼痛，继续予车前草、白茅根清热利尿，蒲公英清热、解毒、散结；患者大便稀，予葛根与黄芩止泻，余用药大致同前。三诊时患者出现咽部异物感，咳脓痰，予桔梗祛痰利咽，浙贝母清热化痰、解毒散结；蒲公英、黄芩泻火解毒散结；车前草清热利尿，瞿麦利水祛瘀；山药补益脾肾、生津、平补气阴。四诊时，因三诊后膀胱灌注化疗两次，出现尿痛、尿不尽，继续予车前草、白茅根清热利尿，黄芩清热燥湿、泻火解毒；夜尿多，加山茱萸收涩益肾；口干，予百合养胃阴，清胃热；患者目前仍咯较多黄白黏痰，继续予桔梗以及浙贝母清热化痰。患者一般状况良好，积极治疗后，未出现复发转移倾向。

【案四】

李某某，女，54岁。2019年4月18日初诊。

主诉：膀胱癌术后11个月。

病史：2018年5月16日体检时发现膀胱肿物、钙化灶。膀胱镜检查发现膀胱肿物呈菜花状。2018年5月24日在中国人民解放军总医院行膀胱肿瘤切除术。术后病理检查结果：低级别尿路上皮癌。术后膀胱内灌注化疗16周期（末次化疗为2019年3

月）。2019年4月17日于湖南省肿瘤医院行膀胱镜检查，未见明显肿块。

症见：盗汗、自汗，无血尿，无尿频、尿急、尿痛，无腹痛腹胀，稍腰痛，无口干、口苦，纳可，夜寐差、难入睡，易醒，大便调。舌红，苔薄白，脉细。

西医诊断：膀胱癌术后。

中医诊断：膀胱癌（气阴两虚，瘀毒内结证）。

治法：补气养阴，化瘀解毒散结。

处方：党参15g，茯苓15g，白术10g，甘草6g，黄芪20g，半夏9g，枳壳8g，白花蛇舌草20g，半枝莲20g，麦冬12g，郁金10g，太子参15g，百合15g，酸枣仁20g，夜交藤20g，灵芝15g，车前草15g，浮小麦30g，白芍12g。15剂，每日1剂，水煎，分早晚两次服。

随访至2020年6月，目前患者仍存活，积极进行中西医结合抗肿瘤治疗。

按语：本案例为女性膀胱癌术后患者。该患者自汗、盗汗并见。《明医指掌·自汗盗汗心汗证》对自汗、盗汗的名称作了恰当的说明："夫自汗者，朝夕汗自出也。盗汗者，睡而出，觉而收，如寇盗然，故以名之。"《临证指南医案·汗》谓："阳虚自汗，治宜补气以卫外；阴虚盗汗，治当补阴以营内。"结合患者舌象、脉象、症状，辨证为气阴两虚，瘀毒内结证。予以四君子汤加黄芪益气健脾，太子参补脾气，养胃阴；麦冬滋阴，车前草清热、利尿、通淋；半夏燥湿、化痰、散结，枳壳理气行滞；白花蛇舌草、半枝莲清热解毒散结；郁金活血、行气、止痛；该患者夜寐差，难入睡，易醒，予百合、酸枣仁、灵芝、夜交藤安神助眠；患者稍腰痛，夜交藤还有疏通经络作用；自汗、盗汗，予浮小麦益气固表止汗，白芍敛阴止汗，二药合伍，敛则阴营不外泄，养则阴液得濡润，相得益彰。患者经治疗后，相关症状缓解，病情稳定。

【案五】

彭某某，男，78岁。2019年1月17日初诊。

主诉：膀胱癌术后1年余。

病史：患者2016年2月15日出现右侧腰部疼痛，到湖南省人民医院就诊。CT检查提示输尿管扩张，住院治疗。2017年5月17日无明显诱因出现血尿，膀胱镜检查提示输尿管低级别浸润性尿路上皮癌。术后予以吉西他滨膀胱内灌注化疗。2017年9月复查发现膀胱低级别乳头状尿路上皮癌。术后予以吡柔比星膀胱内灌注化疗。2017年10月开始靶向及灌注化疗，具体不详。2018年7月23日出现咳血，CT检查提示肺转移。2018年8月开始口服中药治疗。2018年10月30日CT检查提示有右下腹转移可能。

症见：咳嗽，痰中带血，声音嘶哑，乏力，活动后气促明显，小便频，双下肢酸痛，无腹胀、腹痛，无口干、口苦，纳可，夜寐安，大便调。舌红暗，苔黄，脉弦。

西医诊断：转移性膀胱癌术后，怀疑肺转移、右下腹转移。

中医诊断：膀胱癌（瘀毒内结证）。

治法：化瘀解毒散结。

处方：党参15g，茯苓15g，白术10g，甘草6g，黄芪20g，半夏9g，枳壳8g，白花蛇舌草20g，半枝莲20g，郁金10g，怀牛膝10g，桔梗10g，百合20g，木蝴蝶6g，蒲黄炭10g，臭牡丹20g，竹茹10g，川贝母5g。15剂，水煎，每日1剂，分早晚两次服。

患者病情严重，有多发转移可能，嘱其积极进行中西医结合抗肿瘤治疗。后间断于蒋益兰教授门诊复诊，随访至2019年10月，患者去世。

按语：此患者患有输尿管尿路上皮癌，经手术等相关治疗后，复查时发现膀胱癌，多发转移，通过手术、灌注化疗、靶向药物等进行积极治疗。但由于此患者年事已高，术后气血亏虚，正气不足，癌毒内盛，侵袭其他脏腑组织，病情严重，结合舌象、脉象、症状，辨证为瘀毒内结证。治疗原则主要是改善其相关症状，提高其生活质量。患者目前最主要的不适是咳嗽、痰中带血、声音嘶哑等，因此主要针对其肺转移症状进行治疗。治疗上，予肺复方加减，其中四君子汤加黄芪补气养血；半夏、枳壳理气行滞散结；白花蛇舌草加半枝莲清热解毒散结；声音嘶哑，予木蝴蝶、桔梗清肺利咽；针对肺转移可能，予臭牡丹活血化瘀，消肿抗癌；患者双下肢酸痛，予怀牛膝引血下行、逐瘀通经；患者咳嗽、痰中带血，予桔梗、川贝母、竹茹、百合润肺止咳化痰，蒲黄炭止血。

【案六】

袁某某，女，55岁。2014年3月17日初诊。

主诉：膀胱癌术后2年余。

病史：患者2011年12月因尿血到湖南省某医院就诊，经膀胱镜活检诊断为高级别膀胱乳头状尿路上皮癌，即行经尿道膀胱肿瘤切除术。术后进行吡柔比星膀胱灌注1年。2013年3月又见血尿，该院检查诊断膀胱癌术后复发，再次手术并行灌注治疗。2014年2月见血尿、尿痛，该院考虑肿瘤复发，行第3次肿瘤切除术。

症见：尿频，色黄，尿热，轻度尿痛，无血尿，小腹疼痛，面色萎黄，纳少，疲乏，大便调。舌淡暗，苔黄，脉细滑。

西医诊断：膀胱癌术后复发。

中医诊断：膀胱癌（脾气亏虚，湿热余毒证）。

治法：健脾益气，清热利湿，化瘀解毒。

处方：四君子汤合八正散加减。具体拟方如下：党参10g，茯苓15g，车前草15g，萹蓄10g，瞿麦10g，猪苓15g，牡丹皮10g，黄芩10g，薏苡仁30g，山药15g，蚤休10g，石见穿15g，枳壳10g，甘草梢5g。15剂，水煎，每日1剂，分两次服。

2014年4月11日二诊：患者诉无尿频、尿急，无尿痛、尿血，仍小腹痛，疲乏，纳呆。舌淡暗，苔薄白，脉细弦。上方去瞿麦、猪苓、牡丹皮，加黄芪15g、炒山楂10g、炒麦芽15g、田三七5g。20剂，水煎，每日1剂，分早晚两次服。

2014年6月25日三诊：患者诉精神食欲转佳，夜尿多，寐欠佳。舌象、脉象同前。上方去炒山楂、炒麦芽、薏苡仁，加灵芝15g、山茱萸10g、白花蛇舌草30g。20剂，水煎，每日1剂，分早晚两次服。

患者此后坚持服中药，每月15～20剂，发病至今已存活8年余。

按语：此患者行膀胱镜活检，诊断为高级别膀胱乳头状尿路上皮癌，两次复发，多次手术，术后气血亏虚，后天失养，湿热之邪未净，余留于膀胱。结合舌象、脉象、症状，中医辨证为脾气亏虚，湿热余毒，治以健脾益气，清热利湿，化瘀解毒，予四君子汤合八正散加减。其中党参、茯苓、甘草梢健脾益气；山药补脾养胃；车前草、萹蓄、瞿麦、薏苡仁、猪苓、黄芩清热利湿；牡丹皮、蚤休、石见穿化瘀解毒散结；枳壳理气、行滞、散结。二诊时，患者未诉尿频、尿急、尿痛、尿血等症状，去瞿麦、猪苓、牡丹皮；纳呆，加炒山楂、炒麦芽健脾行气消食；乏力，加黄芪健脾益气；小腹痛，加田三七化瘀定痛，亦能预防出血。三诊时，食欲较前好转，去炒山楂、炒麦芽；夜尿多，去薏苡仁，加山茱萸益肾固脱；寐欠安，加灵芝补气安神；精神状态较前好转，在蚤休、石见穿的基础上，加白花蛇舌草，加强解毒散结之功效。患者续服中药至今，膀胱癌未见复发征象。

【案七】

何某某，女，61岁。2015年7月23日初诊。

主诉：膀胱癌术后1年10个月，复发3个月。

病史：患者于2013年9月因尿血在当地医院就诊。经膀胱镜检查，考虑为膀胱癌，行膀胱肿块切除术。术后病理诊断为中分化鳞癌。2015年4月出现血尿，尿频，尿急，尿痛，小腹疼痛，逐渐加重。近日到省某医院诊治，抗炎治疗10天，尿频、尿急、尿痛缓解，尿血不止。经CT、MRI、膀胱镜检查，诊断为膀胱癌术后复发，肿块侵及盆腔壁，多个盆腔淋巴结肿大，左肾盂积水。

症见：血尿，血色鲜红，见瘀血块，时尿痛，余沥不尽，小腹刺痛，触及包块，纳少，口干、口苦，大便不畅，便溏黏滞。舌紫暗，苔黄腻，脉弦滑。

西医诊断：膀胱癌术后复发。

中医诊断：膀胱癌（湿热下注，瘀毒内结证）。

治法：清热利湿，凉血止血，化瘀解毒。

处方：八正散加减。具体拟方如下：车前草15g，萹蓄10g，瞿麦10g，猪苓15g，生地15g，白芍10g，牡丹皮10g，黄芩10g，茯苓15g，白茅根30g，小蓟15g，田三七5g，蚤休10g，石见穿15g，甘草5g。15剂，水煎，每日1剂，分早晚两次温服。同时行血管介入局部治疗，经股动脉插管至肿瘤血管，注射顺铂40mg，做碘油栓塞，3天后因尿血明显缓解而出院。

2015年8月30日二诊：患者诉偶有尿血，无尿频、尿急、尿痛，小腹隐痛，疲倦，乏力，纳差，大便正常。舌淡紫，苔黄，脉细弦。上方去瞿麦、牡丹皮、小蓟，加黄芪15g、炒山楂10g、炒麦芽15g、灵芝15g、半枝莲30g。15剂，水煎，每日1剂，分早晚两次温服。

2015年10月26日三诊：患者诉尿血止，纳少，精神可，患者于2016年4月间，又见血尿，量多，夹血块，伴尿频，灼热，神疲体倦，纳少，便溏。舌淡暗，苔黄，脉细弦。再行肿块局部血管介入治疗，仍注射顺铂40mg，并碘油栓塞。中药处方四君子汤合八正散加减：车前草15g，萹蓄10g，滑石10g，生地15g，赤芍10g，牡丹皮10g，黄芩10g，太子参15g，茯苓15g，白茅根30g，小蓟15g，田三七5g，薏苡仁30g，白花蛇舌草30g，石见穿15g，甘草5g。20剂，水煎，每日1剂，分早晚两次温服。此后病症缓解，多次复查血液生化、CT扫描等，肝、肾功能基本正常，病灶基本稳定。

患者一直坚持在蒋益兰教授门诊复诊，随诊至2018年11月，患者去世，患者发病后存活5年余。

按语：本例为膀胱癌术后女性患者，湿热瘀毒之邪胶着于膀胱，癌毒未净，术后正气亏虚，癌毒乘虚侵袭，导致再次复发。结合舌象、脉象、症状，中医辨证为湿热下注，瘀毒内结证，治以清热利湿，凉血止血，化瘀解毒，予八正散加减。车前草、萹蓄清热利尿；茯苓、猪苓利水渗湿；出现血尿，予白茅根、小蓟凉血止血；尿中含血凝块，予瞿麦活血利尿；腹部刺痛，触及包块，考虑瘀血内结，予田三七散瘀定痛，白芍柔肝止痛，牡丹皮活血化瘀；口干，予生地养阴生津，兼具清热凉血之功效；大便黏滞不爽，予黄芩清热燥湿解毒；蚤休及石见穿加强化瘀解毒散结功效；甘草调和诸药。二诊时，尿血较前稍好转，去瞿麦、牡丹皮、小蓟；但仍偶有尿血，无尿频、尿急、尿痛，白茅根凉血止血；患者疲倦乏力，予黄芪及灵芝益气；纳差，加炒山楂、炒麦芽健脾消食；加半枝莲，加强清热解毒、化瘀利尿之功效。2016年4月，再次出现血尿，量多，夹血块，考虑膀胱癌复发，行肿块局部血管介入治疗，注射顺铂40mg，并碘油栓塞。中药予四君子汤合八正散加减。其中车前草、萹蓄、滑石清热利尿；尿血，予白茅根、小蓟、赤芍、牡丹皮凉血止血；小便灼热感，加生地清热养阴；夹血凝块，予田三七散瘀止血；神疲乏力，便溏，予四君子汤加减，其中人参改为太子参，加薏苡仁健脾止泻；白花蛇舌草、石见穿取其清热解毒散结之功效。患者经中西医结合治疗后，现症状较前缓解，检查结果基本正常，病灶基本稳定。

第十五节　前列腺癌

一、疾病概述

前列腺癌是指发生在前列腺的上皮性恶性肿瘤，是男性泌尿系统常见的恶性肿瘤之一。

2018年全球癌症统计报告显示，全球前列腺癌以7.1%的新发病率排名第四位，在男性病例中，以13.5%的发病率排第二位。中国男性前列腺癌发病率居第六位。前列腺癌发病率与年龄密切相关，危险性随着年龄增高而升高，前列腺癌发病率与种族也存在一定关系，另外遗传因素及饮食因素也占有一定比例。近来，慢性炎症与前列腺癌的相关性也被关注。前列腺癌发病早期常无症状，随着癌症的进展，有尿少、排尿困难等临床表现，大致可分为压迫症状及转移症状两类。目前前列腺癌的现代医学治疗手段多，包括内分泌治疗、放疗、化疗、外科手术治疗等，其中内分泌治疗为前列腺癌首选治疗方式。前列腺癌症状较隐匿，一旦发现多是晚期，当晚期发生去势性抵抗性前列腺癌时，耐药发生之后没有一个确切的治疗方式。

中医并无前列腺癌相关论述，根据其相关症状，可归属于"淋证""癃闭""血尿""积证"等疾病的范畴。中医药治疗有其独到的优势，可以达到抗癌抑瘤，缓解症状，延长生存期的目的。

二、诊治观点

中医学认为前列腺位于直肠和膀胱之间，位于下焦，属于精室范围，亦由肾所主，并与冲任相关，具有化生和贮藏精子等功能，主司生育繁衍。《黄帝内经》云："正气存内，邪不可干""丈夫八岁，……五八，肾气衰，发堕齿槁……男子七八，肝气衰，筋不能动……"明代《医宗必读》提到："积之成也，正气不足，而后邪气踞之。"可见，男子五八，肾气开始虚衰，随着年龄增大，肾精虚损，波及他脏，首先影响肝脏，肝藏血，肾藏精，精血同源，故易肝肾亏虚。蒋益兰教授认为，患者年老体弱，肝肾不足，肾之所主，皆易受邪气侵袭，此时邪气乘机而入，侵犯精室，正气亏虚，不能祛邪外出，同时肝为阳脏，体阴而用阳，肝血虚，肝脏不能得到滋润濡养，肝气不得疏泄，肝气郁结，则全身气机不畅，故邪气聚集，发而为病。此时癌毒积聚精室，直接伤害肾气，肾主骨，因而癌毒影响人体骨骼，故本病容易发生骨转移；肾主水，水液失去肾气气化作用，同时脾肾为先后天之本，相互影响，先天波及后天，脾气虚弱，水液失去脾气运化，则水液不行，发为癃闭。

前列腺癌的病位在精室，但精室归肾所主，前列腺癌的发病离不开肾气的虚衰，而肝肾同源，故蒋益兰教授认为前列腺癌病机以肝肾亏虚、瘀毒内结为主，可以兼见脾虚湿盛、肝阳上亢等表现。故以补益肝肾，祛瘀解毒为主。临床常用六味地黄汤加减：生地、山药、山茱萸、牡丹皮、茯苓、山慈菇、郁金、牛膝、女贞子、旱莲草、车前草、白花蛇舌草、夏枯草、甘草。蒋教授临证时加减用药：如小便点滴，淋漓不尽者，可加泽泻、通草等利尿通淋；口苦咽干者，可加黄芩、栀子等清泻火热；神疲乏力、食少纳差者，可加用白术、人参等益气健脾；除此以外，癌毒邪气容易侵犯骨骼，前列腺癌容易发生骨转移，出现全身或者局部骨痛，可加五灵脂、蒲黄等活血化瘀止痛，加续断、杜仲、桑寄生等补肝肾、强筋骨，加全蝎、蜈蚣、地龙等通络止痛，以期缓解症状，提高生活质量。

三、验案举隅

【案一】

喻某，男，78岁。2015年1月16日初诊。

主诉：发现前列腺肿块1周。

病史：2015年1月患者因尿频、尿急、尿痛20余天于湘雅二医院就诊。进行相关检查后，考虑前列腺癌。现服比卡鲁胺联合戈舍瑞林（末次2015年1月8日）。2015年1月，在湘雅二医院做辅助检查：①TPSA 41.08ng/ml；②彩超：右肾局限性积液，前列腺增生并多发钙化，囊肿；③MRI检查：右前列腺外周带肿块病变，考虑癌可能性大，疑病变累及左侧精囊腺，垂体瘤可疑。

症见：尿频，尿急，尿多，无尿痛，头晕，偶有视物旋转，无头痛，短气乏力，精神较差，胃有饥饿感，进食及服用达喜后症状缓解，心悸，无胸闷，纳寐可，口干，无口苦，大便调，唇紫绀。舌红，苔黄，脉弦细。

西医诊断：前列腺癌。

中医诊断：前列腺癌（肝肾亏虚，瘀毒内结证）。

治法：补益肝肾，化瘀解毒。

处方：六味地黄汤加减内服。具体拟方如下：山药10g，山茱萸15g，茯苓15g，郁金10g，牛膝9g，女贞子10g，墨旱莲10g，车前草15g，白花蛇舌草20g，夏枯草9g，甘草6g，党参15g，白术10g，黄芪20g，半枝莲20g，杭菊花10g，百合20g，麦冬10g，全蝎3g，石见穿15g。15剂，每日1剂，水煎，分两次温服。配合至灵胶囊，以补肺益肾。

2015年2月26日二诊：前往当地医院复查：蛋白芯片（－），PSA 1.61ng/ml（－）。患者诉服用上方后尿频、尿急较前明显减轻，无尿痛，乏力较前好转，头晕较前好转，口臭、口干，喜饮温开水，口不苦，纳一般，寐可，大便1天1～2次，成形，量不多。舌质暗红，苔白，脉弦细。续予前方加减，去杭菊花、百合、麦冬、山茱萸、全蝎、石见穿，加用黄芩10g、石菖蒲5g、薏苡仁30g、芡实10g。30剂，每日1剂，水煎，分两次温服。

2015年3月26日三诊：前往长沙市第四医院做MRI检查，前列腺左外周带异常信号灶及局部体积缩小，强化程度减低，前列腺增生，精囊腺囊肿，PSA、CPSA（－）。患者诉服上方后尿频较前减轻，无尿痛、尿血，泡沫多，尿急减轻，乏力好转，无头晕、头痛，无下腹胀痛，纳寐可，大便调，晚上口干明显，无口苦，夜尿频。舌红，苔黄腻，脉弦细。续予前方加减，加山茱萸10g、蚤休10g、黄芩10g、枸杞10g。30剂，每日1剂，水煎，分两次温服。

2015年5月28日四诊：2015年5月22日MRI检查显示，前列腺体积较前无明显改变，前列腺左外周带异常信号灶较前缩小。肿瘤标志物（－）。患者诉尿频，夜尿，6～8次，无尿痛、尿血，少腹胀痛，双下肢乏力，易疲乏流涎，纳寐一般，大便调，口干，稍口苦。舌红，苔白腐，脉弦细。治疗：在前方基础上，改党参为白参10g，重用黄芪30g，加枣皮15g、芡实10g、竹茹10g、土贝母6g，15剂，每日1剂，水煎，分两次温服。

2015年10月22日五诊：2015年9月25日长沙市第四医院检查结果为PSA、CPSA

（一）。患者诉服上方后尿频、尿急较前好转，无尿痛，无尿失禁，夜尿，1夜4～5次，仍有双下肢浮肿、乏力，口涎易从口角流出，口干、口臭较前好转，无口苦，易感冒，体质弱，双膝疼痛，纳寐可，大便可。神疲、休倦、嗜睡、偶头晕，无视物旋转。舌淡，苔黄厚腻，脉弦细。前方改茯苓为茯苓皮30g，加冬瓜皮30g、石菖蒲6g。30剂，水煎，每日1剂，分两次温服。

2016年3月12日六诊：患者坚持服上方后，尿频、尿急明显好转，无尿痛，无尿失禁，夜尿，1夜2～3次，仍偶发双下肢浮肿、乏力，口涎易从口角流出，口干、口臭好转，无口苦，易感冒，体质弱，双膝疼痛，纳寐可，大便可。神疲、体倦、嗜睡、偶头晕，无视物旋转。舌淡，苔黄厚腻，脉弦细。按原方继续治疗。

2017年7月26日七诊：患者尿频、尿急好转，无尿痛，无尿失禁，夜尿，1夜2～3次，无明显双下肢浮肿、乏力，口涎易从口角流出，口干，无口臭、口苦，近1年来未发感冒，时有双膝疼痛，纳寐可，大便可，无视物旋转。舌淡，苔厚腻，脉弦细。上方加牛膝20g。

2018年8月17日八诊：患者双膝疼痛减轻，尿频、尿急好转，无尿痛，无尿失禁，夜尿，1夜2～3次，无明显双下肢浮肿、乏力，口涎易从口角流出，口干，无口臭、口苦，纳寐可，大便可，无视物旋转。舌淡，苔黄厚腻，脉弦细。患者病情稳定，按原方继续治疗。

患者坚持服用中药至今，已5年余，目前患者一般情况尚可，生活质量良好。

按语：患者为老年男性，年老体弱，肾精衰竭，脏腑功能失养。肝肾乃精血同源，肾精衰少，肝血则空虚，血乃阴分，肝阴不足，肝阳易亢，故发头晕；脾气失去肾气充养，脾气衰弱，气血生化无源，先天之精的耗损不能得到后天气血的补充，则肾气亏虚加重，又复邪毒入侵，迫于膀胱，同时肾气衰弱，不能约束膀胱，膀胱失约，则尿频、尿急；肾气不能气化水湿，则尿多，津液不足，则口干；肾主气功能失常，肾不纳气，则气短；脾气虚弱，气血生化无源，气血衰少，则神疲乏力；结合舌红、苔黄、脉弦细，辨为肝肾亏虚，瘀毒内结证，治以补益肝肾，祛瘀解毒，方以六味地黄汤加减，其中山药、山茱萸、茯苓为六味地黄汤基本组成药物，女贞子、墨旱莲为二至丸组成药物，重补肾阴；党参、茯苓、白术、甘草为四君子汤基本组成药物，健脾益气，加用黄芪，以加强补气健脾效果，通过后天养先天，补充肾气；白花蛇舌草、半枝莲、杭菊花、石见穿清热解毒，直接抗癌；郁金行气解郁；百合、麦冬滋阴润燥；全蝎破血消癥。全方补中有消，消中有补，攻补兼施。患者二诊时，上述症状较前减轻，续予原方加减，去杭菊花、百合、麦冬、山茱萸、全蝎、石见穿，患者口臭、口干，加用黄芩、牡丹皮清热，石菖蒲化痰醒神；薏苡仁利湿通淋。患者三诊时，上述症状较前好转，续予原方加减，患者夜尿仍频，加用枸杞子平补肝肾。患者四诊时仍有尿频，双下肢乏力，续予原方加减，改党参为白参健脾祛湿，重用黄芪健脾利水，竹茹、土贝母清热利湿。患者五诊时，上述症状好转，但有双下肢水肿，改茯苓为茯苓皮，以加强利水效果。后续随访发现患者精神尚可，症状较前改善，生活质量得以提高。

【案二】

李某某，男，73岁。2008年5月21日初诊。

主诉：发现前列腺肿块2个月。

病史：患者因冠心病于2008年3月在长沙某医院住院诊治，发现PSA增高（35ng/ml），通过彩超、MRI等检查发现前列腺肿块，1.5cm×2.3cm大小。3月19日穿刺活检，诊断为前列腺中分化导管腺癌。SPECT检查（－）。现予氟他胺治疗，每日3次，每次250mg。既往有高血压病、冠心病病史。

症见：头晕，胸闷，心慌，纳可，消瘦，神疲，腰膝酸软，失眠多梦，小便频，夜尿多，1夜4～5次，无尿急、尿痛，大便调。舌紫暗，苔白，脉沉细。

西医诊断：前列腺中分化导管腺癌。

中医诊断：前列腺癌（肝肾亏虚，瘀毒内结证）。

治法：补益肝肾，化瘀散结。

处方：六味地黄汤加减。具体拟方如下：熟地15g，淮山药15g，山茱萸10g，牡丹皮10g，茯苓15g，泽兰10g，丹参15g，枸杞10g，灵芝15g，百合15g，怀牛膝10g，女贞子10g，墨旱莲10g，白花蛇舌草30g，石见穿15g，甘草5g。15剂，水煎，每日1剂，分两次服。

二诊：2008年7月4日，患者诉胸闷、心慌、神疲缓解，仍失眠、头晕，夜尿减少，1夜2～3次。舌紫，苔白，脉沉细。复查PSA较前下降：17ng/ml。上方去丹参、牡丹皮，加炒酸枣仁20g、夜交藤30g。20剂。续氟他胺治疗。

三诊：2009年3月21日，患者诉去年底当地医院检查PSA正常，停服中药和氟他胺。近查PSA为44.6ng/ml，MRI检查显示前列腺块影1.4cm×2.5cm。现头晕，视物模糊，少寐多梦，纳可，夜尿2～3次，尿后余沥不尽，下肢无力，大便调。舌紫，苔白，脉沉细。嘱续服氟他胺。处方：熟地15g，淮山药15g，山茱萸15g，乌药10g，益智仁10g，茯苓15g，远志8g，夜交藤15g，枸杞10g，灵芝15g，百合15g，怀牛膝10g，菟丝子10g，灵芝10g，白花蛇舌草30g，石见穿15g，土鳖虫3g，甘草5g。15剂，每日1剂，分早晚两次温服。

四诊：2011年1月25日，患者诉服上方后病症明显缓解。此后间断服用中药和氟他胺。近查PSA又升高（46.3ng/ml），骨扫描没有发现骨转移征象。仍诉头晕，心慌，口干，夜寐差，腰骶疼痛，活动不利，食欲精神可，夜尿2～3次。舌淡紫，苔白，脉沉细。改服比卡鲁胺内分泌治疗，50mg，1天1次。中药予原方去乌药、益智仁、远志、夜交藤、菟丝子、土鳖虫，加合欢皮10g、杜仲10g、麦冬10g、半枝莲30g、郁金10g。20剂，每日1剂，分早晚两次温服。

此后患者每3个月复诊一次，PSA基本正常或稍高，CT或MRI显示肿块无明显变化。仍诉头晕，心慌，食欲可，睡眠转佳，二便基本正常。舌脉同前。续予原方加减治疗。

此后患者坚持在蒋益兰教授门诊复诊，每月服中药汤剂10剂左右，从发病至今已十余年，病情一直稳定。今年5月因眩晕住院，经CT、MRI检查，诊断为腔隙性脑梗死，经治疗好转出院。目前生活正常。

按语：患者为老年男性，年老体弱，先天之精衰竭，因精血同源，血随精少，故精血同虚，且肾藏精、肝藏血，精血同源即肝肾同源，故在脏腑为肝肾亏虚；气为血之帅，血为气之母，血不足则气少，气之功能不足，运化失常及温化功能不足，则水饮内停，痰湿内生；推动不足，则易形成血瘀，瘀血与痰湿内结，久而成毒，故本病先有肝肾亏虚为本，后有瘀毒内结为标，属本虚标实之证。腰乃肾之府，肾阴亏虚，腰膝失养，故可见腰膝酸软；肾气不足，膀胱失约，故可见小便频、夜尿多等症；肝血不足，上累及心，则心慌、失眠多梦；肾虚累及脾，脾气亏虚，气血生化无源，故可见消瘦、神疲；瘀毒内结，肾阳不充养其他脏腑，故可见头晕、胸闷等；结合舌象、脉象、症状，故辨证为肝肾亏虚、瘀毒内结证，治以补益肝肾，化瘀散结，方以六味地黄汤加减内服。其中熟地、山药、山茱萸、牡丹皮、茯苓、泽兰为六味地黄汤原方，滋补肝肾，且补而不滞；伍以枸杞、灵芝、女贞子、墨旱莲，加强滋补肾阴效果，百合滋补肺阴，佐以怀牛膝引药下行，配合丹参，使补而不滞；白花蛇舌草及石见穿清热解毒；佐以甘草调和诸药。全方体现了滋补肝肾的治法，尤以滋肾为主，同时伍以利湿行气之品，使得补而不滞，避免加重邪气之弊。二诊时患者胸闷、心慌、神疲缓解，仍失眠、头晕，夜尿减少，去丹参、牡丹皮，加炒酸枣仁、夜交藤养心安神，改善睡眠。三诊时患者MRI检查提示前列腺肿块较前稍增大，疗效评价为稳定，续予原方加减，患者小便淋漓不尽，下肢无力，加菟丝子以温肾壮阳，加强肾气温化作用，前列腺肿块较前稍增大，加土鳖虫以消癥化积。四诊时，查PSA又升高（46.3ng/ml），骨扫描显示无骨转移征象。患者仍诉头晕，心慌，口干，夜寐差，腰骶疼痛，活动不利，原方去乌药、益智仁、远志、夜交藤、菟丝子、土鳖虫，加合欢皮、郁金活血祛瘀，解郁安神；杜仲补肾壮骨；麦冬滋养胃阴，半枝莲清热解毒。后续随访，患者生活质量尚可，现仍配合中药治疗。

第十六节　宫　颈　癌

一、疾病概述

宫颈癌是通常发生在宫颈阴道部或移行带的鳞状上皮细胞及颈管内膜的柱状上皮细胞交界处的恶性肿瘤，是最常见的女性生殖道恶性肿瘤，占女性生殖系统恶性肿瘤的半数以上，严重威胁女性的健康与生命。

近年来，宫颈癌的发病率呈逐年上升趋势，且出现年轻化倾向。全球每年大约有53万例新发宫颈癌病例，约27.5万例死亡，其中约85%发生在发展中国家。宫颈癌的发病机制较为复杂，但目前已经确定人乳头瘤病毒（human papilloma virus，HPV）的持续感染是宫颈癌发生、发展的重要因素，其中以HPV-16和HPV-18为主。宫颈癌临床表现主要是阴道分泌物增多伴腥臭味，阴道不规则出血，或性接触后阴道流血，部分患者伴腰痛、下腹痛或腿痛等。目前宫颈癌治疗方式以手术、放疗、化疗为主。近年来精准治疗和相关基因在宫颈癌发生和治疗中的作用机制研究正在深入开展，有望成为宫颈癌治疗的新的突破点。

本病属于中医学中的"五色带下""崩漏""癥瘕"等范畴。《素问·骨空论》曰："任脉为病，女子带下瘕聚。"唐代孙思邈《千金要方》中记载："妇人崩中漏下，赤白青黑，腐臭不可近，令人面黑无颜色，皮骨相连，月经失度，往来无常……阴中肿如有疮之状。"中医学常将宫颈癌辨证分型为湿热瘀毒型、痰凝血瘀型、肝郁化火型、肝肾阴虚型、脾肾阳虚型等。

二、诊治观点

根据长期的临床经验，蒋益兰教授认为宫颈癌主要病机为脾肾亏虚、湿热蕴毒。治宜健脾益肾、清热利湿、解毒化瘀散结。常用方药：党参、茯苓、黄芪、仙灵脾、黄芩、黄柏、薏苡仁、三七、牡丹皮、山慈菇、石见穿、甘草。蒋益兰教授临证非常细致，常根据患者的不同表现随症加减，如阴道流血者，加蒲黄炭、藕节炭、棕榈炭、侧柏炭、血余炭、茜草等；宫寒出血者，加阿胶、艾叶、炮姜等；带下量多者，予以完带汤、易黄汤加减，酌加莲子肉、山药、芡实等；黄浊带下者，加苍术、黄柏、苦参、猪苓、牛膝、连翘等；带下清稀者，加山药、白术、山茱萸、薏苡仁等；下腹疼痛、包块，下肢肿胀者，予以瓜膝四物汤、桃红四物汤等，酌加益母草、泽兰、牛膝、鸡血藤、土鳖虫等；小腹或少腹痛者，加香附、乌药、小茴香、川楝子、延胡索、益母草、泽兰、牛膝、鸡血藤等；尿频、尿痛、小便黄赤灼热者，加车前草、瞿麦、萹蓄、牡丹皮、黄芩等。

HPV的持续感染是宫颈癌发生、发展的重要因素，中医药防治HPV感染有其独特的优势。蒋益兰教授在辨证施治基础上常酌加绞股蓝、板蓝根、金银花、蒲公英、贯众等清热解毒，以清除HPV感染，阻断病程进展，提高机体免疫，改善局部微生态环境，预防肿瘤复发。除此之外，蒋益兰教授认为，中药冲洗、熏蒸、坐浴等能够控制患者局部症状，内外合用收效更佳。对于带下赤白，或外阴疼痛等症状明显者，蒋益兰教授常采取内服外用的治疗方式，中药汤剂，水煎，分2次内服，第3次水煎，熏洗、坐浴，每日1～2次，多有良效。

蒋益兰教授认为中医药治疗宫颈癌可以贯穿患者手术前后、放化疗后、维持治疗以及晚期治疗等各个阶段，全程治疗。中医药的干预可以抗癌抑瘤、放化疗减毒增效、改善临床症状、提高生活质量、延长生存期。化疗患者常出现恶心呕吐，纳呆，面色㿠白，舌体淡胖，苔薄或剥，脉沉细，证属脾肾两虚，胃气上逆，气血亏虚，治宜健脾和胃、补肾填精、益气养血，常用脾肾方加减：党参、黄芪、白术、茯苓、女贞子、墨旱莲、菟丝子、枸杞子、淫羊藿、砂仁、藿香、鸡内金、竹茹、半夏、灵芝等。放疗患者常自觉发热，便血，泄痢不爽，肛门灼痛，里急后重，小便淋沥涩痛，尿血，尿痛，舌红少津，苔黄，脉细数等，属湿热毒盛，耗气伤阴之证，治宜益气养阴、清热利湿，常用四君子汤合沙参麦门冬汤加减，如太子参、茯苓、甘草、黄芪、沙参、麦冬、石斛、葛根、黄芩、牡丹皮、车前草、薏苡仁等。宫颈癌患者常进行同步放化疗，临证需要灵活掌握。宫颈癌手术、放疗、化疗后的维持治疗阶段，蒋益兰教授认为此时患者多属气血亏虚，瘀毒未尽，应以健脾益气养血、活血化瘀解毒为主，以防止复发转移，常用四君子汤加养血活血、清热解毒药物。宫颈癌晚期患者则主要是抗癌抑瘤，减轻症状，延长生存期，治以健脾益肾、清热解毒、化瘀散结。

三、验案举隅

【案一】

郭某某，女，52岁。2017年7月24日初诊。

主诉：宫颈癌术后化疗后2月余。

病史：患者因腰痛、白带量增多于当地医院就诊，经妇科检查、影像学检查、活检等诊断为宫颈腺癌，2017年1月30日于湘雅医院行广泛子宫切除＋双侧附件切除＋盆腔淋巴结清扫＋肠粘连、盆腔松解术。术后病理检查提示中分化腺癌，累及浅肌层，癌组织侵犯颈体交界及内膜组织，阴道残端、阴道穹隆及左右宫旁及其余肌壁组织未见癌细胞，子宫平滑肌瘤，送检淋巴结（0/10），术后至2017年5月14日，行4周期化疗（具体方案暂不详）。2020年7月湘雅医院检查结果：HPV16（＋）。患者遂于2017年7月24日至我院门诊就诊。

症见：白带色黄、量多，腥臭味，腹部偶有疼痛，纳寐可，二便调。舌红，苔薄黄，脉弦数。

西医诊断：中分化宫颈腺癌ⅠB期。

中医诊断：宫颈癌（湿热下注，瘀毒内结证）。

治法：健脾益气，清热利湿，化瘀解毒。

处方：四君子汤合完带汤加减。具体拟方如下：人参10g，白术10g，山药30g，车前草15g，甘草5g，半夏10g，茯苓10g，薏苡仁30g，黄芩10g，苦参10g，蒲公英15g，绞股蓝15g，白花蛇舌草30g，半枝莲30g，枳壳10g，郁金10g，夏枯草10g，土贝母6g，泽兰12g。30剂。每日1剂，煎两次服两次，第三次水煎，局部熏蒸＋坐浴15分钟，每日1次。

2017年9月18日二诊：患者用药1个月后，白带基本恢复正常，色白，无异味，纳寐可，二便调。舌红，苔薄白，脉弦细。上方去车前草、夏枯草、黄芩、泽兰、土贝母，加石见穿15g，女贞子10g，百合20g。15剂，水煎，每日1剂，分早晚两次温服。

2018年1月20日三诊：患者白带恢复正常，无腹胀、腹痛，精神可，纳寐可，二便调。舌红，苔薄白，脉弦细。复查HPV16转阴。上方减蒲公英、苦参、绞股蓝、薏苡仁，加黄芪20g，灵芝15g，合欢皮10g。15剂，水煎，每日1剂，分早晚两次温服。

患者坚持长期服用中药，每3个月至门诊复查，并调整中药，随访至2020年4月，患者患病三年多，病情稳定，精神尚可，食纳佳，二便调。

按语：本案患者手术、化疗后，脾胃严重受损，脾为运化水液的重要器官，罹患癌症，脾胃受损，水湿内生，湿毒相合，留滞下焦，日积月累，影响气机；气机阻滞，血流不畅，血瘀形成，水湿、痰浊、瘀血停积日久，郁而化热，故见白带色黄量多、腥臭等症。结合舌象、脉象，辨证为湿热下注，瘀毒内结证。予以四君子汤合完带汤加减，标本兼治。方中人参甘温益气、健脾养胃，白术苦温、健脾燥湿，茯苓甘淡、健脾渗湿，甘草甘温、益气和中，起到补气健脾、扶正固本的作用。枳壳理气消滞，薏苡仁、山药健脾渗湿以治标，白花蛇舌草、半枝莲、土贝母清热解毒抗肿瘤。高危HPV感染与宫颈癌的发生、发展及预后密切相关，方中予以黄芩、苦参、绞股蓝、蒲公英清热燥湿解毒，兼抗病毒治疗。并强调内外合治，嘱患者第3次水煎中药后，熏蒸+坐浴15分钟，以增强疗效。服中药6个月后，患者HPV16转阴，遂减去清热苦寒之药，加用健脾益气宁心之品，以促进正气恢复。

【案二】

李某某，女，65岁。2018年1月3日初诊。

主诉：宫颈癌综合治疗后8月余，复发转移后10天。

病史：患者因"阴道分泌物异常"至省中医院就诊，行MRI检查及穿刺活检等，确诊为宫颈中分化腺癌ⅡB期，予25次盆腔放疗，同步5周期单药顺铂化疗，并行5次腔内放疗，放化疗期间出现Ⅱ度骨髓抑制，Ⅲ度放射性皮炎及肠炎。2017年5月2日完成治疗。患者2017年12月22日行PET/CT检查，发现腹膜后淋巴结转移。

症见：阴道无异常分泌物，无腹痛、腹胀，精神一般，全身乏力，大便不成形，次数多，小便可，纳欠佳，寐一般。舌红，苔薄白，脉弦细。

西医诊断：宫颈癌（中分化腺癌）。

中医诊断：宫颈癌（气血亏虚，瘀毒内结证）。

治法：补益气血，化瘀解毒兼固肠止泻。

处方：四君子汤合葛根芩连汤加减。具体拟方如下：人参10g，茯苓10g，白术10g，甘草5g，黄芪20g，枳壳10g，郁金10g，半夏10g，白花蛇舌草30g，石见穿15g，全蝎6g，蒲公英15g，山慈菇10g，猫爪草15g，黄芩10g，葛根10g，鸡内金6g，百合20g。15剂。每日1剂，分两次温服。

2018年2月4日二诊：患者用药1个月后精神较前好转，大便已成形，大便1～2日1次，食纳较前改善，夜寐欠安，多梦易醒，小便调。舌暗，苔白，脉弦细。上方去全蝎、猫爪草、黄芩、葛根、鸡内金，加夜交藤20g，灵芝10g，土贝母6g，竹茹10g，枸杞10g。15剂，每日1剂，口服。嘱患者继续服用中药，定期复查。

2019年1月10日三诊：患者夜寐好转，精神及二便调。续予上方巩固治疗。

后患者一直坚持每3个月到蒋益兰教授门诊复诊1次，至今已两年余，患者一般情况尚可，生活能自理。

按语：宫颈癌多由正气虚衰、气血亏虚所致，邪气乘虚损伤五脏六腑，气不摄血，日久邪毒积聚下腹逐渐成块，从而耗伤气血，人体"阴平阳秘"状态失和，阴不制阳，阴液不足，加重血虚，血虚亦可导致阴液不足，最终导致气血亏虚。且放射线属火热毒邪，火毒内中，裹挟湿浊熏蒸肠道，湿热毒蕴，传导失司，从而出现下利之症。结合患者舌象、脉象及症状，辨证为气血亏虚，瘀毒内结证。治宜补益气血，化瘀解毒，兼固肠止泻。方选四君子汤合葛根芩连汤加减。方中人参、白术、黄芪、枳壳益气健脾，以资生化之源，而疗诸虚不足；葛根升脾胃清阳之气，黄芩清热燥湿、厚肠止痢；蒲公英、白花蛇舌草、石见穿清热解毒抗癌；加用全蝎等虫类药，以祛邪引经和活血通络，能够破血消癥、祛毒散结，增强抗癌、抑癌之功。二诊时大便成形，遂减去葛根、黄芩，但夜寐欠安，加用夜交藤、灵芝以宁心安神。三诊时精神好转，症状改善，遂续守方加减。肿瘤患者本身久病耗伤正气，素体亏虚，晚期患者治疗上应重视调整气血阴阳平衡，同时配伍抗肿瘤药物，病情稳定则以守方为主，定期调整药物剂量且更换抗癌药物，以防耐药；病情变化则更换主方，守用抗癌药物，根据患者脏腑盛衰、气血阴阳亏虚辨证施治，以期达到长期"带瘤生存"的治疗目的。

【案三】

刘某，女，49岁，长沙人。2014年5月22日初诊。

主诉：宫颈癌术后6年余，复发转移1月余。

病史：患者2008年2月在某医院行宫颈癌根治术，术后予以放化疗。2014年4月3日复查发现肺及腹膜后淋巴结多发转移，化疗2周期（TP方案），末次化疗时间为2014年5月19日，效果不佳，评估进展，加之化疗反应较重，患者拒绝继续化疗。CT检查显示腹膜后多个肿大淋巴结（大者2.7cm×3.0cm），双肺内有多个小结节灶（大者1.3cm×1.6cm）。

症见：神疲乏力，腰背部稍胀痛，无咳嗽、咳痰，纳差，寐可，二便调。舌淡，苔薄白，脉细。

西医诊断：宫颈癌，肺、腹膜后淋巴结转移。

中医诊断：宫颈癌（脾肾两虚，气血不足证）。

治法：健脾益肾，补益气血。

处方：四君子汤合二至丸加减。具体拟方如下：人参10g，黄芪30g，白术10g，茯苓10g，女贞子15g，墨旱莲15g，菟丝子15g，枸杞子15g，砂仁5g，木香10g，鸡内金6g，半夏10g，鸡血藤20g，灵芝10g，甘草6g。15剂，每日1剂，分两次温服。

2014年6月10日二诊：患者纳食较前好转，神疲乏力减轻，仍腰背胀痛。舌淡暗，苔薄白，脉细弦。遂以上方去女贞子、墨旱莲、菟丝子、枸杞子、鸡内金、鸡血藤，加莪术15g、土贝母6g、猫爪草15g、白花蛇舌草30g、半枝莲30g、桔梗10g、全蝎6g、壁虎10g、重楼10g。30剂，每日1剂，分两次温服。

考虑患者正气稍复，癌毒走窜，加强祛邪，此后患者一直口服中药汤剂，并配合鸦胆子软胶囊或西黄胶囊等中成药，在扶正培本的大纲下，清热解毒，化瘀散结，临床随症加减。每年复查两次，病情稳定。

2018年4月18日诊治情况：

复查CT，结果显示：腹膜后肿大淋巴结无明显增大，左下肺结节较前稍增大（大小约1.5cm×1.7cm）。患者行两周期GP方案化疗，化疗后复查肿块大小，无变化，拒绝继续化疗，继续坚持在蒋益兰教授处服中药治疗。患者咳嗽、咳痰明显，无痰中带血，偶有胸闷气促，腹部胀痛，纳一般，夜寐欠安。舌淡，苔白，脉细弦。处方：人参10g，黄芪30g，白术10g，茯苓10g，半夏10g，枳壳10g，郁金10g，甘草6g，白花蛇舌草30g，臭牡丹15g，百部10g，紫菀10g，百合20g，酸枣仁20g，首乌藤15g，山楂10g，灵芝15g，益母草15g，怀牛膝10g，三七5g，菝葜10g，猫爪草15g。30剂，每日1剂，分两次温服。

2018年10月25日诊治情况。CT检查显示：双肺内结节灶大致同前（大小约1.6cm×1.7cm），腹膜后肿大淋巴结大致同前。随访至2020年6月，患者已患病12年余，其转移灶稳定，一般情况尚可，无明显不适症状，实现带瘤生存。

按语：此患者发现宫颈癌转移至今已有12年余，长期坚持中医药治疗，生存期明显延长，生活质量提高。蒋益兰教授对患者进行阶段化辨证，患者初次就诊是化疗后，化疗伤及脾肾，气血生化受损，故见乏力、纳差等症，结合患者舌象、脉象，中医辨证为脾肾两虚，气血不足证。此时患者不耐攻伐，遂以四君子汤合二至丸加减以扶正固本。患者正气稍复后，逐渐加强攻毒、抗癌。随着病情变化，扶正与祛邪兼顾。方中人参、黄芪、茯苓、灵芝健脾益气，半枝莲、白花蛇舌草、重楼等清热解毒，全蝎、壁虎消癥攻毒散结，莪术活血化瘀，土贝母、猫爪草、薏苡仁等软坚化痰散结，配伍佛手、砂仁理气，桔梗引药达病所，甘草调和诸药，共奏健脾益气、清热解毒、化瘀散结之功。患者选择中医药长期治疗，病情稳定多年，提高了生活质量，延长了生存期。

【案四】

朱某某，女，55岁。2018年8月19日初诊。

主诉：宫颈癌综合治疗后5天。

病史：患者因"绝经后不规则阴道流血1年余"就诊于湖南省肿瘤医院，行宫颈活检：宫颈中分化鳞状细胞癌。遂于2018年4月30日行子宫切除术，术后放疗15次，同步化疗1周期，末次治疗时间为2018年8月14日。

症见：精神欠佳，乏力，肛门坠胀感，大便干结难解，无明显腹胀、腹痛，口干，不欲饮，纳可，夜寐安。舌红，苔薄黄，脉细弦。

西医诊断：宫颈癌（中分化鳞癌）。

中医诊断：宫颈癌（气阴两虚，瘀毒内结证）。

治法：健脾益气养阴，化瘀解毒。

处方：健脾消癌方加减。具体拟方如下：党参15g，茯苓10g，半夏10g，黄芪20g，白花蛇舌草30g，半枝莲30g，枳壳10g，郁金10g，厚朴10g，太子参10g，葛根30g，火麻仁30g，柏子仁30g，绞股蓝15g，灵芝10g，甘草5g。15剂，每日1剂，分早晚两次温服。

2018年9月16日二诊：患者用药25天后肛门坠胀感明显缓解，仅肛周皮肤偶有瘙痒，现大便1~2日1次，质软，纳差，不欲食，恶心欲吐，小便调。舌淡，苔薄黄，脉细。上方去厚朴、火麻仁、柏子仁、绞股蓝，加竹茹10g，炒山楂10g，炒麦芽15g，黄芩10g，枸杞10g。15剂，每日1剂，分早、晚两次温服。

2018年11月12日三诊：患者食欲明显好转，肛门已无明显坠胀感，肛周皮肤偶有瘙痒感。二便调，患者食欲渐佳，体重较初诊时增加5千克，续守原方巩固治疗。

按语：患者宫颈癌术后放化疗，大伤元气，邪虽减而正愈虚。中医认为放疗属热毒之邪，易伤津耗液，造成机体热毒炽盛，津液亏损。放化疗损伤脾胃，影响气血生化之源，因而患者出现神疲乏力、口干、便秘等症状，结合舌象、脉象，辨证为气阴两虚，瘀毒内结证，治宜健脾益肾、清热解毒、益气养阴。方中党参、茯苓、黄芪健脾益气，太子参益气养阴，白花蛇舌草、半枝莲清热解毒、化瘀散结。初诊时正值放疗后，津液耗伤，兼症大便难解，加予柏子仁、火麻仁润肠通便，厚朴行气通便。二诊时大便尚调，症状已改善，药已见效，遂去通便之柏子仁、火麻仁、厚朴；针对其纳差、恶心欲吐之症，加用山楂、麦芽之品以健脾开胃。蒋益兰教授根据患者病症变化灵活用药，达到减轻放化疗毒副作用、改善临床症状、提高生活质量、延长生存期的治疗目的。

第十七节　卵　巢　癌

一、疾病概述

卵巢癌是指发生在卵巢组织的恶性肿瘤，是女性生殖系统三大恶性肿瘤之一，发病率居妇科肿瘤第3位，但病死率居女性生殖器官恶性肿瘤第1位。

本病早期不易发现，晚期治疗效果差，5年存活率低于20%。发病主要与年龄、遗传因素、内分泌因素、肥胖以及心理因素等有关。主要临床症状为下腹不适，盆腔下坠，可伴纳差，恶心，胃部不适，腹部膨胀感，呼吸困难，不能平卧，心悸，可出现排尿困难，肛门坠胀及大便改变等，腹痛、腰痛、月经不调或阴道流血，性早熟，男性化，消瘦、恶病质，晚期可出现腹水，在锁骨上、腹股沟部位可扪及肿大的淋巴结。卵巢癌在确诊时大多已属晚期，其预后与肿瘤的临床分期、组织类型、有无腹水及术后残留有重要关系。治疗上以手术为首选方案，辅助手段包括化疗以及生物靶向治疗等。中医药可在一定程度上控制卵巢癌的生长，减轻放化疗所产生的毒副作用，增加疗效，减少并发症的发生率，提高患者生活质量。

中医古籍记载中无卵巢癌之名，根据其临床症状，可归属中医"癥瘕""肠覃""积聚""石瘕""腹痛"等疾病的范畴。《灵枢·水胀篇》记载："石瘕生于胞中，寒气客于子门，……衃以留止，日以益大，状如杯子，月事不以时下。"《金匮要略》云："妇人少腹满如敦状，小便微难而口渴，生后者，此为水与血俱结于血室也。"其所描述的症状均与卵巢癌颇为相似。

二、诊治观点

蒋益兰教授认为卵巢癌的病机在于寒凝、气滞、血瘀，乃因虚致病，因病致实，整体为虚，局部为实。本病病位在胞宫，肝、脾、肾脏及冲任功能失调是致病关键。《景岳全书·积聚》亦记载："凡脾肾不足，及虚弱失调之人，多有积聚之病。盖脾虚则中焦不运，肾虚则下焦不化，正气不行，则邪滞得以居。"因脾肾两虚，气虚生化乏源，冲任二脉空虚，气血运行不畅，久则热毒、痰浊、血瘀等致病因素互结于少腹，进而胞宫失养，冲任失调，则成癥瘕。

本病多从肝、脾、肾三脏着手，肝主疏泄，脾主运化，生血统血，脾气健旺，生血有源，肝体得以濡养。肝气条达，使脾统血有度；肝肾藏泻互用，阴阳互资互制。故卵巢癌的治疗当以肝、脾、肾为主。蒋益兰教授拟定了补肾调肝、健脾化痰、化瘀解毒的治疗原则，常用方药如党参、白术、茯苓、灵芝、女贞子、墨旱莲、郁金、莪术、白花蛇舌草、山慈菇、甘草。蒋益兰教授强调，治疗时应扶正抑瘤兼顾，要有全局观念和整体认识，在病证结合的基础上选方用药。蒋益兰教授主张基础用药与临证相结合。腹胀腹水症状明显，予大腹皮、葶苈子、防己、车前子、玉米须、泽泻等利水消肿除胀；患者大便干，予火麻仁、柏子仁助排便；患者肿瘤负荷大，予白花蛇舌草、半枝莲等解毒消癥；肢体浮肿者，加泽泻、车前子、防己等；白细胞减少者，加石韦、地榆等；血小板减少者，加花生衣、羊蹄根等；贫血显著者，加阿胶、桑葚、当归等；化疗后肢体麻木者，加广地龙、姜黄、桑枝等；肝功能异常者，加垂盆草、叶下珠、田基黄等；食欲减退者，加鸡内金、焦楂曲、炒谷麦芽等；恶心呕吐者，加姜半夏、旋覆花、竹茹等；发热甚者，加柴胡、黄连、肿节风等；白带量多者，加苦参、土茯苓等；烦热口渴者，加山栀子、石斛等。蒋益兰教授在治疗本病时，早中期常用药物有苦参、泽漆、莪术、半枝莲等解毒消癥之品，而晚期的卵巢癌易伴随远处转移，可针对转移部位配伍合适的解毒药物，如骨转移可加用补骨脂、透骨草；如肠转移，可加用拔葜、败酱草、蛇莓等；如肺转移，可加用鱼腥草、蜀羊泉等；淋巴结转移者，可加用猫爪草、山慈菇、王不留行等。

徐灵胎在《医学源流论》中提出"治冲任之法，全在养血"，蒋益兰教授同样认为欲调冲任，养血亦不可少。除此之外，调和冲任应在补血基础上加以行气，使血随气行，调养一身经血，充养胞宫。

三、验案举隅

【案一】

刘某某，女，73岁。2015年4月24日初诊。

主诉：右侧卵巢肿块切除术后1年余。

病史：患者2014年2月因腹部不适就诊于湖南省人民医院，进行相关检查后，考虑卵巢癌。于该院行紫杉醇脂质体＋顺铂方案新辅助化疗2周期后，于2015年2月5日行手术切除，术后继续行原方案化疗2周期，后因身体不适转至当地医院化疗2周期（TP方案，末次化疗时间2015年4月），2015年11月发现肿瘤复发，遂于湖南省人民医院再次化疗1周期，方案不详，化疗后患者出现严重消化道反应，拒绝继续化疗，遂求中医治疗，于蒋益兰教授门诊就诊。

症见：右下腹烧灼感，左下肢疼痛，偶有呃逆、反酸烧心，纳可，夜寐差，口干，偶口苦，二便调。舌红，苔黄腻，脉弦细。

西医诊断：卵巢癌（右侧卵巢低分化浆液性乳头状腺癌）。

中医诊断：卵巢癌（湿热瘀毒证）。

治法：清热利湿，解毒散结。

处方：党参15g，白术10g，茯苓10g，半夏10g，黄芪15g，白花蛇舌草30g，半枝莲30g，枳壳10g，郁金10g，甘草5g，竹茹10g，藿香10g，黄芩10g，灵芝15g，夏枯草10g，泽兰10g，土贝母6g，浙贝15g。15剂，水煎，每日1剂，分两次温服。

2015年8月13日二诊：复查彩超，结果如下：脂肪肝；左肾小结石；子宫切除术后；盆腔内囊性结节；盆腔少量积液。患者服药后，右下腹烧灼感及左下肢疼痛明显减轻，呃逆、反酸烧心消失，口干、口苦及夜寐改善，易出汗，手足冰冷，心慌，无腹胀、腹痛，无阴道异常分泌物，二便调。舌红，苔黄腻，脉弦细。治疗：上方基础上去竹茹、藿香、浙贝母、夏枯草，加浮小麦30g、百合20g、蒲公英20g、猫爪草15g。30剂，水煎，每日1剂，分两次温服。

2016年11月5日三诊：复查全腹＋泌尿彩超，结果如下：盆腔多发囊性肿块（28mm×27mm），性质待定；脂肪肝；左肾囊肿（11mm×9mm）。患者上药服完后右腹部热感消失，出汗及手足冰冷较前好转，进食时左侧腹有蚁行感，尿急，无尿疼，夜尿3～4次；咳嗽，咳白痰，纳寐可，大便调，夜间口干，偶尔口苦。舌红，苔薄白，脉弦细。患者前症明显改善，在上方基础上去浮小麦、泽兰、黄芩、百合、蒲公英、灵芝、猫爪草，加百部15g、桔梗10g、灵芝10g、枣皮10g、土贝母12g、猫爪草15g、山慈菇10g、竹茹10g。30剂，水煎，每日1剂，分两次温服。

2018年2月18日四诊：2017年12月复查发现癌转移（具体不详），行1次陀螺刀治疗。2018年2月14日湖南省第二人民医院做CT检查：①左锁骨上及腹腔、腹膜后多发淋巴结转移灶，较前进展，右心膈角淋巴结较前进展，肝脾间隙淋巴结同前；②下腹部前正中腹壁疝；③右肺中叶膨胀不全，左肺上叶舌段纤维灶同前；④左肺下叶外基底段结节灶同前；⑤肝右叶小囊肿。患者病情进展，3日前开始服用安罗替尼。就诊时左腹蚁行感减轻，出汗及手足冰冷较前好转，咳嗽、咳痰缓解，心悸，胃脘不适，纳差，寐欠安，二便调。口干，舌紫，苔白腐，脉弦细。患者症状较前进一步改善，在上方基础上去百部、桔梗、枣皮、土贝母、猫爪草、山慈菇，加炒山楂10g、麦芽15g、百合20g、全蝎3g、石见穿15g。30剂，每日1剂，分两次温服。

2019年5月21日五诊：2019年4月23日复查CT，结果如下：腹腔、腹膜后、盆腔多发淋巴结较前缩小，余同前。2019年5月20日彩超检查：盆腔内多发混合性肿块（较大者36mm×34mm×45mm），恶性可疑，脂肪肝。患者已口服安罗替尼治疗3个月，心悸、胃脘不适及右少腹疼痛已消失，食纳及夜寐改善，二便调。舌淡红，苔薄白，脉细。在上方基础上去炒山楂、麦芽、百合，加薏苡仁30g，苏木10g。30剂，水煎，每日1剂，分两次温服。

2020年2月12日末诊：患者目前症状明显改善，病情稳定，存活6年余，生活质量良好。按上方调整，巩固治疗。

按语：患者为老年女性，卵巢癌晚期，术后化疗，消化道反应重，手术、化疗皆损伤脾肾，肾为先天之本，脾为后天之本，脾肾同治，故治疗应健脾胃、补肾精、扶助正气，方中党参、白术、茯苓、甘草为四君子汤组成药物，益气健脾；黄芪甘温，益气补虚；郁金行气除痞，白花蛇舌草、半枝莲清热解毒、消痈散结，半夏燥湿化痰；甘草调和诸药。患者舌红，苔黄腻，说明内有湿热，故配合竹茹，以清热除烦，黄芩燥湿泻火，藿香化湿和胃；患者下肢肿痛，合用夏枯草、泽兰、土贝母、浙贝，以清热散结，行水消肿；加用灵芝，以扶正固本。二诊时，患者症状较前改善，续予原方治疗，化疗药物多属热毒，灼伤阴液，以黄芩、百合清热养阴；患者气虚不固，出汗多，加浮小麦固表敛汗，蒲公英、猫爪草清热解毒散结。三诊时患者右腹部热感已消失，出汗及手足冰冷较前好转，继续守方治疗，患者咳嗽、咳白痰，加用百部、桔梗，以止咳化痰，枣皮补益肝肾，山慈菇清热化痰。四诊时，患者左侧腹蚁行感减轻，咳嗽、咳痰缓解，但有心悸，胃脘不适，右少腹胀痛，纳差，前方加用炒山楂、麦芽，以健脾消食开胃，石见穿、全蝎清热利湿，攻毒散结。患者症状进一步改善，继续守方治疗。

患者癌症属中晚期，癌毒日久，湿、瘀是卵巢癌的病理产物，卵巢癌多有血瘀、痰湿，毒热蕴结，患者术后化疗后本虚标实，治疗应在扶正固本基础上，调理好脾胃功能，加用解毒祛湿、化瘀散结之品，还能降低化疗及靶向药物毒副作用。

【案二】

刘某某，女，63岁。2018年6月21日初诊。

主诉：卵巢肿块根治术后1年余。

病史：患者1年多前因体重下降于当地医院就诊，CT检查怀疑卵巢癌。淋巴结转移，腹膜转移，行化疗（具体方案不详）4周期，2017年5月行卵巢癌根治手术，术后病理检查结果为浆液腺癌，术后继续化疗2周期（末次化疗时间：2017年7月）。2018年2月CT检查发现肺部结节（性质待定），2018年6月检查发现肿瘤标志物CA125升高，CT检查显示双肺、腹膜、淋巴结转移，有胸腹水。为寻求中医治疗，来蒋益兰教授处就诊。

症见：腹胀，无腹痛，无咳嗽、咳痰，阴道无分泌物，纳少，夜寐可，大便稍干结，小便调，无口干、口苦。舌淡紫，苔薄黄，脉弦细。

西医诊断：卵巢浆液腺癌，双肺、腹膜淋巴结转移。

中医诊断：卵巢癌（气滞血瘀，瘀毒内结证）。

治法：行气破血，化瘀解毒。

处方：生晒参10g，白术10g，茯苓10g，半夏10g，黄芪30g，白花蛇舌草30g，半枝莲30g，枳壳10g，郁金10g，甘草5g，灵芝15g，厚朴10g，炒山楂12g，山慈菇12g，夏枯草10g，淫羊藿10g，土贝母6g。15剂，水煎，每日1剂，分两次温服。

2018年7月24日二诊：期间已完成2周期化疗，此次就诊患者无腹胀、腹痛，无咳嗽，无气促，纳寐可，小便可，大便干结，日1次，稍口苦，无口干。舌红，苔少，脉弦细。续予上方，去厚朴、炒山楂、山慈菇、夏枯草、淫羊藿、土贝母，加用茵陈15g、田基黄15g、赤芍15g、柴胡8g、黄芩10g、猫爪草15g。15剂，水煎，每日1剂，分两次温服。

2018年12月3日三诊：期间已完成第5周期化疗，患者服用上方后，大便干结已改善，一般情况可，纳寐可，无口干口苦。舌红，苔薄黄，脉弦细。继续上方去茵陈、田基黄、赤芍、柴胡、黄芩、猫爪草，加石见穿15g，灵芝15g，百合20g，土贝母6g，蚤休10g，竹茹10g，薏苡仁30g。30剂，水煎，每日1剂，分两次温服。

2019年3月14日四诊：2019年3月11日复查CT，结果如下：肝周及腹膜多发积液，肝转移？腹膜转移改变，左肺结节较前增大，考虑转移，头部未见明显异常。患者腹胀，无异常阴道分泌物，右侧腹偶隐痛，咳嗽，咳少量白色黏痰，无胸痛、背胀，纳欠佳，大便干结难解，小便可，寐可，无口干、口苦。舌淡，苔薄黄，脉弦细。患者病情复发，上方去灵芝、百合、土贝母、竹茹、薏苡仁，加厚朴10g，紫菀15g，浙贝母15g，大腹皮15g，桑白皮15g，全蝎6g。15剂，水煎，每日1剂，分两次温服。

随访至今，患者已存活3年余。

按语：患者为老年女性，卵巢癌伴双肺、腹膜、淋巴结多处转移，已行手术及化疗，腹胀为主要症状，以行气破血、化瘀解毒为法，予蒋益兰教授经验方治疗，方中君药生晒参健脾胃、补元气，加速患者术后元气恢复，合白术、茯苓、甘草（为四君子汤组成药物）益气健脾，以健生化之源，而疗诸虚不足，从而达到扶正固本的目的；黄芪甘温，益气补虚健脾，为臣药；郁金行气除痞，白花蛇舌草、半枝莲清热解毒、消痈散结，半夏燥湿化痰，以上共用之，为佐药；甘草调和诸药，为使药。全方药物配伍精要，攻补兼施，共奏清热解毒健脾、化瘀散结之功。患者腹胀，另加厚朴以行气消胀，加炒山楂，以健脾消食开胃，加山慈菇、土贝母，以清热解毒散结，加淫羊藿，以温肾助阳，取阳中求阴之意，加夏枯草清火，配合消癌平片，以扶正抗瘤。二诊时，患者腹胀消失，后又行2周期化疗，肝功能异常，加茵陈、田基黄，清热利湿、解毒护肝，灵芝补气安神，赤芍、黄芩清热凉血，解毒散瘀，柴胡、猫爪草清热解毒，疏肝升阳散结，以防肝损伤加重。三诊时，患者已无特殊不适，并顺利完成5周期化疗，继续守原方治疗，合用石见穿、灵芝、百合、土贝母、蚤休、竹茹、薏苡仁，以清热解毒、补气活血，巩固治疗。四诊时，患者腹胀，右侧腹偶尔隐痛；咳嗽，咳少量白色黏痰，患者病情复发，症状有所加重，用厚朴、紫菀、浙贝止咳消痰，润肺下气；患者肝周及腹膜多发积液，并腹胀，加大腹皮、桑白皮，以下气宽中，利水消肿；患者右腹隐痛，加全蝎、石见穿、蚤休，以攻毒散结，通络止痛，活血镇痛，清热解毒。

【案三】

王某某，女，38岁。2018年7月24日初诊。

主诉：卵巢肿块术后7月余。

病史：患者于2017年10月20日体检时发现左侧盆腔占位，2017年12月12日至湖南省妇幼保健院行双附件切除＋子宫切除＋卵巢动静脉结扎＋盆腔淋巴清扫＋大网膜切除＋盆腔粘连松解术。术后病理检查结果：①双卵巢、右输卵管低级别浆液性癌，②左右宫旁见癌组织，左侧腹膜、肠系膜粘连带、大网膜见癌组织；③淋巴结未见癌转移；④右卵巢交界性浆液性囊腺瘤，伴间质浸润。免疫组织化学检查结果：ER（＋＋）、PR（＋＋＋）、Ki-67（40%＋）、P53（＋）。2017年12月28日开始于省肿瘤医院行6周期TP方案化疗（末次化疗时间为2018年4月21日）。2018年5月开始在湖南省妇幼保健院口服阿帕替尼治疗，血常规（2018年6月19日）检查：$3.72×10^9/L↓$。为寻求中医治疗来蒋益兰教授门诊就诊。

症见：四肢肿胀，活动不利，化疗后脱发，无腹胀、腹痛、纳寐可，二便调，无口苦、口干。舌红，苔白腻，脉弦细。

西医诊断：卵巢癌（卵巢低级别浆液性癌 ⅢC期）。

中医诊断：卵巢癌（脾虚痰湿，瘀毒内结证）。

治法：健脾祛湿，化瘀解毒。

处方：健脾消癌方加减。具体拟方如下：党参15g，白术10g，茯苓10g，半夏10g，黄芪15g，白花蛇舌草30g，半枝莲30g，枳壳10g，郁金10g，甘草5g，鸡血藤25g，灵芝15g，葛根30g，石见穿15g，薏苡仁30g，百合20g，女贞子20g，墨旱莲20g。15剂，水煎，每日1剂，分两次温服。

2019年3月12日二诊：患者服完上药后，四肢肿胀及活动不利明显缓解，脱发减轻，无明显腹部不适，夜寐差，难入睡，食纳可，二便调，无口干、口苦。舌淡红，苔薄白，脉细。上方去茯苓、鸡血藤、葛根、女贞子、墨旱莲，加茯神10g、夜交藤30g、合欢皮10g、泽兰10g、酸枣仁20g。15剂，水煎，日1剂，分两次温服。

2019年9月12日三诊：2019年9月3日做盆腔彩超检查，结果如下：子宫术后缺如，盆腔内未见明显肿块；腹腔、腹膜后、双侧肾上腺区未见明显肿块。肿瘤标志物CEA：1.49ng/ml；CA199、CA125阴性。患者肿瘤标志物较前明显下降，症状较前进一步改善，口干口苦，寐差，多梦，二便调。舌淡红，苔黄腻，脉细弦。继续守原方治疗，上方去薏苡仁、泽兰，加太子参15g、麦冬10g。15剂，水煎，每日1剂，分两次温服。

按语：患者为中年女性，卵巢癌术后化疗后，又口服靶向药物治疗，初诊时，主症为阿帕替尼治疗后四肢肿胀，活动不利，化疗后脱发，治疗当以健脾祛湿、化瘀解毒为法，予健脾消癌方加减，加用鸡血藤活血舒筋，灵芝、葛根补气解肌；石见穿、薏苡仁、百合清热解毒，健脾渗湿，养阴清心；女贞子、墨旱莲补肝肾、益阴血。二诊时患者四肢肿胀及活动不利明显缓解，化疗后脱发减轻，夜寐差，难入睡，继予原方治疗，加用夜交藤、合欢皮、酸枣仁，以补气养阴，安神助眠，清热解毒，活血化瘀，健脾渗湿。三诊时患者症状明显改善，仍口干、口苦、寐差，多梦，上方去薏苡仁、泽兰，加用太子参、麦冬，以益气健脾，养阴生津，养心安神。

与其他卵巢癌患者相比，本例患者较为年轻，平时工作紧张，生活节奏较快，确诊后压力倍增，情绪起伏较大，气机易乱，致血行异常，瘀滞久积，不利于患者治疗进展。蒋益兰教授评估患者心理状态，年轻患者更在乎化疗后脱发的外貌变化，易产生焦虑自卑，又更易接触网络，搜索到卵巢癌的预后大都较差，严重影响患者的心情，产生极大心理负担，严重影响患者睡眠，不利于机体恢复。对于化疗后脱发的患者，蒋益兰教授给予患者一定的尊重与鼓励，并用中医情志法引导患者正面看待疾病治疗引起的外貌变化，尊重患者想法，在治疗前给患者做好思想准备，减轻患者焦虑、烦躁、害怕等心理，门诊服务更加人性化，嘱咐其他医务人员在语言动作上对患者进行积极暗示，转移患者焦虑的注意力，督促患者积极配合治疗，增强患者抗肿瘤治疗的信心。

第十八节　子宫内膜癌

一、疾病概述

子宫内膜癌是发生于子宫内膜的一组上皮性恶性肿瘤，好发于围绝经期和绝经后女性。子宫内膜癌是女性生殖道三大恶性肿瘤之一，其发病率在欧美地区最高，亚洲发病率相对较低，但近年来子宫内膜癌的发病率在世界范围内上升，并呈现年轻化趋势。

子宫内膜癌的病因仍不明确，根据子宫内膜癌的临床特征与生物学行为特点分为Ⅰ和Ⅱ型。Ⅰ型子宫内膜癌约占全部子宫内膜癌的80%，其中绝大部分是内膜样癌，少部分为黏液性癌，80%的Ⅰ型子宫内膜癌细胞分化较好。Ⅱ型子宫内膜癌的发病年龄较Ⅰ型晚，绝大部分为浆液性癌，少部分为透明细胞癌。子宫内膜癌临床表现主要是阴道不规则出血，阴道排液，下腹部疼痛，腹部包块等。目前子宫内膜癌的治疗措施以手术及放疗为主，对于要求生育或晚期、复发患者需进行内分泌治疗和（或）化学治疗。近年来利用天然药物防治子宫内膜癌成为研究热点，中医药抗子宫内膜癌的研究也备受关注。

本病属于中医学中的"崩漏""经断复来""五色带下""癥瘕"等范畴。"崩"首见于《黄帝内经》，其云："阴虚阳搏谓之崩""少阳司天之政，初之气……其病血崩。"清代唐宗海《血证论》云："崩漏者，非经期下血之谓也。"中医学常将子宫内膜癌辨证分型为气血两虚型、肝郁血热型、痰瘀互结型、肝肾阴虚型等。

二、诊治观点

子宫内膜癌常因正气不足，风寒湿热之邪内侵，或房事所伤、情志过极、饮食劳倦、脏腑功能失常，机体气机阻滞，瘀血、痰饮、寒凝、湿浊等有形之邪凝结不散，结于胞中，聚积成块而发病。故蒋益兰教授认为子宫内膜癌的病机以肝肾亏虚、瘀阻胞宫为主。其病位在胞宫，与肝、脾、肾三脏密切相关，病理产物以湿热为主，最终导致湿、热、痰、瘀、毒互结，病性属本虚标实，虚实夹杂。

"凡治妇人，必先明冲任之脉"，本病多从肝、脾、肾三脏着手。根据《黄帝内经》"坚者消之，结者散之，留者攻之，损者益之"之大法，蒋益兰教授拟定了补益肝肾、调补冲任、清热利湿、化瘀解毒的治疗原则，方药予桂枝茯苓丸合一贯煎加减：桂枝、茯苓、牡丹皮、桃仁、白芍、北沙参、当归、生地黄、枸杞子、益母草、泽兰、郁金、山慈菇、白花蛇舌草等。在此基础上审证求因，随症加减，灵活用药。临床常用白花蛇舌草、半枝莲、重楼、山慈菇、石见穿、莪术等清热解毒类中药清热解毒、活血消肿、破血消癥，以达到祛除邪毒、抗癌抑瘤之目的。综合现代药理研究发现，上述药物均具有抗肿瘤作用，其机制为抑制肿瘤细胞增殖、浸润和转移，抑制新生血管生成，诱发或促进肿瘤细胞凋亡，逆转多药耐药，影响肿瘤细胞信号传导相关基因的表达，阻断肿瘤细胞的信号通路等。

蒋益兰教授在临证时十分注意随症加减，如气滞少腹，腹胀、腹痛者，加川楝子、延胡索、红花、桃仁行气活血、化瘀止痛；火毒炽盛者，加牡丹皮、栀子、生地，以清热泻火凉血；瘀血阻络伴阴道出血者，则用三七、蒲黄、茜草等化瘀止血；痰湿阻滞者，常选用半夏、天南星、猫爪草、土贝母等化痰软坚；尿频、尿热、尿痛者，酌加车前草、瞿麦、萹蓄等清利湿热；胃气不振、食欲欠佳者，加炒山楂、炒麦芽、神曲消食助运；血虚较著、面色无华、爪甲色白者，加白芍、当归、阿胶等补血和血；阴虚内热者，加青蒿、地骨皮等清退虚热等。

蒋益兰教授治疗子宫内膜癌，主张攻补兼施，标本同治。强调健运脾胃，顾护胃气。脾胃为后天之本，气血生化之源，营养五脏六腑，故脾胃之气是最主要的正气，脾胃健运、正气强盛，则体健无疾，反之，则百病丛生，故脾胃亏虚贯穿于疾病始终。患者常见全身乏力、纳食欠佳、食后腹胀、便溏泄泻等脾气亏虚之症，手术或化疗后胃肠道功能受损者，亦可见面色萎黄、爪甲唇睑淡白无华、心悸眩晕等血虚症状，常用药物有人参、茯苓、白术、炙甘草、黄芪、半夏、薏苡仁、山药、枸杞、当归、鸡血藤等，大量运用健脾、益气、养血之品，改善患者全身状况，增进患者食欲。

三、验案举隅

【案一】

雷某某，女，54岁。2018年1月31日初诊。

主诉：子宫内膜癌术后2月余。

病史：患者2017年11月在湖南省妇幼保健院做病理活检，确诊为子宫内膜癌。2017年11月23日于湖南省肿瘤医院行"子宫切除术＋盆腔、肾血管旁淋巴结切除"，术后病理检查结果：（宫腔）子宫内膜增生，灶性癌变（高分化内膜样癌）；免疫组织化学检查结果：ER（＋）、PR（灶性＋）、P16（灶性＋）、P53（弱＋）、NapSinA（－）、Ki-67（95%＋）。术后行化疗2周期，末次化疗时间为2018年1月16日。

症见：下腹部刺痛，心悸、心慌，纳差，恶心欲吐，稍口干，夜寐差，易醒，二便尚调。舌暗，苔薄白，脉沉细。

西医诊断：子宫内膜腺癌。

中医诊断：子宫内膜癌（脾肾两虚，瘀毒内结证）。

治法：补脾益肾，化瘀解毒。

处方：脾肾方加减。具体拟方如下：人参10g，白术10g，茯苓10g，半夏10g，黄芪30g，甘草5g，枸杞子10g，菟丝子10g，女贞子10g，墨旱莲10g，淫羊藿10g，灵芝10g，百合20g，麦冬10g，酸枣仁20g，麦芽15g，炒山楂10g。15剂，水煎，每日1剂，分两次温服。

2018年3月12日二诊：服药15剂后精神好转，纳食略增，恶心较前缓解。患者于2018年2月25日做第三周期化疗。患者目前仍稍心慌，腹部及下肢有刺痛感，阴道无异常分泌物，食纳可，夜寐差，乏力，二便调，夜间口干。舌暗，苔白，脉沉细。上方加夜交藤20g、鸡血藤20g、怀牛膝10g、丹参15g、南沙参10g。15剂，水煎，每日1剂，分两次温服。

2018年5月28日三诊：服药30剂后，心慌减轻，恶心呕吐明显缓解，考虑患者化疗已完成，脾胃亏虚，遂改方为健脾消癌方加减：党参15g，白术10g，茯苓10g，半夏10g，黄芪20g，甘草5g，白花蛇舌草30g，半枝莲30g，枳壳10g，郁金10g，竹茹10g，鸡血藤20g，泽兰10g，莪术10g，土贝母6g，女贞子10g，旱莲草10g，灵芝10g。30剂，水煎，每日1剂，分两次温服。

2018年8月29日四诊：行腹部增强CT，盆腔少量积液，腹膜淋巴结较前明显缩小。

此后多次就诊，均以上方随症加减。

按语：患者首诊时第二周期化疗已结束，出现"纳差，恶心欲吐"等化疗常见胃肠道反应。手术、化疗皆损伤脾肾，肾为先天之本，脾为后天之本，脾肾同治，通过健脾胃、补肾精扶助正气，选验方脾肾方加减：方中人参、白术、黄芪、枳壳益气健脾，以资生化之源，而疗诸虚不足；菟丝子、女贞子、墨旱莲、淫羊藿补益肾阴肾阳，肝肾同补，以资先天；山楂、麦芽开胃，以改善化疗后食欲不振。全方重在扶正固本，减轻化疗毒副作用，改善患者临床症状。二诊时患者刚结束第三周期化疗，遂续上方加减，夜寐差，加夜交藤、鸡血藤等，养血安神，以助睡眠。三诊时患者化疗已完成，处于巩固治疗阶段，遂改为健脾消癌方，方中加白花蛇舌草、半枝莲、莪术、土贝母等清热解毒散结之品，以祛除邪毒，抑制肿瘤复发。纵观全方，阴阳并补，气血双调，攻补兼施，以补为主，补不滞邪，攻不伤正，故得疗效。

【案二】

肖某某，女，67岁，株洲人。2017年10月8日初诊。

主诉：子宫内膜癌术后1年2个月，发现全身多发转移7个月。

病史：患者因"阴道不规则出血"至株洲市二医院就诊，进行相关检查后，考虑子宫内膜癌，遂于2016年8月行子宫全切术。术后病理检查结果：子宫内膜中分化样腺癌，浸润深度<1/2；双附件未见癌，淋巴结（-）。2017年3月PET/CT检查显示盆腔复发，侵犯髂骨，肺转移，行化疗4周期，行盆腔伽马刀11次，末次治疗时间为2017年8月。

症见：神疲，记忆力减退，神志清，右腹胀痛，右下肢疼痛，活动受限，小便时疼痛不畅，大便干结，纳寐可。舌淡，苔白，脉细。

西医诊断：中分化子宫内膜样腺癌 Ⅳ期。

中医诊断：子宫内膜癌（气血亏虚，瘀毒内结证）。

治法：补益气血，化瘀解毒。

处方：四君子汤合桂枝茯苓丸加减。具体拟方如下：人参10g，白术10g，甘草5g，茯苓10g，牡丹皮10g，桃仁6g，白芍15g，半夏10g，黄芪20g，白花蛇舌草30g，半枝莲30g，枳壳10g，郁金10g，蜂房10g，全蝎6g，地龙10g，车前草15g，砂仁5g，灵芝10g，百合20g。15剂，水煎，每日1剂，分两次温服。

2017年10月23日二诊：服药15剂后神疲乏力较前好转，无异常分泌物，右腹、右臂仍疼痛，活动后疼痛加重，小便不畅，排尿等待时间延长，大便成形，色黄。舌淡，苔白，脉弦细。上方去桃仁、白芍、百合，加山慈菇10g，泽兰10g，醋延胡索10g。嘱患者继续服用中药，定期复查。

2018年6月26日三诊：患者坚持上方治疗，定期复诊，随症加减，患者神疲乏力明显好转，右腹、右臂疼痛减轻，二便调。

随访至今，患者生存期已近3年，现在一般情况尚可，无明显不适症状，实现带瘤生存。

按语：患者因久病消耗，气血两伤，"气主呴之""血主濡之"，气血两虚，则脏腑经络、形体官窍失之濡养，各种机能失之推动及调节，故可出现疲乏无力、形体瘦怯、记忆力减退等症。辨证为气血亏虚、瘀毒内结证，治则以扶正固本为主，健脾益气补血，佐以祛邪，活血化瘀、解毒消癥。方用四君子汤合桂枝茯苓丸加减。患者系术后、放化疗后，损伤脾肾，气血两亏，方中予人参大补元气，补后天，养先天；白术、茯苓、黄芪健脾益气，扶正固本；药对半枝莲、白花蛇舌草解毒利水、抗癌散结，三七、郁金活血化瘀，以增强抗肿瘤功效；患者系术后复发，加全蝎、地龙、蜂房等善于攻伐走窜、药性峻猛深入的虫类药，牡丹皮、桃仁类活血化瘀药，加强活血通络、破血消癥、祛毒散结之功，对肿瘤患者的症状有较好的改善作用。二诊时患者精气神较前好转，药已见效，续用上方加减，见患者癌痛明显，加延胡索、泽兰以活血化瘀、止痛，山慈菇解毒散结、抗肿瘤。对于晚期患者，主要目的是抑制肿瘤，减轻临床症状，提高生活质量，延长生存期。

【案三】

伍某某，女，46岁。2017年5月22日初诊。

主诉：子宫内膜癌术后4月余，末次放疗2月余。

病史：患者因"腹痛、阴道出血"就诊，经妇科检查、影像学检查、活检等，诊断为子宫内膜癌。2017年1月2日行手术切除。术后病理检查结果：中分化子宫内膜样腺癌，脉管神经、残端未侵犯，淋巴结（一）。术后行放疗25次，末次治疗时间为2017年3月16日。

症见：偶见少量阴道黄色分泌物，无异味，少腹胀痛，伴坠胀感，纳可，夜寐一般，二便调，口干明显。舌淡红，苔薄黄，脉弦细。

西医诊断：中分化子宫内膜腺癌。

中医诊断：子宫内膜癌（肝郁脾虚，瘀毒内结证）。

治法：疏肝健脾，清热解毒化瘀。

处方：四君子汤合一贯煎加减。具体拟方如下：党参15g，白术10g，茯苓10g，半夏10g，黄芪20g，甘草5g，北沙参10g，麦冬10g，枸杞子10g，白花蛇舌草30g，半枝莲30g，柴胡10g，郁金10g，百合15g，重楼10g，夏枯草10g，黄芩10g。15剂，水煎，每日1剂，分两次温服。

2017年7月3日二诊：服药30剂后，腹胀较前好转，偶有小腹坠胀感，症见：偶有头昏、头痛，夜寐差，难入睡，多梦，纳可，二便调。舌淡红，苔薄白，脉弦细。上方去重楼、夏枯草、柴胡，加酸枣仁20g，夜交藤20g，石见穿15g，土贝母5g。30剂，水煎，每日1剂，分两次温服。

2017年10月11日三诊：服药30剂后，夜寐较前改善，腹胀减轻，守前方，随症加减。复查血清肿瘤标志物正常，腹部彩超检查结果大致正常。

2018年4月12日，患者复查CT，未见肿瘤复发转移征象。

患者中分化子宫内膜样腺癌，随访至今，仍坚持守方治疗，存活有3年余。

按语：此患者近七七之年，天癸渐竭，阴阳失调，阴虚阳亢；脾胃气血亏虚日久，肝气郁滞，气机不畅，故瘀、毒、虚互结，继而形成癌肿；放疗为火热之邪，热毒内蕴，耗伤阴血；结合患者舌脉，中医辨证为肝郁脾虚，瘀毒内结证，治宜疏肝健脾，清热解毒化瘀，选方四君子汤合一贯煎加减。方中党参、白术、黄芪益气健脾，柴胡、郁金疏肝行气解郁，北沙参、麦冬养阴生津，黄芩、夏枯草清热解毒，白花蛇舌草、半枝莲、重楼清热解毒抗肿瘤。二诊时患者肝气郁滞的症状明显改善，脾胃功能仍需调理，人以"胃气为本""有胃气则生，无胃气则死"，此时以健脾补虚为第一要务，脾气健则正气复，同时兼顾祛邪，加石见穿、土贝母，解毒散结抗癌；兼顾兼症失眠多梦，酸枣仁、夜交藤养心安神。诸药合用，共奏疏肝健脾、清热解毒化瘀之功效。

【案四】

蒋某某，女，48岁，永州人。2017年4月9日初诊。

主诉：子宫内膜癌综合治疗后1年7个月。

病史：患者因"阴道不规则流血"至当地医院就诊，进行相关检查后，诊断为子宫内膜癌。2015年1月于省肿瘤医院做手术。术后病理检查结果：（宫腔）中分化子宫内膜样腺癌伴鳞状分化，癌组织侵犯宫体肌壁及颈管纤维肌壁深度大于1/2厚度；淋巴结：右盆腔（1/6），左盆腔（0/4），左髂总动脉（0/3），右髂总动脉（0/1），腹主动脉旁（0/1），见癌转移，阴道残端、左右附件及宫旁组织未见癌细胞。术后予TP方案化疗5周期，放疗24次，治疗完成时间为2015年9月。

症见：左下肢水肿，偶尔上肢肿胀，无腹胀、腹痛，双侧腹股沟稍疼痛，食纳可，夜寐可，大便偶有腹泻，小便偏黄，无口干、口苦。舌红，苔薄白，脉弦细。

西医诊断：子宫内膜腺鳞癌 ⅢC 期。

中医诊断：子宫内膜癌（脾肾阳虚，瘀毒内结证）。

治法：健脾益肾，化瘀解毒。

处方：四君子汤加减。具体拟方如下：人参10g，茯苓10g，白术10g，甘草5g，黄芪20g，枳壳10g，郁金10g，半夏10g，白花蛇舌草30g，半枝莲30g，土贝母6g，三七5g，全蝎5g，地龙10g，黄芩10g，葛根30g，怀牛膝10g，灵芝15g。15剂，水煎，每日1剂，分两次温服。

2017年6月4日二诊：服药30剂后，无腹痛、腹胀，阴道无异常分泌物。行彩超检查：双侧腹股沟区肿大淋巴结（左：9.4mm×8.9mm，右：13.5mm×7.5mm）。症见：左下肢水肿严重，双侧腹股沟淋巴结压痛，左侧上肢时有颤抖，纳可，寐可，小便可，大便调，稍口干、口苦。舌淡，苔薄白，脉弦细。上方去黄芩、葛根、灵芝、全蝎、地龙，改茯苓为茯苓皮30g，加红花5g、三七5g、桃仁8g、猫爪草15g、泽泻10g。30剂，水煎，每日1剂，分两次温服。

2017年8月28日三诊：服药60剂后，左下肢水肿明显减轻，纳可，寐差，入睡困难，大便质偏稀，小便可。舌淡红，苔白，脉弦细。上方去桃仁、泽泻，加夜交藤20g、合欢皮10g、泽兰10g。30剂，水煎，每日1剂，分两次温服。

2017年11月12日四诊：患者继续守方治疗，未见明显下肢水肿，食纳可，夜寐好转，二便调，其后多次守方加减，继续巩固治疗。

按语：子宫内膜癌以手术治疗、放化疗为主，并清扫腹腔淋巴结，这些治疗都会引起淋巴回流受阻、中断，导致肢体水肿、腹股沟区疼痛。患者脾胃功能受损，运化失常，气血生化乏源，进而后天失养，使其固摄失职，封藏失司，冲任不固，胞宫藏泄失常而致经水非时而下；另外，脾虚运化无权，气血津精液代谢障碍，停滞于内，痰湿内生，阻于血脉，瘀血内停，痰瘀互生，使得水谷精微物质输布不畅，肾失摄纳，引起水液代谢失常，水湿内盛而出现水肿。结合患者舌象、脉象，辨证为脾肾阳虚、瘀毒内结证，治宜健脾益肾、化瘀解毒，方选四君子汤加减，方中人参、白术、黄芪、枳壳益气健脾，以资生化之源，而疗诸虚不足，从而达到扶正固本的目的；茯苓健脾渗湿以治标；黄芩清热燥湿；半夏化痰散结；郁金活血化瘀；白花蛇舌草、半枝莲、土贝母清热解毒、消痈散结；加全蝎、地龙等虫类药，以破血消癥、祛毒散结，大力加强抗瘤、抑瘤作用。二诊时彩超检查提示双侧腹股沟区淋巴结肿大，系有实之邪，遂予三七、桃仁、红花，以加强活血化瘀之功；加之水肿严重，予茯苓皮、泽兰利水消肿。三诊时症状较前明显缓解，遂继续守方加减，以巩固疗效。

第十九节　恶性淋巴瘤

一、疾病概述

恶性淋巴瘤是起源于淋巴造血系统的恶性肿瘤，是最早发现的血液系统恶性肿瘤之一。

霍奇金淋巴瘤一般好发于20～40岁的中青年，以及55岁以上的老年人。我国淋巴瘤的确诊发病率为5.94/10万，2015年的发病率为6.89/10万。其中，2015年男性淋巴瘤发病率为7.43/10万，占男性恶性肿瘤发病人数的2.42%，远多于女性。近年来，恶性淋巴瘤发病率有明显的上升趋势。随着年龄的增长，尤其是在60岁之后的人群，非霍奇金淋巴瘤的发病率逐渐升高。其病因尚未完全阐明，目前认为感染、免疫因素在该病的发病过程中起重要作用，遗传因素也不可忽视。临床表现主要为无痛性淋巴结肿大，全身各组织器官均可受累，可伴有发热、盗汗、消瘦、皮肤瘙痒等全身症状。根据病理特点，常分为霍奇金淋巴瘤和非霍奇金淋巴瘤：霍奇金淋巴瘤为单一疾病，经合理治疗可以实现临床治愈，生存期较长，预后较好；非霍奇金淋巴瘤具有高度异质性，由属于不同病理类型和不同恶性程度的疾病组成。不同类型的临床表现及治疗方法差异较大，预后也完全不同。随着放化疗、生物靶向药物治疗等综合治疗经验的积累以及新药、新的联合方案的发展，恶性淋巴瘤的近期疗效有所提高。

明代王肯堂所著《证治准绳》云："石疽石疸，谓痈疽肿硬如石，久不作脓者是也。"清代吴谦所著《医宗金鉴》云："石疽生于颈项旁，坚硬如石色照常，肝郁凝结于经络，溃后法依瘰疬疮。"由此可见在中医文献中虽无恶性淋巴瘤这一病名，但可认为本病属于"恶核""失荣""石疽""痰核""阴疽""疵痈"等范畴。

二、诊治观点

明代张介宾在《景岳全书·积聚》中云："凡脾胃不足及虚弱失调之人多有积聚之病，盖脾虚则中焦不足，肾虚则下焦不化，正气不行则邪滞得以居之。"蒋益兰教授认为恶性淋巴瘤的病机以正气内虚，脏腑功能失调为本；外感四时不正之气，六淫之邪为因。其常见证型有气血两虚证、痰瘀互结证、气阴两虚证、肝肾阴虚证、寒痰凝滞证、脾肾两虚证、气滞痰凝证、痰热内蕴证、肝气郁滞证、阴虚火旺证等。所谓无痰不成核，恶性淋巴瘤患者主要的临床表现为无痛性淋巴结肿大，也就是中医所说的"痰"。痰是形成淋巴瘤实邪的重要病机，它既是一种致病因素，也是病理产物，其生成与肺、脾、肾三脏的运化功能失常密切相关，其中尤其以脾的功能失常为核心环节：平素脾胃虚弱之人，气血生化失常，气不化津，津聚成痰，痰滞经络而成瘤病；发病后患者多做化疗等，更损脾气，加重脾失健运，进一步损耗气血，聚湿成痰。久病及肾，肾阴不足则水不涵木，肝脏虚火内动，更伤阴液，灼津成痰，痰火郁结；痰阻经络，血液瘀滞，痰瘀互结，久炼成毒，痰瘀毒结，聚于脏腑经络而生痰核、瘰疬。经络不通则肢体关节疼痛；气血亏虚，失于濡养则皮肤瘙痒；肝肾阴虚内热，则可见发热、盗汗、消瘦等，若未及时调理，更可导致气血阴阳俱损，故蒋益兰教授认为本病病机可概括为虚、痰、瘀、毒，故治疗以健脾益气、化痰软坚、清热解毒、化瘀散结为主。蒋益兰教授临床常用方药：党参、白术、黄芪、灵芝、土茯苓、牡蛎、浙贝母、土贝母、猫爪草、夏枯草、莪术、甘草。根据患者情况随症加减，如肝区胀痛者加柴胡、延胡索、郁金；皮肤瘙痒者加蝉蜕、紫草、防风；纳呆者加炒山楂、炒麦芽；情志抑郁者加香附、百合、合欢皮；关节疼痛者可加鸡血藤、三七；郁热者加栀子、黄芩；失眠者加炒枣仁、夜交藤等。对于恶性淋巴瘤伴癌性发热的患者，蒋益兰教授临床常使用青蒿鳖甲汤、清骨散加减，或予生地、丹皮、青蒿、白薇、地骨皮、银柴胡、龟甲、鳖甲等滋阴凉血清热；高热患者，可加羚羊角1~3g，并可辅以中成药小金丸等散结消肿，活血通络，亦可于肿块局部或穴位处酌情外敷中药，内外合治，祛邪外出。

目前恶性淋巴瘤的治疗以化疗、放疗及靶向药物治疗为主要手段。蒋益兰教授认为中医药治疗本病可配合放化疗、靶向免疫药物治疗以减毒增效，亦有维持和巩固治疗效果的作用。对晚期患者，常可抗癌抑瘤，改善症状，提高生活质量，延长生存时间。

东汉医学家张仲景《金匮要略》云："若五脏元真通畅，人即安和"，临床强调通过调补脾、肾、肝等脏，补益气血阴阳以治疗淋巴瘤之亏虚病机。明代陈实功在《外科正宗》中曰："忧郁伤肝，思虑伤脾，积想在心，所愿不得达者，致经络痞涩者，聚结成痰核。"情志郁结是恶性淋巴瘤发生的另一个重要病因，确诊后患者的情志不舒，也会进一步加重病情，故在医患沟通中，蒋益兰教授常细心观察患者，予以人文关怀，减轻患者心理压力。

三、验案举隅

【案一】

王某，女，55岁。2018年12月6日初诊。

主诉：发现右肘窝肿块7个月，寐差4个月。

病史：患者于2018年5月发现右肘窝肿块，遂至湘雅二医院看病，于2018年5月28日行右肘窝肿块切除术。术后病理检查结果：低级别非霍奇金B细胞淋巴瘤。免疫组化检查结果：CD3（＋），CD20（＋＋＋），CD21（＋），Bcl-2（部分＋），Bcl-6（－），CD5（部分＋），CD23（部分＋），CyclinD（－），PAX-5（＋），Ki-67（28%＋），EBER原位杂交（－），CD38（个别＋），CD138（－），符合淋巴结边缘区淋巴瘤。2018年6月行R-CHOP化疗1周期，因心率过慢停止化疗；2018年7月13日行R-CHOP 1周期；2018年8月13日开始行R-CHOP化疗4周期（末次化疗时间为2018年11月6日）。

症见：夜寐差，入睡难，易醒，精神差，偶有潮热，乏力，食纳可，小便可，大便一日一行，偶有未消化食物；术区无不适，无口干、口苦。舌红，苔黄，脉细缓。

西医诊断：非霍奇金淋巴瘤术后，低级别。

中医诊断：恶核（脾肾阴虚，痰火郁结证）。

治法：健脾益气，化痰解郁，软坚散结。

处方：香砂六君子汤加减。具体拟方如下：百合20g，酸枣仁20g，夜交藤20g，夏枯草10g，猫爪草10g，土贝母6g，灵芝15g，党参15g，白术10g，茯苓15g，半夏9g，黄芪20g，白花蛇舌草15g，半枝莲15g，枳壳8g，郁金10g，甘草6g，砂仁3g。25剂，水煎，每日1剂，分两次温服。

2019年1月8日二诊：期间复查彩超未见明显异常。服药后一般情况较前明显好转，纳寐可，无潮热，乏力亦有明显改善，二便调，无口苦、口干。舌淡红，苔薄黄，脉弦细。在上方基础上加大白花蛇舌草、半枝莲用量至30g，去枣仁、夜交藤、猫爪草，加石见穿15g、薏苡仁30g、淫羊藿10g。30剂，水煎，每日1剂，分两次温服。

后一直于蒋益兰教授门诊复诊，每2～3月1次，现仍健在，定期随访。

按语：该患者为手术后患者，术后易耗伤气血，尚未及顾护脾胃，且术后又行6周期化疗，在攻伐邪毒的同时，也进一步损伤了人体的气血津液，导致脾失健运，故而完谷不化，气血生化乏源，心神失养，故而寐差易醒；无形之邪蕴结体内郁而化热，故而出现潮热、舌红、苔黄之热象。辨证为脾肾阴虚，痰火郁结证，方以香砂六君子汤，加炒酸枣仁、夜交藤、灵芝养血安神，夏枯草、猫爪草、土贝母散结消肿，夏枯草还可清郁热；全方配合砂仁奏行气消滞之功。患者二诊时正气稍复，睡眠明显好转，故在前方基础上去助眠安神中药，辅之以白花蛇舌草、半枝莲、石见穿解毒散结，另以淫羊藿补益肾气，增强机体免疫。二诊时患者一般情况明显改善，寐差好转，故可去酸枣仁、夜交藤，而专攻疾病之本，加大白花蛇舌草、半枝莲用量，加淫羊藿以消肿散结解毒，辅以薏苡仁健脾益胃除湿，与方中健脾诸药共益后天之本，使攻邪而不伤正。

【案二】

陈某某，女，26岁。2018年7月24日初诊。

主诉：发现颈部肿块11个月。

病史：患者2017年8月发现颈部淋巴结肿大，后出现盗汗，体重下降，于2018年1月3日进行骨髓穿刺，结果显示骨髓增生活跃，2018年2月1日至湘雅医院做PET/CT检查，检查结果为淋巴瘤，淋巴活检提示为霍奇金淋巴瘤（结节硬化型），Ki-67（30%），CD20（－），CD15（－），CD30（＋），EBER（－），ALK（－）。2018年2月3日—7月21日行5周期ABVD方案化疗，期间于2018年4月25日行PET/CT检查，结果表明病情较前好转。2018年6月28日复查CT提示：左锁骨上、纵隔肿大淋巴结，多个椎体及骨盆骨密度增高，左肝外上段血管瘤。

症见：乏力，肝区胀痛，稍感恶心呕吐，有口苦、口干、黄疸，纳呆，夜寐差，大便稀，每天7～8次，小便黄，量少。舌暗，苔黄厚，脉弦细。

西医诊断：霍奇金淋巴瘤（结节硬化型）。

中医诊断：失荣（气郁痰结证）。

治法：理气解郁，疏肝散结。

处方：温胆汤加减。具体拟方如下：麦芽15g，百合20g，灵芝15g，竹茹10g，枸杞10g，藿香10g，生晒参10g，白术10g，茯苓15g，半夏9g，黄芪30g，白花蛇舌草15g，半枝莲15g，枳壳8g，郁金10g，甘草6g，山楂10g。15剂，水煎，每日1剂，分两次温服。

2018年12月4日二诊：服药后乏力较前减轻，无恶心呕吐，黄疸已好转，易疲劳，牙龈易肿痛，饱食后稍有腹胀，无发热，纳寐可，二便调，无口干、口苦。舌红，苔薄白，脉弦细。辨为胃火上炎证，治以健脾和胃，清泻胃火。在上方基础上去炒山楂、麦芽、藿香、枸杞，加夏枯草10g、猫爪草15g、土贝母6g、黄芩10g，加大白花蛇舌草、半枝莲用量至30g。30剂，水煎，每日1剂，分两次温服。

2019年1月8日三诊：服药后患者乏力减轻，无恶心呕吐，黄疸好转，牙龈易肿痛，消食，腹胀好转，纳寐可，二便调。舌红，苔薄白，脉弦细。守方继续治疗。

此后坚持服用中药治疗，目前患者病情趋于稳定，定期复查。

按语：恶性淋巴瘤从中医角度看，应从"痰"论治，《疡科心得集》认为"此非阴阳正气所结肿，乃五脏瘀血浊气痰滞而发"，因脏腑功能失调导致痰气郁结，内生毒邪，久而成积。该患者初诊时肝气郁结，气机阻滞，故有肝区胀痛，郁而化火，横逆脾胃，故而有纳呆、口苦、恶心、呕吐等，加上化疗伤及人体，患者本来正气虚弱，出现脾虚便溏，辨证为气郁痰结证，方用温胆汤加减治疗，方中枳壳、藿香行气解郁；郁金、百合、竹茹兼清郁热除烦；四君子汤合炒山楂、麦芽健脾理气；枸杞滋补肝肾之阴以制衡肝阳。服药后，患者肝经郁热症状明显好转，考虑正气稍复，宜加强祛邪，遂加大白花蛇舌草、半枝莲用量，并加夏枯草、猫爪草、土贝母消肿散结，夏枯草兼清郁热，黄芩清中上二焦余热，巩固疗效。

【案三】

董某，女，49岁。2018年6月5日初诊。

主诉：腹胀并腹膜后肿块1年6月余，皮肤瘙痒11个月。

病史：患者2016年11月底因腹胀去长沙市中心医院看病。检查提示腹膜后淋巴结肿大。2016年12月5日行腹腔探查术＋姑息术，活检提示滤泡性淋巴瘤，术后化疗8周期（末次化疗时间2017年7月，具体方案及用药不详）。

症见：全身散在皮疹合并皮肤瘙痒，手足关节酸疼，术区隐隐作痛，乏力，但头汗出，无腹胀、腹痛，纳寐可，二便调，口苦。舌红，苔黄，脉弦细。

西医诊断：滤泡性淋巴瘤。

中医诊断：恶核（阴虚血热证）。

治法：滋阴清热，凉血止痒。

处方：消风散加减。具体拟方如下：当归12g，蝉蜕5g，防风10g，苦参10g，紫草10g，牡丹皮10g，白花蛇舌草20g，半枝莲20g，枳壳8g，郁金10g，党参15g，白术10g，茯苓15g，半夏9g，黄芪20g，甘草6g。15剂，水煎，每日1剂，分两次温服。并予参黄洗剂5瓶外用，以祛风止痒。

2018年7月30日二诊：服药30剂后已无皮肤瘙痒，仍有手足关节酸疼，术区隐痛，乏力，头颈部汗出，纳寐可，大便稀，偶尔口稍苦，无口干。舌红，苔薄黄腻，脉细数。辨证为阴虚痰瘀证，治以滋阴化痰，散结止痛，在上方基础上去紫草、防风、牡丹皮、苦参、当归、蝉蜕等止痒药物；加鸡血藤25g、山茱萸10g、灵芝15g、黄芩10g、土贝母6g、猫爪草15g。30剂，水煎，每日1剂，分两次温服。

2019年1月21日三诊：复查CT：腹腔、胸、腹、颅脑未见转移。患者左胸背部带状疱疹疼痛，术区隐痛，手足关节酸痛较前好转，夜间头颈部仍然出汗，无腹胀，大便可，纳可，夜寐欠佳，夜尿2～3次，口干、口苦。舌红，苔白，脉沉细。在上方基础上去山茱萸、黄芩，加绞股蓝15g、山慈菇10g、三七5g。30剂，水煎，每日1剂，分两次温服。

患者未再发皮肤瘙痒，余症缓解，生活如常，定期随访至今，病情无进展。

按语：该患者为更年期妇女，《黄帝内经》言"七七任脉虚，太冲脉衰少，天癸竭"，久病伤阴，邪毒炼聚成痰，阻滞气血，经络不通，故而手足关节酸疼，术区隐隐作痛；化疗攻伐进一步伤津耗气，故而乏力；阴虚生热，则外发肌肤而瘙痒。阴虚生热，蒸迫津液外泄，本应周身汗出，但因津液虚少，不能传及全身，故"但头汗出，齐颈而还"。初诊时以消风散为主方，清热、养血、止痒。补益后天气血生化之源以滋阴，方中防风、蝉蜕之辛散透达，散邪止痒，风去则痒止；苦参配伍白术、茯苓清热燥湿，凉血止痒；然血热内郁，更易耗阴血，以当归、黄芪气血双补，党参、半夏健脾以充益脾胃之本。配合参黄洗剂外用，以解除患者痛苦。二诊时，患者瘙痒症状好转，以关节疼痛为主，调整用药，侧重于灵芝、山茱萸补益肝肾以壮先天之精，鸡血藤舒筋活络，黄芩清热燥湿、泻火解毒，土贝母、猫爪草化痰散结、消肿解毒。至三诊时，患者复查未见转移，考虑邪毒相对局限，在上方基础上加绞股蓝、山慈菇健脾补肾、清热解毒，三七活血定痛，标本兼治，巩固疗效。

【案四】

阳某某，女，52岁。2018年1月18日初诊。

主诉：反胃，发现胃部肿块2年余。

病史：患者2016年因"反胃"于当地医院就诊，胃镜提示可疑病变，2017年8月湖南省肿瘤医院胃镜检查提示淋巴细胞增生性病变，考虑胃黏膜相关性淋巴瘤。免疫组织化学检查结果：CD20（＋）、CD79（＋）、CD3（－）、CD5（－）、CK（－）、Ki-67（10%）。PET/CT检查提示符合淋巴瘤浸润征象，纵隔、双肺门淋巴结增生。后行放疗20次（末次放疗时间为2017年9月22日），未行化疗。

症见：上腹部稍胀，不痛，偶尔有轻度恶心，情绪较为烦躁，多梦，手足冰冷，纳可，二便调，稍口干、口苦。舌红，苔薄白，脉弦细。

西医诊断：胃黏膜相关性淋巴瘤。

中医诊断：恶核（肝逆犯胃，气血两虚证）。

治法：舒肝和胃，补益气血。

处方：半夏10g，竹茹10g，柴胡10g，白术10g，茯苓15g，夜交藤25g，鸡血藤15g，百合20g，蚤休10g，灵芝15g，黄芪30g，白花蛇舌草20g，半枝莲20g，甘草6g。30剂，水煎，每日1剂，分两次温服。

2018年2月26日二诊：服用上方后，患者稍胸闷，无腹痛、腹胀，纳可，夜寐差，二便调，稍有口干，无口苦。舌淡，苔薄白，脉弦细。在原方基础上去柴胡、竹茹、鸡血藤、蚤休，加合欢皮10g、枸杞10g。30剂，水煎，每日1剂，分两次温服。

患者情绪改善，睡眠好转，生活如常，定期随访至今。

按语：本病发病多有素体正虚亏损之基，加之饮食不节、情志失调令气滞痰凝。本案患者为绝经期女性恶性淋巴瘤放疗后，素体气血虚弱，又加之放疗使得气血更损，血虚不达末梢，不足以温养四肢、肌肉、筋骨，故而手足冰冷；气虚不足以运化水谷精微，又肝气横逆犯胃，故而情绪烦躁，腹胀，甚则恶心；气血虚弱不足以补养心神，故而多梦，结合舌脉辨证为肝气犯胃、气血两虚证。方中白术、茯苓、黄芪益气健脾，使运化有权，气血生化有源；柴胡疏肝解郁；半夏、竹茹一温一凉，化痰和胃，止呕除烦；用夜交藤、百合安神助眠；白花蛇舌草、半枝莲、蚤休消肿止痛抗癌。患者二诊时气血较前充沛，情绪明显好转，遂在原方基础上去柴胡、竹茹、鸡血藤、蚤休，加合欢皮以宣畅情志，加枸杞以温补肝肾。

【案五】

钟某某，男，50岁。2018年12月20日初诊。

主诉：间断咳嗽8个月。

病史：患者2018年4月因咳嗽于当地医院就医。CT检查结果：①气管左旁，上纵隔血管间，右前中纵隔淋巴结肿大，心包左缘少许片状影。②肺部结节。行化疗8个周期（末次化疗时间为2018年12月5日）。化疗完成后于蒋益兰教授门诊寻求中医治疗。

症见：手脚麻木，天冷时头顶疼痛，双脚抽疼，右脚中趾疼痛，咳嗽，咯少量黄黏痰，无胸闷、胸痛，稍背痛，食纳欠佳，夜寐可，二便调，口干不苦，盗汗。舌红，苔白，脉弦细。

西医诊断：弥漫性大B淋巴细胞瘤。

中医诊断：恶核（肝肾阴虚，瘀毒内结证）。

治法：益气养阴，化瘀散结。

处方：黄芪30g，白花蛇舌草20g，半枝莲20g，枳壳8g，郁金10g，甘草6g，三七5g，怀牛膝10g，鸡血藤20g，灵芝10g，百合20g，桔梗10g，蒲公英20g，生晒参10g，白术10g，茯苓15g，半夏9g，川贝5g。15剂，水煎，每日1剂，分两次温服。

2019年2月21日二诊：期间查增强CT，右前上纵隔软组织影较前减小，纵隔1L区肿大淋巴结同前。服用上方后，手足麻木及腰背部疼痛较前好转。近几日出现咳嗽，咯白色黏痰，晨起明显，咽痛，手脚胀痛，无胸闷、胸痛，口干，无口苦，纳寐可，二便调。舌红，苔薄白，脉弦细。在上方基础上去三七、鸡血藤、百合、蒲公英、川贝，加紫菀15g、款冬花15g、葛根30g、黄芩10g、夏枯草10g。30剂，水煎，每日1剂，分两次温服。

患者病情稳定，2019年12月复查未见病情进展。后一直定期来蒋益兰教授门诊复诊，目前患者仍健在。

按语：化疗后的恶性淋巴瘤患者多因久病加之化疗攻伐太过而伤脾胃，运化失常，痰瘀互阻，肝肾虚损，虚中夹瘀，又有盗汗、口干等表现，结合舌苔、脉象，辨为肝肾阴虚证。治以血府逐瘀汤加减，一方面以灵芝、怀牛膝补肝肾，强筋骨；重用黄芪，补气生血，气旺以促血行，祛瘀而不伤正，辅以田三七化瘀定痛；鸡血藤通经活络，使通则不痛；另一方面对症滋养肺肾，止咳化痰：百合甘苦微寒，滋阴清热，润肺止咳；川贝清热润肺，化痰止咳；蒲公英消肿散结兼润肺化痰；桔梗宣肺利咽，化痰散结，并载药上行；生甘草清热泻火，调和诸药，共为佐使药，共奏金水相生之效。患者二诊时麻木及疼痛症状明显减轻，见风痰壅肺，在上方基础上进行调整：葛根发表解肌，以解在表之邪，黄芩兼清肺热，防止痰液凝炼；肺主宣降，以款冬花宣肺止咳，紫菀泻肺止咳，降逆祛痰，调畅气机，紫菀与款冬花相配，一宣一降，调理肺气；痰饮蕴结，配合半夏醒脾燥湿，利喉涤痰。

【案六】

张某某，男，50岁。2018年2月5日初诊。

主诉：发现颈部肿块3年余。

病史：患者2014年9月因发现无痛颈部肿块前往湘雅医院就诊。淋巴结活检提示非霍奇金淋巴瘤Ⅳ期。遂行化疗4个周期，末次化疗时间为2015年1月14日，患者因化疗药物耐药，而改用靶向药物伊布替尼联合美罗华至今。

症见：厌食，盗汗，夜间潮热，寐差，稍有口干、口苦，躯干部散在皮疹，伴瘙痒，手指有轻微麻木感，短气，二便调。舌红，苔黄，脉弦细。

西医诊断：非霍奇金淋巴瘤（Ⅳ期）。

中医诊断：恶核（气阴两虚证）。

治法：滋阴清热，补气养阴。

处方：黄芪30g，白术10g，生晒参10g，茯苓15g，半夏9g，紫草10g，防风10g，灵芝15g，百合20g，枸杞10g，白花蛇舌草20g，半枝莲20g，枳壳8g，郁金10g，甘草6g。30剂，水煎，每日1剂，分两次温服。

2018年7月24日二诊：期间查PET/CT：①双侧颈部、锁骨区、腋窝、内乳区、心膈角区、肝门区、腹膜后区、双侧髂血管及腹股沟区多发肿大淋巴结，数目较前减少，余淋巴结缩小，淋巴瘤化疗后完全缓解；②双肺炎症较前加重，左下肺更甚。服用上方后，患者皮疹消失，厌食明显好转，盗汗潮热亦不复发作，稍有头晕，无视物模糊，手指麻木感减轻，偶有咳嗽，纳可，寐一般，梦多，二便调，稍口干，无口苦。舌淡红，苔微黄，脉弦细。在上方基础上去紫草、防风、灵芝、百合、枸杞，加葛根30g、三七3g、夜交藤25g、桔梗10g。30剂，水煎，每日1剂，分两次温服。

此后患者一直坚持到蒋益兰教授门诊复诊，定期随访，仍健在。

按语：该患者经化疗后出现耐药，改用靶向药物。在邪毒内盛的病机方面，化疗和靶向治疗在祛邪过程中已伤正气，尤其以阴液损耗为主，故而出现了夜间潮热、盗汗的典型阴虚表现，阴不入阳则夜寐差，阴虚津少，津液不承则致口干、口苦；阴虚生热，则外发肌肤皮疹伴瘙痒。辨证为气阴两虚证，治以四君子汤加黄芪、枸杞滋阴补气，亦能健脾改善食欲；紫草、防风养阴清热，止痒；白花蛇舌草、半枝莲消肿散结；百合、郁金等清热，共奏滋阴清热、补气养阴之效。患者二诊时气阴两虚症状明显好转，手指麻木感减轻，偶有咳嗽，梦多，遂在原方基础上去紫草、防风、灵芝、百合、枸杞，加葛根生津止渴，三七活血通络，桔梗宣肺，夜交藤助眠。患者目前病情稳定，定期复查。

第二十节　多发性骨髓瘤

一、疾病概述

多发性骨髓瘤也称浆细胞骨髓瘤，是一种恶性浆细胞克隆性增生的肿瘤。其起病徐缓，多发于老年，早期无明显症状，容易被误诊，目前仍无法治愈。

2018年世界范围内有159 908例多发性骨髓瘤发病，位居所有新发癌症的第22位。而据美国SEER（肿瘤监测、流行、终末结果）数据库统计，其发病率逐年升高，现居血液肿瘤的第2位，2019年发病率为1.8%，死亡比占所有肿瘤的2.1%。中国临床肿瘤学会最新数据显示，我国骨髓瘤发病率为1.03/10万，死亡率为0.67/10万，男女发病比为2.35∶1。

多发性骨髓瘤尚无明确病因，目前有证据表明分子细胞遗传异常与发病有关，另外接触辐射、病毒感染、接触某些化学药物等也有可能引发骨髓瘤。其起病缓慢，可有数月至数年无症状期，临床上主要表现为骨骼破坏、骨痛、感染、贫血、肾功能损害及出血倾向等。临床表现复杂多样，且无特异性，误诊率可高达56.44%以上。西医对本病治疗效果欠佳，有放化疗、干扰素治疗及骨髓移植等治疗方法，临床主要以化疗为主，随着新药的不断问世及检测手段的提高，多发性骨髓瘤的诊断和治疗也得以不断改进和完善。

多发性骨髓瘤的临床症状，类似于中医学中"骨瘤""骨痹""骨蚀"，晚期临床表现与"虚劳"和"腰痛"等病证类似；如中国古代医学文献《素问·长刺节论》记载："病在骨，骨重不可举，骨髓酸痛，寒气至，名曰骨痹。"

二、诊治观点

《灵枢·刺节真邪》对本病病因病机的描述："虚邪之中人也，洒晰动形，起毫毛而发腠理。其入深，内搏于骨，则为骨痹……虚邪之入于身也深，寒与热相搏，久留则内着，寒胜其热，则骨疼肉枯，热盛其寒，则烂肉腐肌为脓，内伤骨，为骨蚀。"蒋益兰教授认为多发性骨髓瘤的发病，其病位在骨，与五脏六腑相关，其中与脾、肾两脏联系最为密切；其发病为内外因素、先后天因素共同作用之结果。先天禀赋不足，或年老体衰，或劳伤过度，则肾精亏虚，精血不足，肾主骨生髓，肾亏则髓虚，骨失所养；若饮食不节，起居不慎，或药毒所伤，中伤脾胃，则脾胃虚弱，气血生化乏源，水湿代谢紊乱，痰浊内生，气血瘀阻。肾、脾二脏虚弱，先后天之本虚损，气血不荣，骨失所养，为疾病发生的内伤基础。随之六淫邪毒等乘虚而入，由浅入深，深著于骨，邪毒内蕴，气血运行不畅，痰瘀内生，与邪毒互结于骨，蚀骨伤髓而成本病。蒋益兰教授认为本病以正虚为基础，以六淫邪毒为条件，以气滞、血瘀、痰凝、毒聚搏结于骨骼为主要病理变化，是一种虚实夹杂的疾病。

蒋益兰教授认为多发性骨髓瘤病机以脾肾亏虚、瘀毒壅盛为主，基本治法为健脾补肾、化瘀解毒，力求标本兼治；中医药治疗本病尤其适宜于配合化疗等减毒增效、维持治疗，或晚期患者的中药治疗等。治疗中也宜结合患者病史，了解病程进展，四诊合参，辨证论治。如疾病多以骨痛为首发症状，初期邪气亢盛，此时用药宜加强祛邪解毒化瘀通络，即祛邪为主，辅以扶正；疾病进展至中期，患者常已采取化学治疗等，此时配合中药，尤重健脾补肾、益气养血、和胃止呕，祛邪与扶正并进；疾病末期，正气虚衰，不耐攻伐，则以温养脾肾，扶正固本为要。蒋益兰教授根据长期临床实践经验拟定经验方，包含党参、白术、黄芪、黄精、淫羊藿、枸杞、莪术、三七、石见穿、白花蛇舌草、枳壳、甘草。该方健脾益气，补肾填精、化瘀解毒，使"祛邪不伤正，扶正不留邪"。临证时在上方基础上注重酌加补肾壮骨之品，如菟丝子、川杜仲、桑寄生、狗脊、川续断、骨碎补、女贞子等。强调随症加减，如骨痛明显者，可加全蝎、地龙、蜈蚣、延胡索、土鳖虫等；贫血者，选加阿胶、当归、白芍、何首乌等；身热出血者，予以犀角地黄汤加减（大剂量，用水牛角代犀角）。

三、验案举隅

【案一】

伍某某，男，60岁。2015年9月3日初诊。

主诉：腰痛10余年，加重伴活动障碍1个月。

病史：患者10余年来无明显诱因反复腰背隐痛，不影响活动，休息后疼痛缓解，未予重视，未经系统治疗，自行使用止痛药及膏药后症状尚可缓解。1个月前患者因劳累出现腰部疼痛不适，疼痛剧烈，痛处拒按，活动受限，遂至中南大学湘雅医院就诊，腰椎MRI检查结果：L_2椎体病理性骨折可能。骨髓穿刺检查后确诊为多发性骨髓瘤。治疗上予硼替佐米化疗1周期（末次化疗时间为2015年8月26日），并进行相关对症支持治疗。患者化疗反应较重，遂于2015年9月3日来我院门诊寻求中医治疗。

症见：腰痛，疼痛较前稍缓解，左胁疼痛不适；稍进食油腻刺激食物即腹泻，纳可，常有饥饿感，夜寐差，乏力，无头晕、头痛，小便调，大便3日1次，干结难解，羊屎状，需"开塞露"通便。舌红，干裂，苔黄，脉弦细。

西医诊断：多发性骨髓瘤（Ⅱ期）。

中医诊断：多发性骨髓瘤（脾肾亏虚，邪毒内蕴证）。

治法：健脾滋肾，益气解毒。

处方：党参15g，白术10g，黄芪30g，黄精15g，淫羊藿10g，枸杞子10g，三七5g，石见穿15g，白花蛇舌草20g，半枝莲20g，炒枣仁20g，柏子仁30g，夜交藤20g，百合20g，灵芝15g，茯苓10g，黄芩10g，枳壳8g，甘草6g。15剂，水煎，每日1剂。

2015年9月24日二诊：服用上方后，患者诉腰痛及左胁疼痛均较前改善，进食好转，夜寐仍欠佳，乏力明显改善，大便好转。舌红，有裂痕，苔黄，脉弦细。患者症状较前减轻，治疗续予原方加减，改党参为生晒参10g，去白术、枳壳，加鸡血藤20g、火麻仁30g。15剂，水煎，每日1剂，分两次温服。配合服用我院制剂枣柏安神丸以养心安神。

2016年1月15日三诊：患者诉现偶有腰疼，无左胁疼痛不适，纳寐可，偶感乏力，小便调，大便偶3日1次。舌红，苔白，脉细弦。患者服药后疼痛减轻，气血渐复，续予前法加减，巩固疗效。方药如下：生晒参15g，黄芪30g，黄精15g，淫羊藿10g，枸杞子10g，三七5g，石见穿15g，白花蛇舌草20g，半枝莲20g，火麻仁30g，鸡血藤20g，夜交藤20g，百合20g，甘草6g。15剂，水煎，每日1剂。

后患者定期就诊，坚持服用中药至今5年余，结合化疗，身体康泰，正常生活。

按语：患者老年男性，年老体衰，肾精亏虚，髓海不充，骨失所养；平素嗜食肥甘厚味，损伤脾胃，气血亏虚。元代朱震亨在《活法机要》中指出："壮人无积，虚人则有之。脾胃虚弱，气血两衰，四时有感，皆能成积。"劳则气耗，气血精髓更虚，久成本病。化疗药物，作用于局部病灶时，亦损伤人体脏腑气机，耗伤正气，正气更虚，气血运行无力，瘀毒凝而化热，故局部疼痛，左胁疼痛不适，大便干结难解；脾胃虚弱，运化无力则稍进食油腻刺激食物即腹泻；毒邪炽盛，耗灼阴精，则消谷善饥，纳可而常有饥饿感；气虚则乏力、心神不安则夜寐差；结合患者舌红、干裂、苔黄、脉弦细，辨为脾肾亏虚，邪毒内蕴证，治以健脾滋肾，益气解毒。予经验方加减，方中党参、白术健脾益气养血，补后天之本，气血生化有源，疗诸虚不足；黄芪甘温，大剂量重用，补气养阴；黄精补肾益脾，合党参有补后天以养先天之效；淫羊藿、枸杞子补肾益精；三七活血散瘀；石见穿、白花蛇舌草、半枝莲、黄芩清热解毒、消瘀散结；枣仁、柏子仁、夜交藤养心安神，润肠通便，加百合、灵芝达到扶正固本的目的；枳壳行气解郁，甘草调和诸药，全方共奏顾护脾肾、解毒散瘀之效，攻补兼施，标本兼顾。患者二诊时，诸症较前明显减轻，治疗续予原方，去党参、白术、枳壳，改为生晒参大补元气，加强补脾益肾之效；患者舌红有裂纹，大便仍干结难解，遂以鸡血藤、火麻仁加强润肠通下之功。睡眠仍欠佳，予枣柏安神片养心除烦。至患者三诊时，临床症状较前已明显缓解，方随原法，守方续服。现患者精神可，带瘤生存，病情稳定至今。

【案二】

严某某，女，72岁。2016年7月25日初诊。

主诉：腰腿疼痛10月余，乏力2月余。

病史：患者2015年9月无明显诱因出现腰腿疼痛，放射至下肢，至当地医院进行影像学检查，检查结果提示多处骨骼溶骨性破坏，本周蛋白阳性，遂至湖南省肿瘤医院进行骨髓检查，确诊为多发性骨髓瘤，予硼替佐米、来那度胺化疗3周期（末次化疗时间为2016年5月29日）。末次化疗后乏力，拒绝再行化疗，自行在家口服止痛药。2016年7月21日至中南大学湘雅医院复查血常规：血红蛋白106g/L，白细胞$3.75×10^9$/L，红细胞$3.57×10^{12}$/L，血小板$103×10^9$/L。

症见：疲乏无力，腰疼，放射至下肢，手脚发麻，大便不成形，胃脘部胀闷不适，食欲欠佳，寐可，小便调，无口干、口苦。舌淡，苔白，脉细弦。

西医诊断：多发性骨髓瘤。

中医诊断：多发性骨髓瘤（脾肾亏虚，痰瘀内阻证）。

治法：温补脾肾，化痰祛瘀。

处方：党参15g，太子参15g，白术10g，黄芪20g，黄精15g，淫羊藿10g，菟丝子10g，枸杞子10g，三七5g，石见穿15g，白花蛇舌草20g，怀牛膝10g，鸡血藤20g，怀山药15g，薏苡仁20g，木香8g，郁金10g，枳壳8g，甘草6g。15剂，水煎，每日1剂，分两次温服。

2016年8月13日二诊：服用上方后，患者诉疲乏无力好转，疼痛、麻木均较前缓解，大便改善，食纳仍欠佳，寐可。舌淡红，苔白，脉细弦。治疗续予原方加减，去枳壳，加半枝莲20g，神曲15g。15剂，水煎，每日1剂，分两次温服。

2016年9月12日三诊：患者诉现症状均好转，偶有乏力、四肢麻木，纳寐可，二便调，无口干、口苦。舌淡红，苔白，脉细弦。续予二诊方，去枸杞，加葛根30g，百合15g。15剂，水煎，每日1剂，分两次温服。

患者坚持服用中药近4年，现仍定期复查，目前症状稳定，生活质量可。

按语：东汉华佗在《中藏经·五痹》指出："骨痹者，乃嗜欲不节，伤于肾也。"本例患者年过七旬，肾气亏虚，命门火衰，卫气不生；脾虚则运化失司，中气亏损，营气不生；脾肾两虚，肌腠失荣，髓海空虚，外邪阻滞，气血不行，血脉瘀滞，则生湿、生痰、生瘀，结而为病。气血生化乏源，故疲乏无力；肾精不足则腰疼；经脉失养，络脉瘀阻则手脚发麻；脾虚运化无力，则大便不成形，食欲欠佳；气机不畅，则胃脘部胀闷不适；结合舌淡、苔白、脉细弦，辨证为脾肾亏虚，痰瘀内阻证，治以温补脾肾，祛痰通络。予经验方加减，方中太子参、白术、甘草为基础，益气健脾，温养脾胃，调补气血不足，改善患者基础；太子参平和，入脾经，尤其适宜患者体虚不得峻补，两参合用健脾益气，兼顾气血；黄芪甘温补气，黄精益肾健脾，合淫羊藿、菟丝子、枸杞子益肾之功；木香、郁金、枳壳行气，合三七、怀牛膝以养血行血、活血散瘀，气行则血行；怀牛膝又引血下行，治疗下肢痹痛，合鸡血藤通滞化瘀；石见穿、白花蛇舌草长于清热解毒、消瘀散结；怀山药、薏苡仁健脾化湿。全方药物补而不滞，健脾化痰，补肾益气基础上加用行气、活血药，注重气血并行的治疗。患者二诊时诸症较前明显减轻，乏力、疼痛麻木、大便均改善，治疗续予原方加减，去枳壳，加半枝莲，以加强祛毒，加神曲，以改善饮食。至患者三诊时，临床症状均改善，偶有乏力等，续予原方加减。患者来我院门诊治疗前使用西医治疗，出现毒副作用及不良反应，现经中医药调理，患者生存质量明显改善，体现中医药晚期治疗优势，实现带瘤生存，精神可，病情稳定至今4年余。

【案三】

陈某某，男，55岁。2018年4月3日初诊。

主诉：左胸疼痛1年余，加重伴咳嗽3个月。

病史：患者2017年无明显诱因左胸肋骨隐痛不适，疼痛不重，休息后缓解，未予重视，后骨疼反复，绵绵不愈。2018年1月患者因劳累出现疼痛加重，伴咳嗽、咽痒，咯少量白色泡沫痰，遂至中南大学湘雅医院就诊，PET/CT检查提示：①多处骨密度及代谢异常；②左侧第7肋骨骨质破坏，前缘软组织肿块突入胸腔内，怀疑左下肺周围型肺癌累及肋骨，双侧腋窝、左侧锁骨区软组织肿块，怀疑神经源性肿瘤；③双侧颈部、纵隔及双肺门区多发小结节。结合病理检查考虑诊断为多发性骨髓瘤。综合评估患者病情后，选用硼替佐米、阿霉素合地塞米松化疗2周期，2018年3月23日复查CT，结果显示：①左侧第七肋骨骨质破坏，其周围肿块缩小，右锁骨上下窝肿块缩小；②左下肺后基底段新见小结节，炎性结节？③双肺感染。

症见：腹泻，每天2～3次，左肋骨区不适感，偶有隐痛，无恶心呕吐，纳差，寐差，小便可，咳嗽，咽痒，咳少量白色泡沫痰，手足末端麻木，稍胸闷气促，无口干、口苦。舌红，苔薄白，脉濡。

西医诊断：多发性骨髓瘤。

中医诊断：多发性骨髓瘤（脾肾亏虚，痰瘀互结证）。

治法：温补脾肾，化痰解毒。

处方：生晒参10g，白术10g，黄芪20g，黄精15g，淫羊藿10g，枸杞子10g，石见穿15g，白花蛇舌草20g，枳壳8g，茯苓15g，半夏9g，女贞子10g，墨旱莲10g，菟丝子10g，灵芝15g，黄芩10g，炒山楂10g，炒枣仁20g，桔梗10g，木蝴蝶5g，甘草6g。15剂，水煎，每日1剂，分两次温服。

2018年4月23日二诊：患者上次就诊后，继续做第三周期化疗，方案同前。服上方后腹泻好转，每日一次，纳寐仍欠佳，手足端麻木改善，咳嗽、胸闷、气促好转，余况同前。舌红，苔薄白，脉濡。治疗续予原方加减，去女贞子、墨旱莲，加葛根30g，夜交藤20g，麦芽15g，神曲10g。15剂，水煎，每日1剂，分两次温服。

2018年5月15日三诊：患者诉手足端麻木好转，胸闷、气促缓解，无腹泻，无恶心呕吐，无明显胸背痛，无咳嗽，无口干、口苦，纳可，寐差，二便调。舌淡红，苔薄白，脉细。续予原方去黄芩加太子参15g、百合15g。15剂，水煎，每日1剂，分两次温服。

后一直在蒋益兰教授门诊复诊，发病至今已存活3年，一般情况可，生活自理。

按语：患者为中老年男性，肾精不足，气血亏虚，精亏血少，髓海不充，正气虚弱；又因起居无节，饮食无常，邪毒内侵，乘虚而入，痰瘀互结。脾胃虚弱，运化无力，更加药毒直中，腹泻，每天2～3次，纳差；虚、痰、瘀搏结于左肋骨区，故不适，隐痛，绵绵不愈之感；脾虚痰阻，气机不畅则胸闷气促，心神难安，故寐差，气血不足，髓海不充，不能荣养，则手足麻木。方中生晒参、白术、茯苓、甘草为四君子汤组成，健脾益气，一则辅助脾胃，匡扶正气、使气血生化有源，二则更防药毒直中脏腑，辅甘温之黄芪，加强补气之效；黄精补脾益肾，淫羊藿强壮固本，枸杞子滋肾补肝，合用先天、后天并补，阴亏阳虚兼顾；石见穿、白花蛇舌草、黄芩清热解毒；枳壳理气宽中，半夏性辛散温燥，入脾胃经，取其降逆和胃理气；女贞子、墨旱莲为二至丸，滋补肝肾，合枸杞子、菟丝子、淫羊藿温补肾阳，填精护髓；灵芝加强扶正固本；炒山楂健脾开胃、炒枣仁养心安神，桔梗宣肺祛痰，木蝴蝶利咽润肺，合则清肺化痰。全方攻补兼施，标本兼顾，在化疗期间配合，温养扶正，提高患者耐受度，故患者服用此方后症状好转。二诊时诸症较前明显减轻，治疗续予原方，去女贞子、墨旱莲，加葛根升提清气，升阳止泻，夜交藤养心安神而通络，麦芽、神曲合方中山楂以消食导滞，改善食纳。至患者三诊时，临床症状较前已明显缓解，患者于西医治疗期间配合中医药治疗，增效减毒，降低毒副反应，使患者西医治疗得以较顺利进行。

【案四】

侯某某，女，69岁。2018年4月3日初诊。

主诉：全身骨痛7年余，加重伴乏力2月余。

病史：患者2011年始出现腰骶部、髋关节疼痛，未予重视，自用膏药等止痛；2018年2月疼痛加重，乏力，精神不振，消瘦，在当地医院做CT检查，发现多处骨髓溶骨性破坏，包括颅骨、肋骨、脊柱、髋骨。经骨髓穿刺，病理检查确诊为多发性骨髓瘤（晚期）。患者及家属放弃化疗及造血干细胞移植，自行在家服用止痛药。2018年3月16日至中南大学湘雅医院复查血常规，结果如下：血红蛋白58g/L、白细胞$1.2×10^9$/L、红细胞$1.88×10^{12}$/L、血小板$14×10^9$/L。坐轮椅至我院门诊求治。

症见：全身骨痛，腰骶部为重，不能自主活动，乏力，精神差，消瘦，腹泻，每天2～3次，纳差，寐差，小便可，无咳嗽，无口干、口苦。舌淡，苔白，脉濡。

西医诊断：多发性骨髓瘤。

中医诊断：多发性骨髓瘤（脾肾虚衰，气血两亏证）。

治法：温养脾肾，扶正固本，兼以解毒抗癌。

处方：生晒参10g，白术10g，黄芪30g，黄精15g，怀山药15g，淫羊藿10g，菟丝子10g，肉苁蓉10g，鹿角胶10g，莪术10g，三七5g，全蝎6g，延胡索15g，石见穿15g，白花蛇舌草20g，鸡血藤15g，首乌藤15g，当归15g，白芍15g，甘草6g。15剂，水煎，每日1剂，分两次温服。配合复方斑蝥胶囊破血消癥，解毒散结。

2018年5月13日二诊：服用上方后，患者诉疼痛、乏力好转，腹泻改善，食纳仍欠佳，寐可。舌淡红，苔白，脉濡。患者症状好转，治疗续予原方加减，去白术、白芍，加厚朴15g，山楂10g。15剂，水煎，每日1剂，分两次温服。

2018年6月21日三诊：患者诉疼痛明显缓解，偶有乏力、纳寐可，二便调，无口干、口苦。舌淡红，苔白，脉细。予上方去延胡索、鹿角胶，加重楼10g。15剂，水煎，每日1剂，分两次温服。配合复方斑蝥胶囊。

目前患者仍坚持服用中药及复方斑蝥胶囊，定期复查，病情稳定，后于骨科行手术及骨水泥填充治疗，规律应用唑来膦酸，生活自理，生活质量明显提高。

按语：本例患者慢性起病，病程久，为老年女性，先天不足，后天失养，正气虚损，精气不足，卫外失司，加之外邪乘虚而入，侵袭人体，阻滞经络，气血运行不畅，骨节筋脉失于濡养，日久发为本病。《黄帝内经》云："五脏六腑各有精，肾则受而藏之。"气血不充，肾精不足，骨失所养，痰瘀痹阻，故全身骨痛，夜寐难安；正气不足，气血津液亏损，脏腑功能减退，故见乏力，精神差，消瘦；脾肾亏虚，脾虚不运，肾虚失温，故见腹泻，纳差；舌淡，苔白，脉濡，辨为"多发性骨髓瘤"（脾肾虚衰、气血两亏证），治以温养脾肾，扶正固本，兼以解毒抗癌。经验方加减，重用黄芪益气养阴，护卫固表，生晒参、白术、怀山药益气健脾，调补气血阴阳；黄精补肾健脾，合淫羊藿、菟丝子、肉苁蓉温肾益肾，加鹿角胶等血肉有情之品填精生髓，固肾护骨；莪术、田三七、全蝎等走窜通络，活血祛瘀，合行气活血之延胡索，活血定痛；石见穿、白花蛇舌草清解热毒，制约局部亢盛癌毒；鸡血藤、首乌藤以藤类之通，化瘀且补血，使"化瘀而不伤正，瘀去新生"；当归、白芍补血活血；甘草升阳气，调和诸药。全方药物温养脾肾，合之活血补血、化瘀解毒、祛瘀生新，共奏扶正固本之功，合复方斑蝥胶囊之破血消瘀，攻毒止痛。患者二诊时诸症较前明显减轻，食纳欠佳，治疗续予原方加减，去白术、白芍，加厚朴行气，调补脾胃气机，山楂开胃促进饮食消化。至患者三诊时，临床症状均改善，疼痛明显缓解，偶有乏力等，续予原方加减。患者久病，隐忍不发，至我院门诊治疗时疼痛较重，疲乏神差，消瘦，一派气血亏虚之症，现经中医药调理及骨科对症治疗，患者活动自如，精神改善，生活自理，生存质量明显提高。单纯中医药治疗肿瘤晚期患者可收获良效，稳定病情，与瘤共生，长期共存。

<h1 style="text-align:center">第二十一节　恶性黑色素瘤</h1>

一、疾病概述

恶性黑色素瘤是由表皮基底部的黑色素细胞恶变形成的恶性肿瘤，是临床上较为常见的皮肤、黏膜恶性肿瘤，是人类皮肤肿瘤中恶性程度最高的肿瘤之一。

恶性黑色素瘤发病隐匿，细胞恶化程度高，近些年的发病率呈快速增长趋势，在2018年全球癌症统计中，皮肤黑色素瘤的新发例为287 723例，死亡例为60 712例；目前其病因尚不完全清楚，高危因素包括白种人、长期日光暴露、晒伤史、多痣或异常痣、高龄、家族史、环境因素、机体免疫力降低、相关基因突变等。主要临床症状及体征表现为痣色杂（棕色或黑色中掺杂红色、白色、蓝色、蓝黑色或灰色），边缘不齐，表面粗糙，伴脱屑、渗液或渗血，病灶可高出皮面，可出现水肿，局部有发痒、灼痛或压痛，亦可为溃疡性病变，伴渗液、出血，刺痛或灼痛更加明显，周围可出现卫星结节，常伴有区域性淋巴结肿大，常伴有黑色素尿，转移部位疼痛，发热，烦躁，便秘，难眠和虚弱无力乃至衰竭。本病恶性程度高且预后差，易发生肺、肝、骨、脑等部位转移，眼和直肠来源的黑色素瘤容易发生肝转移。西医治法仍以手术、免疫、靶向治疗为主。

本病属于中医"黑疔""翻花""恶疮""脱疽""厉疽""阴疽"等范畴，隋代《诸病源侯论·黑痣候》记载："有黑痣者，风邪搏于血气，变化所生也。"明代《外科正宗·黑子》提到："此肾中浊气，混滞于阳，阳气收束，结成黑子，坚而不散。"

二、诊治观点

蒋益兰教授认为，恶性黑色素瘤的发病病因复杂，但究其根本不出内外二因，正气不足是发病的内在原因，邪气侵袭是发病的重要条件。若邪气偏盛，正气相对不足，邪胜正负，则使脏腑功能失调，致阳气束结或外邪搏于血气，进而导致气滞、血瘀形成黑肿块，随血液四处流窜，发为本病。治疗上，应以"扶正祛邪"为主要治疗原则。她还指出，本病不仅与外感六淫相连，亦与脏腑功能失调密切相关。皮肤为人之藩篱，易受外邪侵袭。肺主气，合皮毛，为华盖，主宣发肃降，而黑色素瘤多好发于皮肤、黏膜，以经络为传导，由外至内，皮毛的宣发肃降功能失常，导致局部的经络不通，则皮毛不润，癌毒更易蓄积；脾为后天之本，气血生化之源，若脾失健运，则气血生化乏源，肌肤失养，亦会聚津成湿，湿与外邪相挟为患。因此，临证时，尤应重视肺、脾、胃，泻肺可通调水道，使邪有出路，进而控制癌毒。健脾和胃，可巩固后天之本，增强机体抵御外邪之力。尤其是手术或放化疗后的患者，脏腑气血已经损伤，不耐攻伐，治疗当以扶正培本为主，侧重于顾护脾胃，恢复机体脏腑功能，巩固后天之本。正如李东垣所言"善治病者，惟在调和脾胃"，患者进食营养得当，才能具备攻邪基础，不能急于求成，以免邪去正衰，所谓"有胃气则生，无胃气则死"。

蒋益兰教授治疗本病时，常以健脾益气、清热解毒、软坚散结、活血化瘀为法。常用方药：党参、黄芪、灵芝、白花蛇舌草、半枝莲、莪术、红花、土茯苓、仙灵脾、甘草。除此之外，在临床中常随症加减：皮肤肿块或浅表淋巴结肿大者，可加土贝母、浙贝母、夏枯草、猫爪草、山慈菇、牡蛎、僵蚕、蜂房等；伴红肿热痛者，则予以五味消毒饮，加牡丹皮、拳参等；皮疹瘙痒者，加紫草、牡丹皮、赤芍、防风、蝉蜕、凌霄花等。

三、验案举隅

黄某某，女，51岁。2017年1月8日初诊。

主诉：发现左足肿物2年余。

病史：患者2年前发现左足肿物，当时未予重视，后反复溃烂1年。患者2016年8月因疼痛难忍，至岳阳市中医院就诊，病理活检结果：上皮样细胞癌，考虑黑色素瘤。后用替莫唑胺＋顺铂＋表柔比星方案化疗5周期，末次化疗时间为2016年12月17日。复查胸部CT，结果显示（2016年12月17日）：①双肺多发小结节，大致同前；②肝右叶后上段钙化灶。

症见：腹部胀痛，偶有咳嗽，咳痰，无胸闷气促，纳欠佳，夜寐欠安，二便调，口干、无口苦。舌淡红，苔黄，脉弦细。

西医诊断：左足恶性黑色素瘤，肺、肝转移。

中医诊断：恶性黑色素瘤（气滞血瘀，瘀毒内结证）。

治法：行气活血，化瘀解毒。

处方：党参15g，白术10g，茯苓10g，半夏10g，黄芪15g，白花蛇舌草30g，半枝莲30g，枳壳10g，郁金10g，甘草5g，紫菀15g，土贝母6g，龙葵15g，石见穿15g，竹茹10g，灵芝10g，百合20g。30剂，水煎，每日1剂，分两次温服。

2017年5月3日二诊：患者腹胀减轻，偶有咳嗽，咳痰，无胸闷气促，纳欠佳，夜寐仍欠安，二便调，口干，无口苦。舌淡红，苔黄，脉弦。患者诸症减轻，守原方加减，患者纳欠佳，夜寐仍欠安，故原方加用麦芽15g，酸枣仁20g。

2018年12月13日三诊：患者无明显腹胀，咳嗽、咳痰较前减轻，无胸闷气促，食纳可，夜寐一般，二便调，口干，无口苦。舌淡红，苔薄黄，脉弦。患者诸症均有明显改善，继续守原方治疗。

后随访患者，仍续服原方加减巩固治疗，已带瘤生存5年余。

按语：患者化疗后，化疗易伤人体正气，脾胃乃后天之本，化疗尤伤脾胃之气，脾胃受损，后天乏源，又有津液耗伤，精虚血少，则神失濡养，阴亏不敛阳，阴阳失交，则浮阳扰心，致心神不安，夜寐欠安；化疗后，气血耗伤，损伤脾气，健运失职，水谷精微之气不能上输于肺，荣养肺脏，反而脾虚不能敛癌毒，癌毒侵袭肺脏，故出现咳嗽、咳痰的症状；脾胃处于中焦，中焦水湿不得运化，又脾虚气滞，不通则痛，故可见有腹部胀痛感。结合舌脉，故辨证为气滞血瘀，瘀毒内结证。

《黄帝内经》记载有类似发生在足部的恶性黑色素瘤情况："发于足傍……其状不大，初如小趾，发，急治之，去其黑者，不消辄益，不治，百日死。发于足趾，……其状赤黑，死不治；不赤黑，不死。不衰，急斩之，不则死矣。"《外科正宗》亦有相似记载："发者难生，多生于足。""初生如栗，色似枣形，渐开渐大。"患者起病时未予重视，未进行系统治疗，于医院就诊检查时，已发生肺、肝多处转移，来诊时已行5周期化疗。方中四君子汤益气健脾，以健生化之源，而疗诸虚不足，使脾气复苏，肺气得顺。患者有咳嗽、咳痰，则加紫菀以润肺下气，消痰止咳，加竹茹以清热化痰，除烦止呕；患者多发转移灶，加用土贝母、龙葵、石见穿以清热解毒，散结消肿。患者咳嗽，且夜寐欠安，加灵芝、百合补气安神，养阴润肺，止咳平喘。患者服药后，无明显腹胀，咳嗽、咳痰减轻。

第二十二节　骨恶性肿瘤

一、疾病概述

骨肿瘤是指来源于骨基本组织和骨附属组织的肿瘤，它分为原发性和转移性两种。原发性骨肿瘤分为良性、中间性和恶性，其中中间性又分为局部侵袭型和偶见转移型两种亚型。转移性骨肿瘤是其他组织或器官的恶性肿瘤通过各种途径转移至骨骼所致，其发病率明显高于原发性骨肿瘤。

原发性骨肿瘤具有发病率低、发病年龄早、发展快、转移早、预后不佳的特点。原发性骨肿瘤大约占所有恶性肿瘤的0.2%。欧美国家骨原发性肿瘤的发病率约为每年1/10万，美国的统计资料显示，发病前五位的骨恶性肿瘤分别是骨肉瘤（35%）、软骨肉瘤（30%）、尤因肉瘤（16%）、脊索瘤和恶性纤维组织细胞瘤。我国原发性骨肿瘤发病率为每年（2～3）/10万，约占全身骨肿瘤的2%～3%，其中约1/3是恶性骨肿瘤。大部分原发性骨肿瘤发生病因不明，可能与骨骼的活跃生长、放射线、遗传、病毒、良性骨疾患的恶变等因素有关。其主要临床表现为疼痛和肢体功能障碍，恶性骨肿瘤的晚期或肿瘤生长迅速时，患者很快出现消瘦、贫血、发热、乏力等恶病质表现。转移性骨肿瘤的临床表现除了转移部位的疼痛，甚至伴随躯体活动障碍外，还有原发性肿瘤所引起的一系列症状体征，一般在前列腺癌、乳腺癌、肺癌等恶性肿瘤中最易出现骨转移。由于目前大部分恶性骨肿瘤恶性程度高，预后差，其治疗手段主要以手术、化疗、放疗、靶向治疗及免疫治疗等为主，但手术后患者会有生活质量下降甚至致残的可能，且大部分恶性骨肿瘤对放化疗敏感性低，因此骨肿瘤的临床疗效尚不理想。

本病相当于中医病名国家标准中的骨瘤，亦属于"中医骨疽""骨痨"等范畴。历代医书对骨肿瘤都有相关的记载。汉代医书《五十二病方》对"骨睢（疽）"的描述被认为是对骨肿瘤的最早记载。《灵枢·刺节真邪》对"骨疽"有所记载："有所结，深中骨，气因于骨，骨与气并，日以益大，则为骨疽。"晋代陈延之在其著作《小品方》中首次提出"石痈"，并对其进行了详尽描述："有石痈者，始微坚，皮核相亲着，不赤，头不甚尖，微痛热，热渐自歇，便极坚如石，故谓石痈，难消，又不自熟，熟皆可百日中也。"唐代孙思邈在其所著《备急千金要方》中将肿瘤分成瘿瘤、骨瘤、脂瘤、石瘤、肉瘤、脓瘤、血瘤和息瘤八类，首次提出"骨瘤""肉瘤"之病名。之后清代陈士铎在《洞天奥旨·卷十一》提出了"石瘤"的病名："亦生皮肤上，按之如有一骨生于其中，或如石之坚，按之为不疼之者是也，故云骨瘤，亦名石瘤。"又说："至于骨瘤、石瘤，亦生皮肤之上，按之如有一骨生于其中，或如石之坚，按之不疼者是也。"

二、诊治观点

《灵枢·绝气》中所说"谷人气满，淖泽注于骨，骨属屈伸，泄泽，补益脑髓"，《素问·阴阳应象大论》中云"肾生骨髓，髓生肝"，胃受纳腐熟水谷，脾主运化，输布津液，润滑关节。同时，肝藏血，肾藏精，精血同源，肝阴与肾阴相互滋养，才能化生骨髓。因此，蒋益兰教授认为，骨肿瘤病位虽在骨、筋、脉，但与肾、肝、脾、胃密切相关，而肾虚是发病的主要内因。

蒋益兰教授结合多年的临床经验认为，肾主骨生髓，肾阳虚则温煦无力，肾阴虚则濡养乏源，正气虚则邪愈盛，阴寒毒邪侵于筋骨，阴盛寒凝则致使气血经络阻滞不通，伤筋蚀骨，骨髓空虚，邪盛正衰，日久结为瘤块。正如隋代巢元方《诸病源候论》中提到骨肿瘤是"由寒气客于经络，与气血相搏，血涩结而成"。蒋益兰教授提出骨肿瘤病机是以阳虚寒凝、瘀毒阻络为主，治以补肾温阳、散寒通络、化瘀散结为主，临床常用阳和汤加减治之：熟地30g，桂枝10g，白芥子10g，炮姜5g，生甘草5g，麻黄5g，鹿角胶^(烊化)10g，当归10g，桃仁10g，莪术10g，三七5g，全蝎3g，蜈蚣10g，地龙10g。临床运用该方，随症加减：手足麻木，辨证加黄芪、桂枝、鸡血藤、当归等；疼痛较剧，加乳香、没药、五灵脂等；腰痛，辨证加川杜仲、续断、怀牛膝、独活、桑寄生等；肢体骨节疼痛，加路路通、鸡血藤、当归、蜂房、骨碎补、莪术、三棱、威灵仙、地龙等；上肢痛，加葛根、姜黄、桑枝等；下肢痛，加牛膝、桃仁；脊骨疼痛，加狗脊等。

蒋益兰教授还提出治疗本病时需要先分辨是原发性还是继发性骨肿瘤，在治疗原发病的基础上应积极处理疼痛等不适症状。除此以外，蒋益兰教授指出，骨肿瘤病位在骨，较深、较重，尤当注重虫类药应用，虫类药性偏辛咸、辛能通络、咸能软坚，擅用全蝎、蜈蚣、地龙、守宫、土鳖虫等以攻坚除积、破血消癥、通阳散结。但是虫类药多性烈，攻伐之时也应注重顾护脾胃，若恶心呕吐、胃脘不适时，加竹茹、藿香以和中止呕；纳差者，加砂仁以醒脾，炒麦芽、炒山楂、鸡内金以运脾，常合六君子汤以益气健脾和胃。

中医药外治癌痛也有其独特疗效和优势。全国名中医潘敏求教授带领我院肿瘤学科团队，研制开发了院内制剂"三王止痛膏"，由大黄、马钱子、全蝎、干蟾皮、蚤休、山慈菇、姜黄、麝香、冰片等20余味中药组成。贴敷于肿块处，隔日一换，以化瘀软坚，解毒止痛。临床研究显示用该膏贴敷治疗各种癌性疼痛，止痛总有效率为93.3%，止痛平均持续时间16.6小时。中药经体表给药，通过皮肤和黏膜的吸收，药力直达病所，毒副作用小，起效快，维持时间长。

三、验案举隅

【案一】

倪某，女，64岁。2016年4月17日初诊。

主诉：发现右侧腘窝处肿块1年。

病史：患者2015年4月自己扪及右侧腘窝处一硬币大小肿块，质硬，无明显压痛，活动性差，患者未引起重视。2015年9月患者发现肿块增大至鸡蛋大小伴有压痛，局部皮温稍高，且活动稍有受限，并出现胸闷、伴时有咳嗽，遂至当地医院完善相关检查后确诊为右腘窝骨膜肉瘤伴双肺多发转移T1NxM1a Ⅳ期，后于2015年9月开始行4周期化疗，2016年1月结束化疗，患者化疗后腘窝处肿块稍有缩小，疗效评价为SD，胸闷咳嗽症状改善，但因出现脱发及Ⅲ度骨髓抑制，遂拒绝行进一步西医治疗，要求行中医治疗，于2016年4月17日至我院门诊。

症见：乏力，易疲劳，时有咳嗽，咯少量白色稀痰，活动后气促，右侧腘窝处时有疼痛，伴右侧小腿轻度凹陷性水肿，不能长时间站立，精神一般，纳少，偶有恶心，二便调。舌淡红，苔薄白，脉弦细。

西医诊断：骨膜肉瘤伴双肺多发转移，T1NxM1a Ⅳ期。

中医诊断：骨癌（脾肾两虚，瘀毒内结证）。

治法：补益脾肾，和胃降逆，益气养血。

处方：蒋益兰教授经验方脾肾方加减。具体方药如下：生晒参10g，茯苓皮30g，半夏9g，黄芪30g，灵芝10g，淫羊藿10g，菟丝子10g，女贞子10g，墨旱莲10g，枸杞10g，百合30g，郁金15g，怀牛膝10g，百部10g，冬瓜皮30g，白术10g，竹茹10g，麦芽15g，甘草5g。共30剂，水煎，每日1剂，分早晚2次温服。

2017年2月20日二诊：患者服药后精神明显改善，乏力疲劳、食欲均较前改善，下肢水肿减轻，腘窝肿块稳定，未见明显增大，但仍有咳嗽咳痰，寐可，二便调。舌淡红，苔薄白，脉弦细。考虑患者化疗后脾气渐复，邪气犯肺使得气机不利，津液不布而咳嗽咳痰，继续在补益肺肾的基础上，加强宣肺化痰、解毒散结之品，上方去茯苓皮、冬瓜皮、淫羊藿、白术、竹茹、麦芽，加桑白皮10g，紫菀10g，白花蛇舌草30g，臭牡丹30g，全蝎6g。共30剂，水煎，每日1剂，分早晚2次温服。并配以我院肿瘤科院内制剂咳痰宁合剂口服以宣肺止咳化痰。

2017年3月19日三诊：患者2017年3月15日行肺部CT检查，结果显示肺部多发转移灶尚稳定，部分可疑小结节影淡化甚至消失。腘窝MRI显示原发病灶稳定，较化疗结束后稍有缩小，血象指标正常。就诊时患者偶有咳嗽，无痰，右侧腘窝肿块仍有疼痛，皮温稍高。舌淡红，苔薄白，脉弦。上方去百部、紫菀、桑白皮，加田三七5g，鸡血藤20g，猫爪草15g。共30剂，每日1剂，分早晚2次温服。

2019年11月10日四诊：此后患者多次复查均提示病灶情况稳定，患者一直坚持在蒋益兰教授门诊复诊。咳嗽较前好转，右侧腘窝肿块疼痛较前减轻，无明显皮温升高。

按语：该患者骨膜肉瘤伴双肺多发转移，病位在骨、肺，与脾、肾等脏腑密切相关。"脾胃乃后天之本"，"有胃气则生，无胃气则死"，对于化疗周期刚结束的患者，蒋益兰教授考虑其痰瘀毒邪去除大半，但余邪仍流连不去，易伤及脾肾，使得正气更虚。首诊患者乏力疲劳明显，右侧腘窝疼痛，小腿轻度凹陷性水肿，伴有咳嗽、咳痰、气促，结合舌苔、脉象，辨为脾肾两虚，瘀毒内结证，首诊侧重健脾益肾，减轻化疗的毒副反应。方中女贞子、墨旱莲、枸杞、淫羊藿、菟丝子助君药以滋肾阴补肾阳、补脾益肾、益气养血；生晒参、黄芪、灵芝、百合补肺益气；白术、半夏健脾和胃；加竹茹、麦芽以降逆止呕运脾；患者下肢水肿，予茯苓皮、冬瓜皮以利水消肿；予怀牛膝、郁金以益肾强骨、活血止痛；予百部以润肺止咳化痰。明代李中梓《医宗必读》亦曰："积之所成，正气不足而后邪以踞之"，因此，对此类患者，应先以扶正为主。二诊时，患者疲劳乏力已恢复大半，下肢肿胀已退，但仍有疼痛，且咳嗽、咳痰未见缓解，结合舌苔、脉象，去茯苓皮、冬瓜皮、竹茹、麦芽，为防温燥太过以伤津耗液，去淫羊藿、白术，正气渐复后，加白花蛇舌草、臭牡丹、全蝎，以加强解毒散结、通络止痛；予桑白皮、紫菀合百部加强润肺下气、化痰止咳之力。三诊时患者咳嗽、咳痰症状改善，结合舌苔、脉象，去百部、紫菀、桑白皮，加田三七、鸡血藤以活血化瘀、通络止痛，予猫爪草以化痰散结、解毒消肿，加强对肺部病灶的攻伐之力。该患者病情虽已属晚期，总生存期已逾5年之久，但在中医药的维持治疗情况下，至今能保证患者在较好的生活质量下继续带瘤生存，中医在晚期骨肿瘤的症状改善、瘤体控制、无进展生存期方面有着不可小觑的作用。

【案二】

朱某，男，74岁。2019年4月23日初诊。

主诉：全身疼痛不适1月余，排尿疼痛半月。

病史：2019年3月初，患者因受凉后出现全身疼痛不适，右侧髋关节疼痛甚，休息后未见明显改善，半月前患者出现排尿疼痛，淋漓不尽，遂至当地医院进行相关检查，MRI提示前列腺外周带及中央带异常信号灶，初步考虑为前列腺癌合并右侧髋骨、坐骨、耻骨、右侧股骨多发转移。骨扫描示：左肩胛骨、胸骨、多根肋骨、骨盆骨、右股骨上骨质代谢活跃，多发骨转移。前列腺特异抗原PSA 20.16ng/ml，病理学检查确诊为前列腺癌，伴全身多发骨转移。分期为T2cNxM1 Ⅳ期。考虑患者年事已高，患者及其家属拒绝行放化疗及其他有创治疗，2019年4月18日开始行"比卡鲁胺"内分泌治疗及规律口服盐酸羟考酮缓释片20mg（每12小时1次）以止痛。患者为求中西医结合治疗，遂于2019年4月23日来我院门诊。

症见：排尿疼痛，并伴有淋漓不尽，无明显腹痛腹胀，右侧臀部伴右侧大腿疼痛，不能下地行走，轮椅代步，全身乏力，腰膝冷痛，无口干、口苦，喜热饮，精神一般，食纳可，夜寐一般，大便结，2天1次。舌淡红，苔薄白，脉沉细。

西医诊断：前列腺癌，T2cNxM1 Ⅳ期，伴全身多发骨转移。

中医诊断：前列腺癌（阳虚寒凝，瘀毒阻络证）。

治法：补肾温阳，散寒通络，化瘀散结。

处方：阳和汤加减，具体方药如下：熟地30g，鹿角胶（烊化）10g，桂枝10g，白芥子10g，黄芪25g，当归10g，鸡血藤30g，莪术10g，三七5g，全蝎3g，地龙10g，白花蛇舌草30g，怀牛膝10g，骨碎补10g，续断10g，柏子仁30g，车前草15g，生甘草5g。共30剂，水煎，每日1剂，分早晚两次温服。

2019年6月2日二诊：服用上方后，右侧臀腿部疼痛较前明显改善，按原剂量规律服用止痛片，控制尚可，小便排尿疼痛，淋漓不尽，症状较前好转，无腹痛、腹胀，四肢及腰背部畏寒稍改善，无口干、口苦，精神一般，稍乏力，纳寐可。舌淡红，苔薄白，脉沉细。在上方基础上继续加减，去莪术、当归，另加狗脊10g，苏木10g，半枝莲30g。共30剂，水煎，每日1剂，分早晚两次温服。

2019年7月7日三诊：服用上方后，2019年7月5日复查前列腺特异抗原PSA 3.7ng/ml。无明显尿痛、尿淋漓不尽症状，夜尿稍频，2～3次，腰部偶有酸痛，右侧臀部及腿部疼痛较前明显改善，"盐酸羟考酮缓释片"减量为10mg，每12个小时口服1次，疼痛控制可，可缓慢扶墙行走，精神尚可，纳寐可。舌淡红，苔薄白，脉细缓。在上方基础上去白芥子、狗脊、鹿角胶、地龙，加山药15g，芡实10g，灵芝15g。共30剂，水煎，每日1剂，分早晚两次温服。患者在蒋益兰教授门诊服中药至今，目前病情尚稳定，疼痛明显改善，可拐杖缓慢行走。

按语：前列腺癌病位在膀胱、尿道，与肾、脾、肝、肺等脏腑密切相关，而前列腺癌骨转移亦属于中医"骨痹""骨疽"的范畴。《素问·六节藏象论》中记载："肾藏精，精生髓，髓生骨，故骨者肾之合也"，且"肾主骨生髓"，因此，肾虚为本，邪实为标，本虚标实为前列腺癌骨转移的主要病机。该患者患前列腺癌合并全身多发骨转移。初诊时其主要症状为排尿疼痛，淋漓不尽，右侧臀部伴右侧大腿疼痛严重，不能下地行走，轮椅代步，全身乏力，腰膝冷痛，结合患者舌苔、脉象，辨证为阳虚寒凝、瘀毒阻络证。首诊侧重于补肾温阳、散寒通络、化瘀散结。在阳和汤的基础上，去炮姜、麻黄以避免大辛大热之品伤及津液，去肉桂大辛大热之品，改为桂枝，防伤阴的同时，取桂枝辛散温通之性，以温通经脉，散寒止痛。加当归、鸡血藤、莪术、三七以活血化瘀，通络止痛，且当归配柏子仁以润肠通便；加全蝎、地龙虫类药以加强破血消瘕、通阳散结之力，加用黄芪以补气升阳、行滞通痹；加车前草以淡渗利湿、清热通淋；续断、骨碎补、怀牛膝以补肾阳、强筋骨，加白花蛇舌草以加强解毒散结之力。患者服用30剂后，小便排尿症状明显改善，同时规律服用止痛片，全身疼痛，尤其右侧臀部及下肢疼痛明显控制。二诊时，患者二便症状均得以改善，骨转移灶疼痛控制尚可，结合患者舌苔、脉象，去莪术、当归（辛温活血之品）以防活血太过有出血之象，另加狗脊、苏木以强腰膝、消肿痛，加半枝莲，以加强解毒散结。三诊时，患者尿痛、尿淋漓症状及肢冷肢痛症状较前进一步减轻，去白芥子、狗脊，防辛温之品伤津耗液，去鹿角胶以防滋腻恋湿，去地龙以防苦寒之品进一步伤及脾胃，但患者时有夜尿频症状，故加山药、芡实以益肾固精，考虑患者不适症状较前均改善，加用灵芝以增加益气扶正之功。此患者在内分泌治疗的同时，配合中医辨证论治，患者疼痛症状明显改善，原发病灶得以控制，生活质量明显提高。对于晚期转移性骨肿瘤疼痛严重的患者，蒋益兰教授认为其病机往往虚为本，实为标，不通则痛，寒凝、血瘀、毒聚等有形实邪阻于脏腑筋骨，气血阻滞而疼痛，温阳散寒、祛瘀通络、攻坚散结的同时，也应注重顾护患者正气，用药性平，攻伐而不伤脾，温阳亦不伤阴，病证结合、易证加减、随证治之，在改善患者症状的同时，亦可延长患者生存时间，临床疗效甚佳。

第四章　肿瘤并发症的诊治

　　肿瘤并发症是由于肿瘤本身及在肿瘤诊断、治疗过程中所引起的一个、多个甚至一系列的症状、体征以及其他疾病的总称，是造成患者痛苦、残疾甚至死亡的主要原因。

　　临床上根据其发病缓急程度不同，肿瘤并发症可分为急性与非急性并发症。急性并发症包括心脏压塞、食管胃底静脉破裂出血、急性肾衰竭、高钙血症等多种急危重症，需迅速有效地鉴别及处理，以避免发生死亡或者严重的损害。非急性并发症主要包括癌因性疲乏、癌性疼痛、发热、骨髓抑制、皮疹等，虽然大部分非急性并发症不致命，但是严重影响患者生活质量，甚至缩短其生存期。对肿瘤急性并发症，临床干预多以现代医学手段为主，部分并发症可适当辅以中医药治疗，而在非急性肿瘤并发症治疗上，中医药有自己的特色及优势，治疗效果不亚于西医，部分并发症治疗效果甚至优于西医，而且不良反应少，患者的接受度及依从性好。蒋益兰教授长期在抗肿瘤一线工作，致力于中西医结合防治恶性肿瘤，并不断探索中医药防治恶性肿瘤的经验与特色，临床效果显著。其治疗肿瘤并发症的临床经验如下所述。

第一节　癌因性疲乏的诊治

　　癌因性疲乏（cancer-related fatigue，CRF）也叫癌症相关性疲乏，是恶性肿瘤患者常见的临床伴随症状之一，其发病与癌症本身、癌症治疗及社会心理因素三个方面有关。与一般的疲乏不同，CRF具有程度重、与活动或能量输出不成比例、不能通过睡眠及休息来缓解、持续时间长等特征。2017年版NCCN指南对CRF的描述是："一种痛苦的、持续的、主观上的，关于躯体、情感或认知上的疲乏感或疲惫感，与近期的活动量不符，与癌症或者癌症的治疗有关，妨碍日常功能"。由于癌症病因、病理尚未明确，目前西医干预的效果并不明显，其治疗是一个世界性难题。

　　蒋益兰教授认为癌症病程较长，多为久病顽疾，症状逐渐加重，短期不易康复，其转归及预后与患者体质的强弱、脾肾的盛衰、能否解除致病原因等多种因素相关。患者在进行手术、放化疗等西医治疗后进一步出现气血亏虚，耗阴伤气，最后阴阳俱虚，甚至阴阳离决。其中医病机可概括为脾肾虚损，肝气郁结。其治疗应根据患者既往手术、放化疗或者姑息治疗等采取的诊疗手段不同而有所侧重地进行辨证选方。另外大部分肿瘤患者可因恐癌、经济负担及担心预后等出现抑郁、消沉状态，导致疲乏进一步加重，因此，在治疗癌症整个过程中都应注意疏肝解郁。临证时，因根据患者既往治疗对机体损害的不同而对本病进行辨证施治。

手术后肿瘤患者易出现乏力疲劳、食欲下降、消瘦、面色苍白等症状，主要是手术造成的创伤易耗伤患者气血，使脾胃虚损，导致水谷精微生化不足，全身各脏器无法得到濡养而出现疲乏。脾能统血，肝主疏泄，助血液运行，调节情志，脾气亏虚，水谷精微不化，气血生化无源，易出现乏力、贫血；肝气郁结，气机阻滞，运化水谷精微不利，进一步加重病情。因此，此类患者多属气血不足证，在临床施治时，应注重益气养血，健脾疏肝，治疗以补为主。

放化疗属于中医学热毒之邪，可损伤人体的气血津液，耗气伤阴，损伤脾胃，并造成瘀毒内结，临床常表现出虚弱乏力、低热、口干、口苦、纳少、寐差等。放化疗后，患者往往邪去正损，或者邪未尽而正已伤。蒋益兰教授指出，放疗所致CRF主要为气阴两虚、瘀毒内结型，治疗主要以养阴生津、化瘀解毒为法，方药可以沙参麦冬汤加减。化疗后出现CRF的患者因化疗损伤脾胃，脾胃运化无力，并损及肾，常表现为脾肾亏虚，脾胃不和，治疗主要以调补脾肾为法，以六君子汤为基础方加减。同时兼顾疏肝解郁，调畅气机。

晚期癌症患者已失去手术及放化疗机会，此类患者通常年事已高，或素体偏虚，易并发血栓、癌性疼痛、胸腹水及恶病质等，预后较差。随着疾病的进展及并发症的出现而导致疲乏，患者常伴有水肿、纳差、神疲倦怠、全身无力等症状。对于这类患者，西医大多采用对症支持处理，对于其疲乏症状的处理手段不多见，且效果不佳。蒋益兰教授认为，此类患者脾肾亏虚，阴阳失调，且体质虚弱，治疗应滋补脾肾，平调阴阳，兼以疏肝、养肝为法。滋补脾肾，益气扶正，减少恶病质及并发症的产生；调整阴阳，补其不足，泻其有余，使阴阳调和，使全身生理功能得以正常运作；疏肝、养肝，则气机调畅，心情开朗。通过调理患者自身的正气，可明显改善晚期恶性肿瘤体虚患者的疲乏症状，使CRF的发生率及程度大大降低，延长患者的生存期，提高其带瘤生存质量。

典型案例：

李某，男，80岁。2017年11月1日初诊。

病史：2017年体检发现左肺肿块，8月10日于外院行CT检查，考虑肺癌，伴纵隔淋巴结及胸骨转移，穿刺病理提示左肺鳞癌，9月开始行胸骨转移灶放疗，放疗5次。治疗期间，患者精神状态差，无法耐受下一步放疗，遂求中医治疗。既往有吸烟史40年。

症见：全身乏力，头晕，纳寐差，二便调，口干、口苦，咳嗽，咳少量白痰。舌红，苔白，脉弦细。考虑患者西医诊断肺癌，合并癌因性疲乏，中医辨证属脾肾不足、气阴亏虚证。治以益气养阴，化瘀解毒。处方：生晒参10g，茯苓15g，白术10g，甘草5g，柴胡10g，半夏10g，黄芪30g，灵芝15g，炒山楂12g，炒麦芽15g，百合20g，桔梗10g，枸杞10g，淫羊藿10g，竹茹10g，菟丝子10g。15剂，水煎，每日1剂，分两次温服。

二诊：2017年11月15日，患者精神好转，乏力减轻，纳寐一般，头晕同前，大便干结难解,小便调,口干、口苦。上方去淫羊藿、菟丝子及白术,加天麻6g、黄芩10g、葛根30g、夜交藤25g、合欢皮12g。15剂,每日一剂,水煎,分早晚两次温服。

15天后患者复诊,原有症状均改善。后一直服用中药治疗。

按语:此案为中晚期肺癌患者,在接受手术及放疗后,出现一系列癌因性疲乏症状。治疗过后所形成的瘀毒停留在人体,加上先后天之本受损,无力祛邪外出,瘀毒在体内耗气伤阴,而出现寐差、口干、口苦等症。蒋益兰老师通过四诊合参,以六君子汤为基础方,方中生晒参、白术、茯苓等健脾益气;枸杞、菟丝子及淫羊藿等滋补肾元;百合、黄芪、灵芝辅以益气养阴;麦芽及山楂健脾助运;桔梗携诸药上升至肺;竹茹及柴胡疏肝、行气、清热,主下行。患者服15剂后,乏力症状减轻,食纳转佳。通过补益脾肾、疏肝解郁,使精血互生,气血有源,切中疾病根本,患者疲乏症状大为改善。整方升降有序,并能调节情志,滋补得当,助精气营养全身,而获良效。

第二节 EGFR-TKI相关性皮疹的诊治

近年来恶性肿瘤的治疗手段日益丰富,除了传统的手术、放疗及化疗外,靶向及免疫治疗异军突起,其中以表皮生长因子受体-酪氨酸激酶抑制剂(EGFR-TKI)为代表的分子靶向治疗药物广泛应用于临床,尤其在肺癌的治疗上,EGFR-TKI用药较为成熟,包括吉非替尼、厄洛替尼、埃克替尼、阿法替尼、奥希替尼等在内的一代、二代及三代药物陆续应用于临床,为EGFR突变点的患者带来了生存获益,但同时也有痤疮样皮疹、消化道反应、呼吸困难等不良反应,其中皮疹的发生率最高,瘙痒、溃烂甚至伴随感染,严重影响患者的生存质量。EGFR-TKI相关性皮疹的发生机制目前尚不明确。西医治疗EGFR-TKI相关性皮疹多以激素类或抗生素类软膏为主,疗效一般。中医辨证论治,内外兼治,与膳食调配结合,分阶段治疗优势明显。蒋益兰老师在治疗肺癌EGFR-TKI相关性皮疹方面见解独到,主张从肺论治EGFR-TKI相关性皮疹。

EGFR-TKI相关性皮疹归属中医"药疹""中药疹"范畴。蒋益兰教授认为,其病机多属"禀赋不足,邪毒内蕴",禀赋不足多因攻伐治疗日久,损伤气阴,邪毒内蕴多与风湿热毒相关。肺为"娇脏",属上焦,外通鼻窍,在体合皮,易受外邪侵袭,有感邪先犯肺之说。外感风热、侵袭卫表,或湿热之毒蕴蒸肌肤,或外邪郁久化火,血热妄行、外溢于肌表可发皮疹。EGFR-TKI相关性皮疹多由药毒入体所致。药毒者,属火热之毒,火毒内盛,燔灼营血,内攻脏腑,外伤皮肤而见皮疹。营热阴伤,久则耗伤气阴,致气阴两伤、脾胃亏虚之证。此时,治当以补益气阴为主,辅清热解毒、祛风除湿之品。

中医认为"正气存内,邪不可干,邪之所凑,其气必虚"。肺癌患者多气阴耗伤,脏腑亏虚。此时,体虚则药毒易乘机入体,治当以扶正祛邪。肺在体合皮,其华在毛，肺与皮毛相互为用，五脏定位为肺。然脾为肺之母，肾为肺之子，"培土生金、金水相生"可补肺气、养肺阴，加之脾胃乃后天之本，主化生水谷，四季脾旺不受邪，另外参卫气营血理论，衡皮疹发病之深浅，蒋益兰教授据此在临床上形成自拟经验方——益肺消疹方，治疗肺癌EGFR-TKI相关性皮疹疗效明确。组方：百合30g，紫草15g，明党参15g，茯苓15g，麦冬15g，灵芝15g，桔梗10g，牡丹皮10g，蝉蜕6g，防风10g，白花蛇舌草20g，臭牡丹20g，甘草6g。方中百合、紫草益气养阴、清热解毒透疹；明党参、茯苓益气健脾，培土生金，滋养肺气；麦冬、桔梗养阴生津、祛痰排脓；灵芝平补肺肾，补益先后天之气；防风、蝉蜕疏风止痒，牡丹皮凉血、散血，防冰伏留瘀之弊；白花蛇舌草、臭牡丹清热解毒；甘草调和诸药。全方攻补兼施，共奏益气养阴、清热解毒透疹之功。

除口服药物治疗外，皮疹明显的患者可取药渣再熬汁外洗或外敷，内外兼治，以增消疹止痒之功；同时注意生活防护，慎食牛羊肉、狗肉、虾蟹等辛热食物；注意防寒、防风、防日晒等外界理化因子刺激；注意皮肤保湿，避免皮肤干燥，可使用无酒精润肤露保湿，忌用碱性洗涤剂清洗皮肤。

典型案例：

患者，女，47岁。2015年1月13日初诊。

病史：患者2014年2月13日确诊为右上肺腺癌伴多发脑转移、骨转移，先后行2周期化疗及肺部、头部伽玛刀治疗。2014年11月复查示肝左叶转移瘤，并行射频消融术，考虑病情进展，遂行血液EGFR基因检测，提示有EGFR外显子突变，开始口服盐酸埃克替尼片靶向治疗，每次125mg，每天3次。2015年1月13日，患者服用盐酸埃克替尼片近2周时就诊，面部及上肢见散在皮疹，皮疹色泽鲜红，未见脓疱、水疱，瘙痒明显，伴眩晕、乏力、干咳少痰，无胸闷、胸痛，口干、口苦，纳呆、夜寐差，二便调。舌红，苔薄黄，脉细数。考虑患者诊断：药疹，气阴两虚，风盛热毒证。治法：益气养阴，祛风清热解毒。拟方益肺消疹方加味。处方：百合30g，紫草15g，明党参15g，茯苓15g，麦冬15g，灵芝15g，桔梗10g，牡丹皮10g，蝉蜕6g，防风10g，白花蛇舌草20g，臭牡丹20g，甘草6g，荆芥10g，防风10g，炒枣仁20g，天麻10g，山楂15g，麦芽15g，石斛10g。15剂，水煎。嘱患者熬汁口服2次后，再取药渣熬汁外洗。

二诊：2015年2月17日，患者面部及上肢皮疹较前明显好转，纳可，夜寐安，口干不欲饮，口苦，头晕，耳鸣，偶感头痛，双下肢无力，偶咳白痰，无胸闷、胸痛。舌红，苔薄白，脉弦细。上方去蝉蜕、炒枣仁、山楂、麦芽、石斛，加白术15g、南沙参15g、龙葵15g、葛根30g。15剂，续取药渣熬汁外洗。

三诊：2015年3月28日，头面四肢未见皮疹，无瘙痒。后患者坚持门诊中药治疗，直至2016年10月未再发皮疹，肿瘤控制可。此后，患者坚持门诊行中药治疗，随症加减。患者一般情况可，未再发皮疹，生活质量明显提升。

按语：蒋益兰教授认为"禀赋不足，邪毒内蕴"为EGFR-TKI相关性皮疹发病的基本病机。此患者确诊时已属肺癌晚期，存在肝、脑、骨转移，再经化放疗、射频消融等治疗，气阴虚损，药毒入体，表现为皮疹、瘙痒等症状。患者初诊时首发药疹，疹红无脓，瘙痒明显，结合余症及舌脉，辨为气阴两虚，风盛热毒证。治当益气养阴，祛风清热解毒。遂以益肺消疹方为主方，随症加减，辅荆芥、防风祛风解表，山楂、麦芽消食和胃，天麻息风定眩，酸枣仁养心安神，石斛滋阴清热。全方重在扶正固本，标本兼治，共奏益气养阴、祛风清热解毒之功。二诊时患者纳寐如常，口干症状缓解，但仍感乏力、头晕，皮疹亦未尽数消退，提示阴液渐复，正气尚虚，治当续予扶正为本，辅祛邪之品，随症加减。三诊时皮疹已尽数消退，未感瘙痒，余症好转。该患者服用盐酸埃克替尼片期间未因皮疹等副作用停药，复查肿瘤病灶稳定，未见明显新发病灶，可见中药治疗对延长生命周期、改善抗肿瘤药物不良反应等有明显的治疗作用。

第三节　放射性肠炎的诊治

　　放射性肠炎是指盆腔或腹部肿瘤放射治疗中或者放疗后，由于肠道正常组织对射线的耐受性较差，导致肠道功能异常，引起下段结肠和直肠损害，引发急性放射性肠炎。临床表现主要包括有里急后重、肛门疼痛、排便困难甚至黏液便、便血、肛门坠感等，严重者出现肠道出血、穿孔，引发脓毒血症甚至危及患者生命，临床上约70%的肿瘤患者接受过放射治疗。且随着放疗在肿瘤中应用的普及，放射性肠炎的发病率呈现逐年增加的趋势。一般放射剂量越高，放疗间隔时间越短，放射范围越大，放射部位越靠近胃肠道，放射性肠炎的发生率也越高。部分患者可迁延不愈直至放疗结束6个月至数年后形成慢性放射性肠炎。现代医学主要以营养支持、高压氧、手术及对症治疗为主要手段，但疗效并不理想。

　　蒋益兰教授认为放射性肠炎根据其临床表现可归属于"泄泻""痢疾"等范畴。虽病名不同，病因病机亦各有差别，但因其为肿瘤治疗过程中的继发表现，究其病因，当责原发癌瘤。肿瘤患者癌瘤内伏耗体，病程日久，元气亏损，加之射线在消灭癌瘤的同时，热邪袭体，伤及脾土，损伤脾胃，脾气虚弱致使运化失司，湿邪中阻，蕴滞中焦，故见纳呆、便溏等；湿邪久而化热，湿热相搏，下注大肠，可见腹泻、大便带脓血黏液；湿热毒邪蕴结于肠，阻滞气血，气机不畅，毒瘀互结，可见腹痛、里急后重；热毒耗液伤阴，则可见口干、大便干燥；日久脾虚中阳不举，则有便意频，肛门坠胀；横逆犯脾，肝失疏泄，脾失健运，可见泄泻肠鸣，矢气频作；病久及肾，脾失温煦，致脾肾两虚，可见肠鸣即泻，完谷不化，畏寒肢冷，腰膝酸软。故放射性肠炎基本病位在肠，与脾胃密切相关，亦与肝、肾相联系。病机总属本虚标实，虚实夹杂。虚即机体脾气亏损，元气耗伤，实则热邪熏灼肠腑，热毒蕴结。脾胃虚弱为本，而热毒损伤肠腑为其发病关键。

　　治疗上，蒋益兰教授认为，扶正祛邪为其基本治疗原则，扶正以健脾益气为主，祛邪以解毒凉血为要，临证时辅以活血化瘀、温阳止泻、益气养阴等为辅。本病在治疗时应注重病证结合，在治疗时审证求因，并根据患者病情转归、体质差异等因素辨证施治，做到法随证变，药随法出。基本方拟四君子汤加减，方中白术健脾燥湿，人参补肺扶脾，茯苓降气渗湿，甘草补胃和中，共奏益气健脾之功。在此基础之上，结合临证兼夹证，辨气血阴阳之变化，据疾病病情之转归，随证化裁用药：兼夹湿热下注，治以健脾益气、清热利湿，方用四君子汤合葛根芩连汤加减；兼夹气滞血瘀，治以健脾益气、活血化瘀，方选四君子汤合柴胡疏肝散加减；兼夹肝脾不和，治以补脾泻肝、解毒凉血，方选柴芍六君子汤加减；兼夹脾肾阳虚，治以温肾暖脾、解毒凉血，方用四君子汤合四神丸加减；兼夹气阴两虚，治以健脾益气养阴，方用四君子汤合沙参麦冬汤加减。

中药保留灌肠在急性放射性肠炎中效果甚佳，也是中医治疗放射性肠炎的特色，根据辨证论治，将内服药物煎煮后进行灌肠。因肛周血管丰富，药物吸收较快，通过肛门给药，可提高肛门局部药物浓度，缓解症状。具体操作为：患者侧卧位，按摩肛周缓解局部肌肉紧张，将肛周及灌肠器开口润滑后嘱患者深吸气，将灌肠器缓慢插入肛门，插管深度约15～20cm，然后将温度在37～39℃的药液缓慢注入，保留时间大约10～20分钟。期间嘱患者左右及仰卧位调整体位，以便药物充分吸收。急性期每日2次，慢性期每日1次，症状缓解后改为隔日1次。疗程：急性期2～4周；慢性期4～6周。若患者出血量较大或考虑有直肠穿孔倾向或梗阻者禁用。

典型案例：

刘某，男，53岁。2017年11月8日初诊。

病史：2017年6月因"排便习惯及大便性状改变2月余"在外院肠镜确诊为直肠癌，遂于6月18日行直肠癌根治术，术后病理检查示：中低分化腺癌（ⅡB期），术后予放化疗治疗，放疗后2个月出现腹痛、腹泻、排黏液脓血便，肠镜检查示放射性肠炎，予内科对症支持治疗（具体不详）后症状缓解不明显，为求进一步中医药治疗，遂来蒋益兰教授门诊就医。

症见：乏力，倦怠，腹痛，里急后重，大便日行7～8次，质稀，不成形，便血夹黏液，便后肛门坠胀伴灼热感，小便短赤，纳呆，夜寐尚可，口干无口苦。舌红，苔黄腻，脉滑数。考虑诊断放射性肠炎，辨证属脾气亏虚，湿热下注，治以健脾益气、清热利湿、解毒凉血之法，方拟四君子汤合葛根芩连汤加减。具体方药如下：明党参15g，茯苓15g，白术10g，黄芪20g，灵芝15g，薏苡仁30g，郁金10g，木香8g，白花蛇舌草15g，半枝莲15g，葛根30g，黄芩10g，田三七5g，白茅根30g，炒山楂15g，炒麦芽15g，甘草6g。15剂，水煎，每天1剂，分早晚两次温服。

二诊：2017年11月23日，腹痛减轻，食纳好转，大便次数有所减少，仍有排便不尽感，上方加厚朴10g，继服15剂。

三诊：2017年12月8日，神疲乏力较前好转，无明显腹胀、腹痛，大便日行3～4次，溏结不调，偶带血便，无里急后重，小便调，纳寐可，口干不苦。舌淡红，苔薄白，脉弦细。此时考虑患者湿热毒邪稍去，正气稍复，可在顾护脾胃同时，再加用清热解毒之品。调整处方为：生晒参10g，黄芪30g，茯苓15g，白术10g，半夏9g，郁金10g，木香8g，白花蛇舌草20g，半枝莲20g，葛根30g，薏苡仁30g，三七5g，灵芝15g，夏枯草10g，猫爪草15g，牡丹皮10g，甘草6g。此后一直于门诊口服中药汤剂治疗，后未见明显腹痛、腹泻、里急后重、黏液脓血便等症状，患者生活质量得到很大改善，且约每3个月复查1次，病情稳定。

按语：此患者系直肠癌术后放疗后出现腹痛、腹泻，里急后重，排便次数增多，便血夹黏液等放射性肠炎的症状，接受西医治疗无果，蒋益兰教授四诊合参，辨证为脾气亏虚、湿热下注，故首诊治以健脾益气、清热利湿、解毒凉血，方中明党参、茯苓、白术益气健脾渗湿，配伍黄芪、灵芝、薏苡仁共奏健脾之功，白花蛇舌草、半枝莲用以清热解毒，葛根升发脾胃清阳之气而治下利，黄芩清热燥湿、泻火解毒，白茅根、三七、郁金共用凉血、止血、活血，山楂、麦芽健脾和胃，木香行气而除后重，甘草甘缓和中，调和诸药。服药后患者症状较前好转，仍感排便后加重，遂加厚朴以增强理气之功效，继服15剂后复诊，肠炎之症明显缓解，疗效确切。三诊，蒋教授考虑患者湿热毒邪稍去，正气稍复，可在健脾益气的同时，再加用清热解毒之品，以加强抗癌，防止复发转移。

第四节　恶心、呕吐的诊治

恶心、呕吐是胃肠道肿瘤患者常见的临床症状，也是化疗药物及阿片类药物的常见不良反应，患者多为其所苦，部分患者因为不耐受而中途停止治疗，甚至影响预后，阿片类止痛药物引起恶心呕吐的发生率为30%～40%，多发生在用药初期。临床上大多数化疗药物可导致恶心呕吐，其中以顺铂、多柔比星、环磷酰胺类药物多见，治疗上常予以甲氧氯普胺联合糖皮质激素及5-HT$_3$受体拮抗剂类药物，如昂丹司琼、托烷司琼及二代的帕洛诺司琼，对于呕吐严重的患者，可联合NK$_1$受体拮抗剂阿瑞匹坦四联用药。

中医药在防治肿瘤相关恶心呕吐症状方面疗效甚佳。蒋益兰教授认为中医呕吐的病机为胃失和降，气逆于上，病位在胃，与肝、脾相关，以"和胃降逆，调畅气机"为治疗大法。临床上辨证应辨别虚实之异，若呕吐剧烈，呕吐物伴有酸腐臭秽，脉实有力者多为实证；呕吐无力，频频作呕，量不多，倦怠乏力，脉弱无力者多为虚证。实者重在祛邪，予以理气、化痰、消食之法，辅以和胃降逆之品；虚者重在扶正，予以健脾益气、养阴、温阳之法，辅以降逆止呕之药。蒋益兰教授还指出，需注意的是频繁呕吐，容易伤阴耗气，气阴受损，导致胃脾运化呆滞，因此用药需轻灵平和，不宜壅补，故临床用药多以清半夏、鸡内金、芦根、山药、苏叶等清轻之品。若兼食积者，加用焦三仙、莱菔子消积导滞；若兼气滞，则加用紫苏、厚朴、柴胡理气宽中；

兼热者予以橘皮、竹茹清热和胃；阴虚甚者予以石斛、天花粉、知母等养阴清热。具体运用时应根据"寒、热、虚、实"之异而灵活加减运用。此外穴位注射足三里及中医穴位敷贴（神阙、中脘、上脘、足三里）等在临床上亦有疗效。若是因肠道梗阻、颅脑疾病等其他原因导致的呕吐需按照原发病处理，以防耽误病情。

典型病例：

许某，男，48岁。2018年10月18日初诊。

病史：2018年8月因纳差乏力明显，在湖南省肿瘤医院做胃镜等检查，检查结果显示为胃部占位性病变，在该院行胃大部分切除手术，术后诊断为胃低分化腺癌 T4aN3M0 Ⅲc期，术后予以辅助化疗，目前正在第二周期化疗中。症见：厌油恶心、呕吐，呕吐物为胃内容物，无明显腹胀、腹痛，乏力脱发，易疲劳，纳少，寐一般，夜尿频起，大便不爽，口干，牙龈痛。舌淡红，苔白，脉弦细。考虑患者肿瘤化疗后消化道反应，辨证属脾胃气虚，治以健脾理气、降逆止呕，方药以香砂六君子汤加减，具体方药如下：白参10g，茯苓15g，白术10g，甘草6g，藿香10g，半夏10g，砂仁6g，竹茹10g，黄芪25g，葛根30g，鸡血藤20g，枸杞10g，淫羊藿10g，炒山楂10g，麦芽10g，百合20g，灵芝10g。7剂，每日1剂，分早晚两次温服。

二诊：2018年12月5日，初诊后继续化疗2周期。恶心呕吐较前稍减轻，呕吐物为胃内容物，纳差，多涎，口干，下腹胀，无腹痛，双下肢乏力，手足多发皮疹，舌涩，寐安，小便每晚2次，腹泻，水样便，每天4~5次。舌淡红，舌边齿痕，苔薄黄，脉弦细。此时考虑脾虚湿盛，兼有热，遂调整处方，主以参苓白术散去陈皮、桔梗、大枣，加入黄芩10g、炒山楂10g、麦芽15g、竹茹10g、黄芪20g、灵芝15g、冬凌草15g。继服15剂，每日1剂，分早晚两次温服。

三诊：2019年1月4日，自诉恶心、呕吐明显好转，腹胀不痛，矢气增多，偶有胸闷，晨起明显，纳可，寐差，夜尿每晚1次，大便可，口干不苦。舌淡红，苔厚白，脉细。在前方基础上去枳壳、白术，加入厚朴10g，佛手10g，枸杞10g，冬凌草15g，百合15g，石见穿15g，土鳖虫3g，制鳖甲10g，藿香10g。7剂，每日1剂，分早晚两次温服。

按语：此患者系化疗过程中出现恶心、呕吐、纳差等胃肠道反应，蒋益兰教授结合其具体治疗情况用药，辨证施治，首诊辨证脾胃气虚，治以健脾理气、降逆止呕，方中白参、茯苓、白术、黄芪益气健脾，藿香、竹茹、砂仁、半夏和胃降逆，配伍鸡血藤、枸杞、淫羊藿等滋补肝肾，防化疗药损伤精血，葛根升发脾胃清阳之气而治大便不爽，山楂、麦芽健脾消食和胃，甘草甘缓和中，调和诸药。二诊恶心呕吐较前稍减轻，但主脾虚湿盛兼热象，故以参苓白术散为主方健脾祛湿，加黄芩清热燥湿，冬凌草清热解毒祛湿，继续佐以炒山楂、麦芽健脾消食。三诊时患者化疗已完成，症状缓解，伴腹胀明显，遂加厚朴、佛手以增强理气之功效。此时湿毒邪稍去，正气稍复，在健脾益气的同时，再加用石见穿、土鳖虫、制鳖甲等清热、解毒、散结之品，以加强抗癌，防止复发转移。

第五节 癌性疼痛的诊治

癌性疼痛是指由癌症引起或者癌症治疗引起的疼痛，严重影响患者生活质量，对患者的躯体、心理及社会人际关系等各方面产生广泛而深远的影响。对癌痛的准确评估是有效控制癌痛的关键步骤，常见的评估方法包括口头叙述法、数字评估法、视觉类比量法。临床上常综合运用以上几种方法来评估癌痛程度，据此大致可以以将疼痛程度分为无痛、轻度、中度、重度及极度疼痛。但需注意的是疼痛是主观感受，受患者心理因素、精神因素、社会因素等影响较大，临床上应以患者当下的主观感受为主。鉴于目前医学水平的限制，肿瘤尚无法根治，癌痛的治疗主要以对症处理、减轻疼痛为主，通过比较简单的三阶梯镇痛疗法可使80%以上的癌痛患者得到满意缓解。

祖国医学认为疼痛是人的自觉症状，各种疾病引起的疼痛均属"痛证"范畴，癌痛也不例外。中医文献中对癌痛虽无专门阐述，但在巢元方《诸病源候论》中有这样的记载："肝积一因热气相搏，则郁蒸不散，故胁下满痛而身发黄"，《灵枢·经脉》则记载脾足太阴之脉"是动则病舌本强，实则呕，胃脘痛，腹胀"，描述了肝癌、胃癌所出现的腹胀、腹痛、呕吐等症状，为后世探讨中医药治疗癌痛奠定了理论基础。蒋益兰教授认为癌痛的形成与六淫邪气、七情内伤及正气亏虚相关，不外乎"不通则痛""不荣则痛"，即虚实两个方面。"不通则痛"是由于外邪侵袭，气机升降失常，气滞血瘀，痰瘀阻滞、经络不通所致；"不荣则痛"是因为肿瘤日久，正气亏损，气血耗伤，脏腑失养所致。在用药方面，根据患者机体虚实情况，灵活运用黄芪、党参、当归等补益类，丹参、红花、桃仁等活血化瘀类，柴胡、枳实、川芎等理气类，蜈蚣、全蝎、僵蚕等虫类药物取得了良好效果，尤其在缓解阿片类止痛药所致的便秘、恶心、呕吐等常见不良反应方面效果甚佳，不仅减轻了患者的痛苦，也增加了患者服药的依从性。

临床上癌痛患者纯虚或纯实证者很少见，多为虚实夹杂，气虚、血虚、气滞夹杂痰瘀毒结多见。若为气滞血瘀、瘀毒内结证者多表现为疼痛明显，痛有定处，如锥如刺，胸闷气憋，口唇紫暗，大便干结，舌质紫暗，或有瘀斑，苔薄，脉弦或涩。治以理气行滞、化瘀解毒之法，方药以柴胡疏肝散合血府逐瘀汤加减，常用药物当归、生地黄、桃仁、红花、枳壳、赤芍、柴胡、川芎、牛膝、丹参、三棱、莪术、露蜂房、白花蛇舌草、石见穿、甘草。若为气血亏虚、瘀毒内结证，多表现为隐痛，神疲乏力，少气懒言，面唇苍白，畏寒喜暖，纳差，便溏，舌质淡暗，苔薄白，脉细弱。治以益气补血、化瘀解毒之法，方药以四君子汤或八珍汤加减，常用药物党参、黄芪、茯苓、白术、当归、熟地黄、川芎、阿胶、黄精、肉苁蓉、紫河车、蚤休、甘草。

除了中药内服之外，对于皮肤无破损、无药物过敏的患者可配合使用膏药或者中药磨粉外敷于患处，亦可起到止痛效果。另外西黄胶囊及复方苦参注射液等中成药有一定解毒、散结、止痛的效果，临床上符合这些药物辨证证型的患者可适当使用。

第六节 癌性发热的诊治

癌性发热属于内伤发热，多因气血阴阳亏虚，脏腑功能失调导致。在肿瘤患者中并不少见，常表现为长期低热，或者自觉发热而体温不高，但有时也可高热。合并感染所致发热者，除了体温升高外，常伴有各系统感染的表现，如咳嗽、胸闷气促、腰背疼痛等，生化检查可见血常规、降钙素原升高，部分患者可在血液及分泌物中培养出致病菌。感染所致的发热应根据药敏试验结果予以抗生素抗感染治疗，不在本篇所述范围内。临床上诊断不明确又伴有长期低热或伴疲倦乏力等症状的患者应考虑肿瘤疾病所致的可能。

蒋益兰教授认为癌性发热与饮食、劳倦、情志、瘀血、湿热等诸多因素相关，涉及多个脏腑，大致可分为虚、实两大类。由气滞、瘀血、痰湿等所致者为实证，因气、血、津液郁滞壅结，郁而发热。气血阴阳不足者属虚，其中虚证以气虚、阴虚为常见，实证以瘀血、湿阻为多，临床常见多种病因夹杂为病。治疗以调理阴阳、补虚泻实为基本原则。虚证可选清虚热之药，实证可适当清热，但应注意慎用发散及苦寒泄热之品，因发散易耗气伤津，苦寒易损伤脾胃，亦可化燥伤阴，均可使病情加重。

蒋益兰教授指出，准确地辨证用药是保证疗效的根本。气虚发热者因中气不足，热郁于内，常见低热，常在劳累后发作或加剧，头晕乏力，少气、懒言、倦怠，纳差，自汗，易感冒，舌质淡，苔白，脉弱，常兼有脾虚湿蕴之象，可见胸脘痞闷，苔白腻，治以健脾益气、甘温除热，方药以补中益气汤加减。易感冒者合玉屏风散，脾虚夹痰湿者合平胃散。阴虚发热者因阴虚阳盛、虚火内盛所致，可见潮热，午后或夜间为甚，盗汗，心烦，夜寐差，口干咽燥，手足心热，或干咳少痰，咳血，或遗精、腰膝酸软，舌质红，少苔，脉细数，治法以滋阴清热为主，方药以青蒿鳖甲汤或清骨散加减。阴虚较甚者可酌情加入生地、玄参、制首乌等滋阴清热；若心阴虚明显者，予以加减复脉汤；肺阴虚者，予以百合固金汤；肝阴虚者予以一贯煎；偏于肾阴虚者予以知柏地黄汤；偏于脾胃阴虚者予以益胃汤。湿阻发热者症见低热缠绵，午后明显，头身重痛或身热不扬，伴胸闷脘痞，不欲食，口中黏腻，大便不爽，舌红，苔白腻或黄腻，脉濡或濡数，临床治以宣畅气机、清热祛湿，方药以三仁汤加减。若治疗寒热往来，口苦咽干或身目发黄等以少阳湿热为主要表现者宜合用茵陈蒿汤或加用青蒿、黄芩、栀子等清解少阳湿热之邪，痰湿郁热者宜合用黄连温胆汤以燥湿化痰、清热和中。瘀血发热者因瘀血阻滞，气血不通，壅而为热，症状以午后或夜间发热为主，或自觉身体某些部位发热，多伴有口燥咽干、躯体某处有固定痛或肿块，面色晦暗或萎黄，舌质暗，舌质青紫或有瘀斑、瘀点，脉弦或涩滞，治以活血化瘀，方药以血府逐瘀汤加减。

典型病例：

周某某，男，69岁。2017年11月19日初诊。

主诉：肝癌术后5月余，反复发热1月余。

病史：2017年9月患者因右胁疼痛就诊于湖南省肿瘤医院，考虑肝癌，未行特殊治疗。2017年10月初起发热，体温37.7～39℃，反复发热，体温时高时低，当地医院多次就诊，抗炎退热，疗效不佳。

症见：发热，体温37.5～39.2℃，午后及夜间发热，伴手足心热，消瘦，疲乏，纳少，寐差，大便干结，小便调。舌红，见裂纹，苔少，脉细弦数。考虑诊断：肝癌，癌性发热。治法：养阴清热。处方：青蒿鳖甲汤加减。具体拟方如下：青蒿12g，鳖甲10g，生地黄10g，丹皮15g，白薇10g，银柴胡10g，黄芩10g，火麻仁20g，白花蛇舌草20g，半枝莲20g，甘草6g。7剂，每日1剂，水煎，分两次温服。

2017年11月29日复诊：患者服药3天后，体温降至38.5℃以下，5天后热退，食欲、精神明显好转。续服原方加陈皮15g、百合25g。15剂，水煎，每日1剂，分两次温服，未见复热。

按语：患者午后及夜间发热，伴手足心热，舌红苔少，这正符合典型的阴虚发热表现，方中鳖甲滋阴清热；青蒿芳香，清热透络，引邪外出；生地黄滋阴、凉血、清热；牡丹皮加强养阴清热之功，白薇、银柴胡、黄芩加强清热凉血功效；火麻仁润肠通便；白花蛇舌草、半枝莲清热、散结、抗肿瘤，全方养阴、清热、解毒，标本兼顾，故用于癌性发热，疗效较好。

第七节 放射性黏膜损伤的诊治

放射性黏膜损伤又称放射性口炎，是头颈部恶性肿瘤放射治疗后常见的严重并发症之一。急性损伤常在放射治疗后2～3周出现，症状随着放射剂量的增加而加重，主要表现为黏膜充血、水肿，甚至出血，口腔灼热感明显甚至疼痛，口腔干燥，味觉障碍，吞咽困难甚至继发感染，这些症状常常不可逆转。慢性患者以唾液腺萎缩、口腔干燥为主要症状，可伴有味觉异常或并发牙龈出血、牙周炎等口腔病症，严重影响患者生活质量。放疗前需去口腔科就诊，进行口腔卫生检查，有口腔问题者应进行洁牙或者拔牙等口腔科治疗，有条件者建议采用调强适形放射治疗，尽量减轻黏膜损伤，严重者需放疗减量，甚至暂停治疗。

蒋益兰教授认为放射线为火热毒邪，热盛蕴结成内毒，热毒炽盛，烧灼口舌，热重而肉腐，直接灼伤口腔黏膜。火热之邪最易伤津耗气，气血阴津亏虚，则虚火内生。热邪郁阻气机，血行瘀滞，内外热邪交织，积于血分的邪热搏血为瘀，以致血脉壅阻、血行不畅。难消之瘀与血互结，损阴更甚，而阴液缺乏之时，气虚无力推动血液运行，更易导致血瘀。因此容易出现热、虚、瘀三者共同致病。其中病机以"火毒伤阴"为关键，故临床上常采用清热泻火、凉血解毒、滋阴润燥之法。临床以火热炽盛型、阴虚火旺型及热入营血、瘀热互结型多见。

火热炽盛型症状多表现为口干舌燥，口腔灼热感明显伴疼痛，出血或口疮，吞咽困难，舌红，苔黄燥或黑、干而少苔，脉滑数。治以清热泻火解毒，方剂以黄连解毒汤合白虎汤加减：黄连、栀子、黄芩、黄柏、生石膏、甘草、知母、玄参、马勃、天花粉、麦冬、金银花、射干等。阴虚火旺型症状为口渴，口疮、牙痛、咽痛，咽喉不适，潮热盗汗，五心烦热，舌红，苔少，脉细数。治以滋阴降火、清热利咽，方药以玉女煎合增液汤加减：生石膏、玄参、麦冬、生地黄、知母、天花粉、牛膝、桔梗。热入营血、瘀热互结型常见症状为口干饮不多，身热心烦，舌质红绛或紫暗，光剥无苔，脉细数。治以滋阴润燥清热凉血，方药以清营汤加减：牛膝、生地黄、牡丹皮、玄参、麦冬、金银花、连翘、丹参、黄连心、生大黄等。

典型案例：

王某某，男，57岁。2015年1月8日初诊。

主诉：发现鼻咽肿物2年，口干加重1个月。

病史：2014年10月初，患者因鼻塞、回吸性涕血至当地医院就诊，完善相关检查后确诊为鼻咽低分化鳞癌，行32次调强放疗，2014年12月完成。复查提示肿瘤缩小。患者自放疗开始即口干，皮肤黏膜损伤，进食少量流质饮食，遂来蒋益兰教授门诊求治。

症见：口鼻咽干，口渴，需不停饮水，口腔溃疡，皮肤黏膜损伤，少量皲裂，易烦躁，手足心热，稍感乏力，干咳，进食流质饮食，纳欠佳，大便干，小便偏黄，寐差。舌红少苔，脉细数。考虑诊断：鼻咽低分化鳞癌放疗后，放射性黏膜损伤。治法：益气养阴，清热解毒。处方：益气养阴方加减。具体拟方如下：太子参10g，茯苓10g，南沙参12g，麦冬10g，天花粉25g，甘草6g，白花蛇舌草30g，半枝莲30g，黄芩10g，夏枯草10g，火麻仁15g，枳壳8g，黄芪20g，灵芝10g，冬凌草15g。30剂，每日1剂，水煎，分两次温服。配合六神胶囊清热解毒，消炎止痛。

2015年3月11日二诊：患者诉口干、鼻干、口渴较前好转，咽痛好转，皮肤皲裂愈合，易烦躁。舌红，苔薄白，脉细。治疗续予原方加减，原方去黄芩、夏枯草，白花蛇舌草，半枝莲减量至20g，加半夏8g、郁金15g、柴胡10g。30剂，每日1剂，水煎，分两次温服。

按语：患者放疗后，热邪毒邪入侵，化火伤阴，灼伤津液，气阴亏耗，热毒内盛，口干、鼻干，口腔黏膜受损，患者口渴多饮而渴不解，可见气阴亏损之甚，邪毒化热之重，四肢乏力，为气虚之象，手足心热、干咳为阴伤之证，结合患者舌红少苔，脉细数，辨证为气阴两虚，热毒内盛证。治以益气养阴，清热解毒，方拟益气养阴方加减，方中太子参、麦冬、南沙参性味甘寒，清养肺胃，生津润燥；天花粉清热生津；甘草甘缓培中，调和诸药；半枝莲、白花蛇舌草、冬凌草、夏枯草清热、解毒、散结；黄芩加强清热泻火之效；茯苓健脾渗湿；黄芪、灵芝培元益气；火麻仁润肠通便。全方攻补兼施，共奏滋阴生津、益气健脾、清热散结之功。患者二诊时口鼻咽干均较前减轻，皮肤黏膜损伤明显改善。

第八节 胸腹腔积液的诊治

胸腹腔积液亦是临床晚期肿瘤患者常见的并发症，主要因肿瘤导致浆膜腔通透性增加、毛细血管内胶体渗透压降低、淋巴回流障碍等所致，属于渗出性积液。在细胞学诊断明确后，根据呼吸困难、咳嗽、腹胀等症状及体格检查或者辅助检查（如B超、平片、CT等），诊断相对容易。临床上患者症状主要与积液形成的速度相关，如果积液形成速度缓慢，即使积液量达到1000ml，症状也不明显，如果积液快速产生，则即使量不大也能产生明显症状。少量的胸腹腔积液无明显症状，也无需处理，中等量以上的积液一般需要处理以减轻压迫。对化疗敏感、一般情况尚可的患者可通过全身化疗控制肿瘤，减轻积液的形成。对局部急需处理的患者，可考虑予以胸腹腔穿刺引流术，操作时应注意放液速度不能过急、过快，必要时可留置引流管多次放液，放液后酌情予以硬化剂或抗肿瘤药物。

蒋益兰教授认为恶性胸腹腔积液的形成主要是由于久病中阳素虚，肺脾肾气化功能失调，或复加外感寒湿，饮食所伤，导致三焦水道不利，水液失于正常运化、输布，停聚而成，总体的病理性质为阳虚阴盛。饮为阴邪，遇寒则凝，得温则行，故以"温阳化饮"为基本治疗原则，常以健脾益气、温阳化饮、利水消肿为法。若积液日久，瘀血阻滞，常配合活血化瘀法，使血行水亦行。

蒋益兰教授指出，临证时应根据患者的具体表现进行辨证论治。脾胃阳气虚者常见腹胀，纳差，脘腹冷痛，喜温喜按，乏力少言，尿少，便溏，舌质淡或伴齿痕，脉沉弱，方药常予以理中汤合四君子汤加减，若阳虚甚者加重干姜、党参用量，或适当加入附子、肉桂增强温阳之力。脾肾阳虚者常见腹胀，面目及下肢浮肿，喘促气短，畏寒肢冷，腰膝酸软，舌质淡胖，苔白，脉沉细或无力，常予以金匮肾气丸合五苓散加减以温肾纳气化饮。水湿内蕴明显者常以五皮散合胃苓汤加减，若积液较多，水肿明显者可酌情合用葶苈大枣泻肺汤等峻下逐饮之品，应注意中病即止，勿伤正气。瘀血阻滞明显者常予以赤芍、当归、益母草、桃仁、红花等活血化瘀，使血行水亦行。临床上治疗恶性胸腔积液患者可予鸦胆子油乳或榄香烯注射液联合IL-2胸腔灌注，疗效较好，且不良反应少。

第九节 上腔静脉阻塞综合征的诊治

上腔静脉阻塞综合征是因通往右心房的上腔静脉血流受阻而引起的一系列症状，为临床上常见的肿瘤急症。常见症状包括呼吸困难、面颈部肿胀、咳嗽、喘鸣、视物不清、头晕、头痛、声嘶、嗜睡、鼻塞、舌头肿大等，查体时常见颈静脉怒张、面颈部或上肢肿胀充血、发绀、球结膜水肿及视乳头水肿。临床一般处理包括给氧、抬高头部及上肢、利尿剂及限制盐摄入、糖皮质激素抑制炎性反应，同时予以放射治疗及化学治疗迅速缓解症状，部分患者可予上腔静脉内留置支架等方法缓解阻塞症状。

蒋益兰教授认为本病发病多由于外邪侵肺，体内脏腑功能失调致痰湿、邪毒内蕴，加之肺气亏虚，终致气滞血瘀、痰凝毒聚，相互结聚在肺部而形成癌肿。癌肿阻于肺脏，肺络血脉瘀阻，影响肺之宣发肃降，肺主通调水道的功能失调，津液不能正常输布，水液停聚于上焦，故见上肢、胸部及面颈部水肿。由于痰瘀、水饮相互搏结，血脉瘀滞，血流不畅，则见上述部位青紫肿胀。久之瘀水互患，瘀血、水饮、癌毒相互搏结，使病情反复缠绵难愈，因此抗癌攻毒、活血化瘀、利水消肿为治疗癌症所致上腔静脉阻塞综合征的基本治疗大法。因病情迁延日久导致肺脏气阴虚弱，或患者本身有正气亏虚的情况，在攻邪的同时要注意扶助正气，适当加入补肺益气、滋阴之品以攻补兼施。蒋益兰教授指出，对于瘀水饮互结，以颜面部及上肢青紫肿胀为主要表现的患者，单用活血化瘀或利水消肿药均不能达到良好的消肿效果，须两法并用，方能获得良效。临床辨证时常予以五皮饮或五苓散为基础方，同时再加当归、川芎、三七、桃仁或蒲黄等活血化瘀之品以求利水与活血俱治。若患者神疲乏力、汗出气虚明显，则重用黄芪、党参、茯苓等健脾益气之品，以求在补益中气的同时使得气行则血行，推动血液运行，减轻瘀滞。若以干咳少痰、咯血等肺阴虚为主要表现，则予以百合、生地黄、川贝母等润肺止咳。

第十节　颅内压升高的诊治

癌症患者的颅内压升高多由于脑转移引起，其中非小细胞肺癌、乳腺癌及黑色素瘤脑转移发生率较高。临床表现可有头痛、眩晕、恶心、呕吐、抽搐、失语等，具有突然发作的特点，同时可伴有行为改变及局灶性神经系统的症状及体征。颅内转移常伴有出血、转移灶周围水肿甚至脑疝。由于受血脑屏障的影响，大部分化疗药物很难进入颅内，因此本病的治疗首先考虑放疗，若为多发结节可考虑全脑放疗，若为单个结节可选择手术切除后加放疗，若为3个或以下的结节，直径小于2cm可选择光子刀或伽玛刀治疗。

蒋益兰教授在多年的临床经验中发现颅内压升高的患者常伴有明显的头晕、头痛或恶心、呕吐症状，在脱水降颅压及放疗的同时，中医根据患者气血经络及阴阳虚实的变化配合用药，往往能起到意想不到的效果。根据临床表现，颅内压升高可归属于中医"头痛"或"眩晕"范畴。实证以痰浊蒙窍、瘀血阻滞、肝火旺盛为多见，虚证主要表现为气血肝肾不足，临床常夹杂为患，虚实夹杂互为影响。若以呕吐为主要表现者，则以和胃降逆为总的治疗原则。

蒋益兰教授在治疗本病时注重辨证论治及加减运用。痰浊内蕴所致头痛、头晕者，常见头痛昏蒙重坠，伴呕吐、胸闷、纳呆、神疲乏力，舌质淡红，苔白腻，脉象滑，治以燥湿化痰、降逆止痛，方药以半夏白术天麻汤加减。若痰浊内蕴化热，见口苦、便秘、黄腻苔者，酌加黄连、枳实、竹茹、胆南星清热化痰，或予以黄连温胆汤加减。若以头部刺痛、头痛剧烈、舌质暗红或兼有瘀斑，瘀点等瘀血阻滞之象为主，常以通窍活血汤加减以活血化瘀，行气止痛。若兼见神疲乏力，少气懒言，脉细弱等气虚血瘀证者，酌加黄芪、党参等补气之品以助血行。若头痛剧烈者，宜加入蜈蚣、全蝎、僵蚕、地龙等搜风通络之虫类药物。肝阳上亢所致头痛者常表现为头部胀痛或抽痛，以头两侧明显，兼头晕目眩，烦躁易怒，胸胁苦满，面红目赤，舌红，苔薄黄，脉象弦或弦细，临床常用天麻钩藤饮加减以平肝潜阳止痛。若肝火旺盛，症见头痛剧烈，口苦，小便黄赤，大便秘结者酌加大黄、龙胆草清肝泻火。若肝阳化风，症见眩晕明显，肢体麻木震颤者，宜加入龟板、煅牡蛎、地龙、鳖甲等镇肝潜阳熄风之品。若有腰膝酸软，舌红少苔，脉弦细数等肝肾阴虚表现者，酌加生地黄、枸杞、白芍、女贞子、墨旱莲等滋补肝肾之品。气血虚证者常表现为头部隐痛，绵绵不休，伴头晕，乏力，纳差，自汗，面色萎黄，舌质淡苔白，脉细弱，常治以健脾益气、滋阴补血之法，以补中益气汤合加味四物汤加减。

此外，蒋益兰教授还常根据头痛部位的不同，参照经络循行部位，适当选用引经药。若以两侧少阳部位疼痛为主，酌加柴胡、川芎；头面、额部疼痛者，酌加白芷、细辛；后头部及项背部疼痛明显者，加葛根、羌活；巅顶头痛者，酌加吴茱萸、藁本等。

参 考 文 献

［1］ 杨晓，唐蔚，蒋益兰."和"思想在中医防治疾病中的体现［J］.中医药导报，2018，24（20）：37-38.

［2］ 孙光荣.习近平发展中医药思想基本内涵解读［J］.中医药通报，2018，17（1）：1-5.

［3］ 杨晓，罗吉，刘佳琴，等.大肠癌肝转移的中医发病机制和预防［J］.中医药导报，2019，25（7）：99-101.

［4］ 朱洪兵，曾普华，邰文辉，等.中西医联合MDT模式在肝癌治疗中的探讨［J］.中医药导报，2019，25（22）：21-24，31.

［5］ 罗吉，罗燕，李勇敏，等.重楼皂苷Ⅰ对结肠癌HCT116细胞凋亡及Bax，Bcl-2，Caspase-3蛋白表达的影响［J］.中国实验方剂学杂志，2018，24（6）：172-176.

［6］ 陈颖，蒋益兰，杨晓.蒋益兰治疗放射性肠炎经验［J］.湖南中医杂志，2018，34（2）：20-21.

［7］ 王容容，王其美，赵晔，等.中药防护治疗方案联合化疗治疗非小细胞肺癌临床研究［J］.中华中医药杂志，2017，32（8）：3828-3832.

［8］ 邓兰，彭国林，江摩，等.鸦胆子油乳联合GP化疗方案对非小细胞肺癌患者疗效及免疫功能的影响［J］.中国医药导报，2019，16（8）：112-115.

［9］ 王学谦，侯炜，郑佳彬，等.中医综合治疗方案维持治疗晚期非小细胞肺癌的多中心、大样本、前瞻性队列研究［J］.中医杂志，2020，61（8）：690-694.

［10］ 邹思，蒋益兰，杨晓.蒋益兰教授治疗肺癌EGFR-TKI相关性皮疹经验拾萃［J］.中医药导报，2018，24（6）：25-27.

［11］ 彭巍，蒋益兰，邓湘生.等，中医综合治疗方案联合TACE治疗中晚期原发性肝癌的临床观察［J］.中医药导报，2018，24（18）：28-31.

［12］ 汤钊猷.控癌战，而非抗癌战［M］.上海：上海科学技术出版社，2018：10.

［13］ 孙广仁.中医基础理论［M］.北京：中国中医药出版社，2010：195.

［14］ 李杰，林洪生，侯炜.等.中医药治疗肿瘤理念及策略［J］.中国肿瘤，2010，19（11）：735-738.

［15］ 汤钊猷.消灭与改造并举［M］.上海：上海科学技术出版社，2018：106.

［16］ 戴小军，丁健，张晓春，等.肿瘤中医康复治疗优势特色探讨［J］.中国肿瘤，2014，23（6）：514-517.

［17］ 宋琳，蒋益兰.浅析蒋益兰教授辨治恶性肿瘤的学术观点［J］.湖南中医药大学学报，2017，37（9）：952-954.

［18］王文波，曾普华，吴玉华，等. 五行音乐配合耳穴按压治疗中晚期恶性肿瘤负性情绪36例临床观察［J］. 湖南中医杂志，2015，31（12）：17-20.

［19］唐蔚，蒋益兰. 肠安煎保留灌肠合健脾消癌饮内服治疗中晚期结肠直肠癌30例总结［J］. 湖南中医杂志，2010，26（5）：8-10.

［20］壮雨雯，吴存恩，赵智明，等. 浅议青蒿鳖甲汤在阴虚内热型癌性发热治疗中的运用［J］. 中华中医药杂志，2018，33（10）：4666-4669.

［21］尹艳芬. 复方守宫散治疗晚期恶性肿瘤血瘀证临床观察［J］. 中国中医药现代远程教育，2020，18（23）：92-94.

［22］王鹏辉. 葶苈大枣泻肺汤合苓桂术甘汤加减治疗晚期肺癌合并恶性胸腔积液疗效观察［J］. 中西医结合心血管病杂志，2019，7（29）：154-155.

［23］黄琳，李彬，胡作为. 加味黄芪桂枝五物汤熏洗防治希罗达相关性手足综合征的疗效观察［J］. 中西医结合研究，2014，6（1）：26-28.

［24］乔红梅，郑安婕，宁鹏，等. 放射性肺炎相关细胞因子预测因素的研究进展［J］. 现代肿瘤医学，2020，28（15）：2730-2734.

［25］李青峰，李文婷，李沐涵，等. 中医药干预放射性肺损伤的机制研究进展［J］. 南京中医药大学学报，2020，36（6）：915-920.

［26］蒋志诚，胡胜云，宋乐勇. 大承气汤治疗肿瘤合并肠梗阻9例临床观察［J］. 中医药导报，2014，20（12）：47-48.

［27］马少军，张洁，单丽珠，等. 复方大承气汤治疗恶性肠梗阻临床观察［J］. 中国中医药信息杂志，2012，19（8）：74-75.

［28］刘佳琴，罗吉，杨晓，等. 蒋益兰教授从"虚、瘀、毒"论治大肠癌经验［J］. 湖南中医药大学学报，2020，40（4）：482-485.

［29］曾雯，蒋益兰. 蒋益兰治疗肿瘤血证经验［J］. 湖南中医杂志，2020，36（4）：28-29.

［30］宋程，唐蔚. 蒋益兰教授治疗中晚期恶性肿瘤经验［J］. 湖南中医药大学学报，2015，35（6）：39-40，50.

［31］李浩，史瑞雯，郭怡，等. 名老中医学术思想传承研究的信息技术与方法探讨［J］. 湖北中医药大学学报，2020，22（1）：126-129.

［32］刘凡，李新龙，李凌香，等. 数据挖掘软件在名老中医经验传承中的应用进展［J］. 环球中医药，2019，12（10）：1606-1610.

［33］李翔宇，王仕奇，孙艳红，等. 名老中医学术思想与经验传承研究方法述评［J］. 安徽中医药大学学报，2019，38（3）：93-96.

［34］周鹏飞，甄曙光，颜帅. 国家级名老中医学术思想传承研究的现状及对策分析［J］. 中医药学报，2019，47（2）：1-5.

［35］李一陵. 加强中医药人才培养夯实中医药发展根基［J］. 中国卫生人才，2019，21（12）：10-11.

［36］卢传坚，陈淑慧，蔡桦杨，等. 国家中医临床研究基地科研创新平台框架设计初探［J］. 中国

卫生事业管理，2016，33（5）：260-262.

［37］牟作峰．中医医院发挥中医药特色优势的对策与建议［J］．中医药管理杂志，2016，24（15）：7-11.

［38］忽思慧．饮膳正要［M］．北京：中国医药科技出版社，2011.

［39］王琦．中医体质学［M］．北京：中国医药科技出版社，1995.

［40］吕淑琴，赵丹．从《黄帝内经》情志致病反思中医心理疗法［J］．吉林中医药，2009，29（8）：727-728.

［41］单思，严小军，刘红宁．中医药治疗恶性肿瘤的研究进展［J］．中华中医药杂志，2018，33（10）：4539-4541.

［42］刘芳贤．血管生成与鼻咽癌靶向治疗进展［J］．医药前沿，2020，10（2）：5-6.

［43］韩仁强，周金意，张思维，等．2015年中国脑瘤发病与死亡分析［J］．中国肿瘤，2021，30（1）：29-34.

［44］汤钊猷．现代肿瘤学［M］．上海：复旦大学出版社，2011.

［45］CHEN W, SUN K, ZHENG R, et al. Cancer incidence and mortality in China, 2014[J]. Chin J Cancer Res, 2018, 30(1): 1-12.

［46］DI PARDO BJ, BRONSON NW, DIGGS BS, et al. The global burden of esophageal cancer: a disability-adjusted life-year approach[J]. World J Surg, 2016, 40(2): 395-401.

［47］胡淳，朱紫冰，张鑫，等．口腔癌术后中医药治疗探索［J］．中医临床研究，2018，10（14）：132-134.

［48］刘亚娴．中西医结合肿瘤病学［M］．北京：中国中医药出版社，2005：219-220.

［49］董芬，张彪，单广良．中国甲状腺癌的流行现状和影响因素［J］．中国癌症杂志，2016，26（1）：47-52.

［50］CHEN W, ZHENG R, BAADE PD, et al. Cancer statistics in China,2015[J]. CA: a cancer journal for clinicians, 2016, 66(2): 115-132.

［51］高冬青，王家林．肺癌危险因素研究现状［J］．中华肿瘤防治杂志，2019，26（21）：1657-1662.

［52］蒋益兰，潘敏求，蔡美，等．肺复方治疗中晚期老年非小细胞肺癌多中心临床研究［J］．北京中医药大学学报，2012，35（10）：712-715，720.

［53］赫捷，邵康．中国食管癌流行病学现状、诊疗现状及未来对策［J］．中国癌症杂志，2011，21（7）：501-504.

［54］王笑民．实用中西医结合肿瘤内科学［M］．北京：中国中医药出版社，2014：195-196.

［55］CHOI YJ, KIM N. Gastric cancer and family history[J]. The Korean Journal of Internal medicine, 2016, 31(6): 1042-1053.

［56］周家琛，郑荣寿，庄贵华，等．2000—2015年中国肿瘤登记地区胃癌发病趋势及年龄变化［J］．实用肿瘤学杂志，2020，34（1）：1-5.

［57］BIAGIONI A, SKALAMERA I, PERI S, et al. Update on gastric cancer treatments and gene therapies[J]. Cancer Metastasis Reviews, 2019, 38(Suppl 1): 537-548.

［58］ FERLAY J, COLOMBET M, SOERJOMATARAM I, et al. Estimating the global cancer incidence and mortality in 2018: GLOBOCAN sources and methods[J]. Int J Cancer, 2019, 144(8): 1941-1953.

［59］ ZHOU M, WANG H, ZENG X, et al. Mortality, morbidity, and risk factors in China and its provinces, 1990-2017: a systematic analysis for the global burden of disease study 2017[J]. Lancet, 2019, 394(10204): 1145-1158.

［60］ ALLEMANI C, WEIR HK, CARREIRA H, et al. Global surveillance of cancer survival 1995-2009: analysis of individual data for 25, 676, 887 patients from 279 population-based registries in 67 countries(CONCORD-2) [J]. Lancet, 2015, 385: 977-1010.

［61］ TORRE LA, BRAY F, SIE GEL RL, et al. Global cancer statistics, 2012[J]. CA Cancer J Clin, 2015, 65: 87-108.

［62］ CHEN W, ZHEN GR, BAADE PD, et al. Cancer statistics in China, 2015[J]. CA Cancer J Clin, 2016, 66: 115-132.

［63］ 项金峰，施思，梁丁孔，等. 2015年胰腺癌研究及诊疗前沿进展［J］. 中国癌症杂志，2016，26（4）：281-289.

［64］ 杨军，李贺，郑荣寿，等. 2014年中国胰腺癌发病与死亡分析［J］. 中国肿瘤，2018，27（6）：420-425.

［65］ 刘渊，吴潜智. 难经［M］. 成都：四川科学技术出版社，2008.

［66］ 陕西省中医研究所革委会《医林改错》三结合评注小组.《医林改错》评注［M］. 北京：人民卫生出版社，1976.

［67］ 李淼，陈雷，胡兵. 中医药治疗大肠癌转化研究［J］. 现代中西医结合杂志，2020，29（15）：1698-1703.

［68］ SAGINALA K, BARSOUK A, ALURU J S, et al. Epidemiology of bladder cancer[J]. Med Sci(Basel), 2020, 8(1): 15.

［69］ BURGER M, CATTO J W, DALBAGNI G, et al. Epidemiology and risk factors of urothelial bladder cancer[J]. Eur Urol, 2013, 63(2): 234-241.

［70］ KANG MINYONG, JEONG CHANG WOOK, KWAK CHEOL, et al. Single immediate postoperative instillation of chemotherapy in non-muscle invasive bladder cancer: a systematic review and network meta-analysis of randomized clinical trials using different drugs[J]. Oncotarget, 2016, 7(29): 45479-45488.

［71］ 刘春萍，曾星. 中医药抗膀胱癌的研究进展［J］. 时珍国医国药，2016，27（5）：1184-1186.

［72］ 孙燕，石远凯. 临床肿瘤内科手册［M］. 6版. 北京：人民卫生出版社，2015.

［73］ 简小兰，蒋益兰，曾普华. 扶正消癥方加减联合化疗治疗晚期宫颈癌21例临床观察［J］. 湖南中医杂志，2015，31（6）：1-3.

［74］ 郑荣寿，孙可欣，张思维，等. 2015年中国恶性肿瘤流行情况分析［J］. 中华肿瘤杂志，2019，41（1）：19-28.

［75］王孟琦，朱伟嵘. 淋巴瘤的中医辨治规律的文献研究［J］. 时珍国医国药，2019，30（8）：2042-2045.

［76］BRAY F, FERLAY J, SOERJOMATARAM I, et al. Global cancer statistics 2018: GLOBOCAN estimates of incidence and mortality worldwide for 36 cancers in 185 countries[J]. CA Cancer J Clin, 2018, 68(6): 394-424.

［77］中国医药教育协会血液学专业委员会，中国中西医结合学会血液学专业委员会骨髓瘤专家委员会. 多发性骨髓瘤中西医结合诊疗专家共识（2019）［J］. 中华医学杂志，2019，99（28）：2169-2175.

［78］牛晓辉. 骨与软组织肿瘤的治疗进展［J］. 肿瘤防治研究，2020，47（1）：1-5.

［79］马王堆汉墓帛书整理小组. 五十二病方［M］. 北京：文物出版社，1979：94.

［80］王洪图，贺娟. 黄帝内经灵枢白话解［M］. 北京：人民卫生出版社，2014.

［81］陈延之. 小品方辑校［M］. 天津：天津科学技术出版社，1982：136.

［82］孙思邈. 备急千金要方［M］. 北京：人民卫生出版社，1982：442.

［83］陈士铎. 陈士铎医学全书·洞天奥旨［M］. 北京：中医古籍出版社，1997：577.

［84］巢元方. 诸病源候论［M］. 北京：人民卫生出版社，1982：170.

［85］潘敏求，蒋益兰，苏旭春，等. 三王止痛膏治疗癌性疼痛30例临床观察［J］. 湖南中医杂志，2001，17（1）：4-6.

附录：蒋益兰主要学术成就

科研成果奖励

1．1999年，"中医肿瘤治疗调查研究"，获湖南省中医药科学技术进步奖一等奖，排名第六。

2．1999年，"瞿黄液膀胱冲洗防治截瘫尿路感染的临床研究"，获湖南省中医药科学技术进步奖三等奖，排名第四。

3．2004年，"肝复乐片治疗肝硬化的临床与实验研究"，获湖南省科学技术进步奖三等奖、湖南省中医药科技进步奖二等奖，排名第四。

4．2007年，"三王止痛膏治疗癌性疼痛的临床与实验研究"，获湖南省中医药科技进步奖三等奖，排名第二。

5．2007年，"强骨颗粒对原发性骨质疏松症骨骼质量影响的临床研究"，获2007年度湖南省中医药科技奖三等奖，排名第二。

6．2007年，"原发性肝癌的中医药诊疗方案规范化研究"，获湖南省中医药科技奖一等奖，湖南省科学技术进步奖二等奖，排名第二。

7．2009年，"健脾消癌方拮抗大肠癌术后复发转移的临床和实验研究"，获湖南省中医药科技奖二等奖，湖南省科学技术进步奖三等奖，排名第一。

8．2017年，"中药肺复方治疗老年非小细胞肺癌的临床研究"，获湖南省中医药科技奖二等奖，排名第一。

9．2017年，"国家级名老中医潘敏求防治肿瘤学术思想及临床经验的传承与创新系列研究"，获湖南省中医药科技奖一等奖、湖南省科学技术进步奖二等奖，排名第四。

10．2019年，"基于虚瘀毒理论研究中药拮抗结直肠癌复发转移效应机制及推广应用"，获湖南省中医药科技奖一等奖、湖南省科学技术进步奖二等奖，排名第一。

主持科研课题

1．2002年湖南省卫生厅课题"健脾消癌颗粒配合化疗拮抗大肠癌术后复发转移的临床研究"。

2．2006年湖南省卫生厅课题"健脾消癌方拮抗大肠癌术后肝转移的实验研究"。

3．2008年湖南省科技厅课题"中药肺复方治疗老年非小细胞肺癌的临床研究"。

4．2009年湖南省卫生厅课题"大肠癌术后中医诊疗方案随机对照多中心临床研究"。

5．2011年湖南省卫生厅课题"中医综合方案治疗Ⅱb-Ⅲ期原发性肝癌的前瞻性队列研究"。

6．2013年湖南省科技厅重点项目"SW620型裸鼠结肠癌肝转移模型及血管生成因子调控的研究"。

7．2013年国家自然科学基金面上项目"结直肠癌转移状态与TGF-β调控网络的相关性及益气化瘀解毒方干预作用研究"。

8．2013年国家中医药管理局中医药标准化建设项目"肺癌的中医标准化研究"。

9．2014年国家中医药管理局项目"宫颈癌中医诊疗方案、临床路径的制定和推广"。

10．2015年国家中医药管理局中医药标准化建设项目"中医肿瘤科临床诊疗指南·膀胱癌（修订）"。

11．2017年国家自然科学基金面上项目"外泌体携带整合素引导结直肠癌转移的机制及健脾消癌方干预作用研究"。

12．2017年湖南省科技厅中央引导地方科技发展专项"中医药防治肿瘤传承创新研究与临床转化平台"。

13．2018年湖南省科技厅项目"中医药综合方案治疗中晚期结直肠癌的疗效与安全性评价"。

14．2019年湖南省科技厅项目"湖南省中医肿瘤临床医学研究中心"。

主要医学论著

1．1996年1月《中华肿瘤治疗大成》，河北科学技术出版社，常务编委；

2．1996年12月《中西医临床肿瘤学》，中国中医药出版社，编委；

3．1997年4月《中华内科治疗大成》，河北科学技术出版社，副主编；

4．2001年3月《肺癌综合诊疗学》，中国中医药出版社，编委；

5．2006年12月《肿瘤特色方药》，人民卫生出版社，副主编；

6．2010年3月《中西医临床用药手册肿瘤科分册》，湖南科学技术出版社，副主编；

7．2013年9月《肿瘤科中西医诊疗套餐》，人民军医出版社，副主编；

8．2016年3月《肿瘤名家遣方用药指导》，人民军医出版社，主编。

主要医学论文

文章名	期刊	发表时间	贡献度
中医辨证与化疗治疗晚期膀胱癌56例对比观察	湖南中医杂志	1994，10（3）：3-4	第一作者
健脾消癌饮治疗晚期胃癌52例临床观察	湖南中医杂志	1994，10（4）：3-4，5	第一作者
参麦注射液治疗晚期非小细胞肺癌32例	湖南中医药导报	1996，2（5）：14	第一作者
榄香烯乳治疗晚期肺癌22例临床观察	光明中医	1998，13（2）：29-30	第一作者
参羚退热煎治疗癌性发热46例临床观察	实用中西医结合杂志	1998，11（5）：397-398	第一作者
健脾消癌饮配合化疗治疗大肠癌术后40例总结	湖南中医杂志	2001，17（5）：9-10	第一作者
益肺败毒汤治疗中晚期非小细胞肺癌56例总结	湖南中医杂志	2002，18（2）：3-4，5	第一作者
健脾消癌饮配合化疗拮抗大肠癌术后复发转移62例总结	湖南中医杂志	2007，23（1）：1-2，3	第一作者
中医药防止大肠癌转移作用与机制的研究概况	湖南中医杂志	2009，25（1）：103-104	第一作者

续表

文章名	期刊	发表时间	贡献度
健脾消癌方拮抗裸鼠大肠癌术后肝转移的实验研究	现代学术研究杂志	2009（2）5-7	第一作者
黄芪桂枝五物汤化裁方防治希罗达所致手足综合征 30 例小结	中国中医药杂志	2009（11）64-66	第一作者
健脾消癌方防治裸鼠大肠癌术后肝转移的实验研究	中国中医基础医学杂志	2010, 16（5）: 379-380	第一作者
针刺治疗肿瘤服阿片类镇痛药致便秘患者 30 例疗效观察	中国中医药科技	2010, 17（6）: 544-545	第一作者
结直肠癌术后中医药治疗现状概述	湖南中医杂志	2011, 27（1）: 113-114	第一作者
肺复方治疗中晚期老年非小细胞肺癌多中心临床研究	北京中医药大学学报	2012, 35（10）: 712-715	第一作者
益肾调肝方治疗乳腺癌患者类更年期综合征肝肾阴虚证的临床研究	湖南中医药大学学报	2012, 32（11）: 61-64	第一作者
肺复方联合化微回生口服液对晚期老年非小细胞肺癌患者 PFS 及生存率的影响	中医药导报	2014, 20（4）: 7-9	通信作者
癌性疼痛辨治 1 则	湖南中医杂志	2014, 30（11）: 99-100	通信作者
蒋益兰治疗肺癌经验	湖南中医杂志	2014, 30（3）: 20-21	通信作者
自拟脾肾方联合化疗治疗中晚期非小细胞肺癌 40 例	湖南中医杂志	2014, 30（8）: 68-70	通信作者
健脾消癌方治疗老年中晚期大肠癌临床观察	中国中医药信息	2014, 21（3）: 94-96	第一作者
疏凿饮子加减治疗早期恶性腹腔积液 65 例	江西中医药	2014, 45（2）: 38-39	通信作者
艾灸联合穴位敷贴法改善晚期大肠癌患者生活质量的临床观察	湖南中医杂志	2014, 30（5）: 11-14	第一作者
益肺败毒方维持治疗晚期非小细胞肺癌临床观察	辽宁中医杂志	2014, 41（11）: 2389-2391	通信作者
蒋益兰教授论治宫颈癌学术经验拾菁	湖南中医药大学学报	2015, 35（7）: 27-29	通信作者
参术外洗方外敷联合热疗治疗阴囊派杰氏病 2 例报告	湖南中医药大学学报	2015, 35（10）: 57-58	通信作者
香菇多糖胸腔灌注联合全身化疗晚期非小细胞肺癌伴恶性腹腔积液临床观察	湖南中医药大学学报	2014, 34（12）: 37-40	通信作者
扶正祛邪法联合化疗治疗非小细胞肺癌 38 例临床观察	新中医	2015, 47（11）: 171-173	通信作者
人大肠癌鸡胚尿囊膜移植模型的建立	湖南中医杂志	2015, 31（12）: 170-172	通信作者
口服肝喜片配合三氧化二砷行肝动脉灌注化疗栓塞术治疗肝郁脾虚型原发性肝癌的临床研究	中华中医药杂志	2016, 31（3）: 1121-1125	通信作者
健脾消癌方联合化疗治疗晚期转移性结直肠癌的临床研究	中华中医药杂志	2016, 31（5）: 1732-1736	通信作者
中医药预防大肠癌复发转移的研究进展	湖南中医杂志	2016, 32（5）: 193-194	通信作者
健脾消癌方含药血清对鸡胚绒毛尿囊膜血管生成的影响	吉林中医药	2016, 36（6）: 597-600	通信作者
奥沙利铂亚叶酸钙和氟尿嘧啶联合中医药治疗大肠癌术后患者的多中心临床研究	中国肿瘤临床与康复	2016, 23（8）: 953-955	第一作者
健脾消癌方对结直肠癌转移模型裸鼠血管内皮生长因子与血管内皮抑素表达的影响	中草药	2016, 47（16）: 2883-2886	通信作者
健脾消癌方对大肠癌肝转移裸鼠模型肝组织 MMP-9、TIMP-1 表达的影响	中国中医基础医学杂志	2016, 22（10）: 1323-1325	通信作者

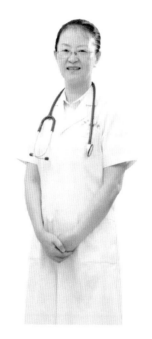

蒋益兰教授工作照

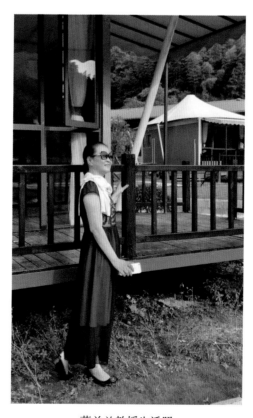

蒋益兰教授生活照